Springer Lehrbuch

Jan Steffel
Thomas Lüscher
(Hrsg.)

# Niere und Ableitende Harnwege

Mit 104 Abbildungen und 56 Tabellen

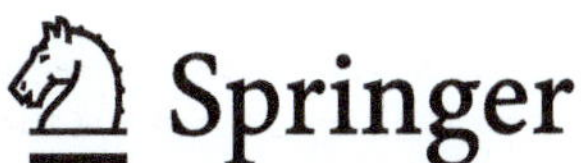

*Herausgeber*
**PD Dr. med. Jan Steffel**
Universitätsspital Zürich
Klinik für Kardiologie
Zürich, Schweiz

**Prof. Dr. med. Thomas Lüscher**
Universitätsspital Zürich
Klinik für Kardiologie
Zürich, Schweiz

*Autoren*
**Dr. med. Katja Segerer**
Medizinische Klinik und Poliklinik I
Zentrum Innere Medizin
Universitätsklinikum Würzburg
Würzburg, Deutschland

**Prof. Dr. med. Christoph Wanner**
Medizinische Klinik und Poliklinik I
Zentrum Innere Medizin
Universitätsklinikum Würzburg
Würzburg, Deutschland

ISBN 978-3-642-28235-5 ISBN 978-3-642-28236-2 (eBook)
DOI 10.1007/978-3-642-28236-2

Die Deutsche Nationalbibliothek verzeichnet diese Publikation in der Deutschen Nationalbibliografie; detaillierte bibliografische Daten sind im Internet über http://dnb.d-nb.de abrufbar.

Springer Medizin


Planung: Dorit Müller, Heidelberg
Projektmanagement: Axel Treiber, Heidelberg
Lektorat: Martina Kahl-Scholz, Möhnesee
Projektkoordination: Eva Schoeler, Heidelberg
Umschlaggestaltung: deblik Berlin
Herstellung: le-tex publishing services GmbH, Leipzig

Gedruckt auf säurefreiem und chlorfrei gebleichtem Papier.

Springer Medizin ist Teil der Fachverlagsgruppe Springer Science+Business Media
www.springer.com

# Reihenvorwort

Die moderne Medizin wird zunehmend komplexer. Zur integrativen Patientenversorgung ist Wissen aus Anatomie, Pathologie, (Patho-)physiologie, Pharmakologie, Bildgebung und zahlreichen anderen Gebieten notwendig. Gerade wegen der Vielfalt und Komplexität der Erkrankungen ist es für Studenten und Assistenten in Weiterbildung besonders wichtig, dass die Grundprinzipien ihrer Entstehung integral vermittelt, die typischen Beschwerden der dafür in Frage kommenden Erkrankungen einfach und prägnant dargestellt und die Behandlungsmöglichkeiten und ihre Ergebnisse kritisch und entsprechend aktuellen Richtlinien gewürdigt werden.

Wenige Lehrbücher, sei es im Studium oder in der klinischen Weiterbildung, tragen in ihrem Aufbau dieser Komplexität Rechnung. Doch ist für eine gesamtheitliche Verknüpfung der Sachverhalte genau dies zwingend erforderlich, um über ein stures Auswendiglernen hinaus ein intuitives Erlernen der verschiedenen Erkrankungen zu ermöglichen und das Erlernte im klinischen Alltag patientengerecht umzusetzen.

In unserer neuen Reihe „Module Innere Medizin“ haben wir versucht, dieses Ziel zu verfolgen. Unterstützt durch international anerkannte Autoren haben wir uns bemüht, die komplexen Sachverhalte der einzelnen Disziplinen der Inneren Medizin und Chirurgie umfassend, dabei jedoch kompakt und den Bedürfnissen von Studenten und Assistenten entsprechend zusammenzufassen. Hierbei haben wir uns auf das Wichtigste konzentriert und diese Informationen speziell mit Merksätzen, Tabellen und anschaulichen Abbildungen illustriert. Wir hoffen, durch diese integrale Darstellungsweise aller für das Verständnis notwendigen Aspekte das Ziel eines intuitiven Erlernens der einzelnen Erkrankungen und ihrer Behandlung erreicht zu haben.

Die „Module Innere Medizin“ sind speziell für Medizinstudenten und junge Assistenten in Weiterbildung geschrieben. Die Module dürften darüber hinaus jedoch auch Kollegen in der Weiterbildung zu verschiedenen Facharzt-/ Spezialarzt-Titeln und nicht zuletzt erfahrenden Ärzte, die sich eines kurzen Repetitoriums bedienen möchten, ein nützlicher Begleiter sein.

Durch den Erfolg des ersten Moduls „Herz-Kreislauf“ ermutigt, haben wir uns entschlossen die Reihe zu vervollständigen und dem ersten Band weitere folgen zu lassen. Wir hoffen, dass das nun vorliegende Modul „Niere und ableitende Harnwege“ die Erwartungen der Studenten und Assistenten sowie interessierten Ärzten erfüllt und wünschen allen Lesern Freude bei der Lektüre dieses Moduls.

**Prof. Thomas F. Lüscher**
**Priv.-Doz. Dr. Jan Steffel**
Zürich, 06. Januar 2014

# Vorwort

Nierenerkrankungen sind wichtige Krankheits- und Todesursachen in westlichen Ländern, so auch in Deutschland, Österreich und der Schweiz. Entsprechend spielt diese Risikogruppe für Herz- und Kreislauferkrankungen im Studium eine wichtige Rolle. Gerade wegen der Vielfalt und Komplexität von Nierenerkrankungen und Erkrankungen der ableitenden Harnwege ist es für Studenten und Assistenten in der Weiterbildung besonders wichtig, dass die Grundprinzipien ihrer Entstehung verstanden, die klinischen Phänotypen erkannt und die typischen Beschwerden der dafür in Frage kommenden Erkrankungen einfach und prägnant vermittelt werden.

Mit dem vorliegenden Lehrmodul **Erkrankungen der Nieren und ableitenden Harnwege** haben wir uns zusammen mit einem interdisziplinären Team an Klinikern bemüht, in speziellen Kapiteln die wichtigsten Nierenerkrankungen einfach und verständlich darzustellen. Dabei haben wir uns auf das Wichtigste konzentriert, und diese Informationen speziell mit Merksätzen und Tabellen wie auch anschaulichen Abbildungen illustriert. Zudem haben wir einleitend Kapitel zur Anatomie und Physiologie sowie zur Diagnostik von Nierenerkrankungen und der ableitenden Harnwege vorangestellt.

Das Modul Nierenerkrankungen ist speziell für Medizinstudenten geschrieben, kann aber durchaus auch für Ärzte in der Weiterbildung hilfreich sein sowie als kurzes Repetitorium genutzt werden.

Neben längst Bekanntem haben wir in allen Kapiteln auch neueste Erkenntnisse und Therapieverfahren besprochen und dargestellt. Entsprechend umfasst das Modul die gesamte Nierenheilkunde, Themen aus dem urologischen Fachgebiet sowie Nierenersatztherapien und die pharmakologische Therapie.

Wir sind zuversichtlich, dass das Buch die Erwartungen der Studenten und Assistenten sowie interessierten Ärzten erfüllt und wünschen allen Lesern Freude bei der Lektüre dieses Moduls.

**Dr. med. Katja Segerer**
**Prof. Dr. med. Christoph Wanner**
Würzburg im August 2013

# Herausgeber

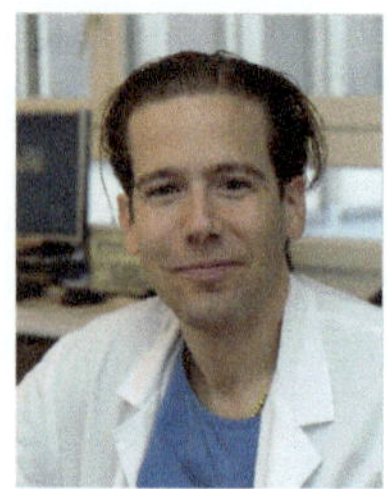

### PD Dr. med. Jan Steffel

Jan Steffel studierte Medizin an der Universität Bonn, der Université de Lausanne, der Universität München und am Massachusetts General Hospital und Brigham and Women's Hospital der Harvard University (Boston, MA). Er erhielt seine Ausbildung zum Facharzt Innere Medizin sowie Kardiologie in Zürich und Baden. Seit 2011 arbeitet Jan Steffel in der Abteilung für Rhythmologie des Universitätsspitals Zürich und ist seit 2012 Oberarzt an der Klinik. Er habilitierte 2011 an der Universität Zürich. Jan Steffel ist sowohl von der Europäischen Herz Rhythmusgesellschaft (EHRA), als auch von der amerikanischen IBHRE zertifizierter Experte in invasiver Elektrophysiologie sowie in Herzschrittmachern, ICD und CRT Devices. Sein primärer Forschungsschwerpunkt liegt im Bereich Vorhofflimmern, Antikoagulation und ICD/CRT Therapie.

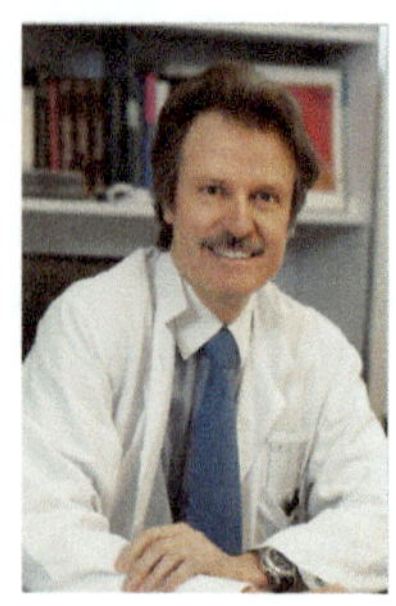

### Prof. Dr. med. Thomas F. Lüscher

Thomas F. Lüscher studierte Medizin an der Universität Zürich und erhielt seine Weiterbildung zum Facharzt Innere Medizin, klinische Pharmakologie und Kardiologie an der Universität Zürich, der Mayo Clinic (Rochester, MN) und der Universität Basel. Er war Professor für Pharmakologie an der Universität Basel (1992 – 1994), Professor und stellvertretender Klinikdirektor der Kardiologie in Bern (1993 – 1996), und ist seit 1996 Klinikdirektor der Klinik für Kardiologie des Universitätsspitals Zürich sowie Direktor der kardiovaskulären Forschung am Institut für Physiologie der Universität Zürich. Thomas Lüscher ist als klinischer und interventioneller Kardiologe mit besonderem Interesse an Endothelfunktion, Lipiden, Hypertonie, Atherosklerose, akutem Koronarsyndrom und Herzinsuffizienz tätig. Er ist unter den 0.5% meist zitierten Wissenschaftler, hat mehr als 500 Originalarbeiten publiziert und zahlreiche Forschungspreise erhalten. Thomas Lüscher ist Editor-in-chief des European Heart Journals.

# Die Autoren

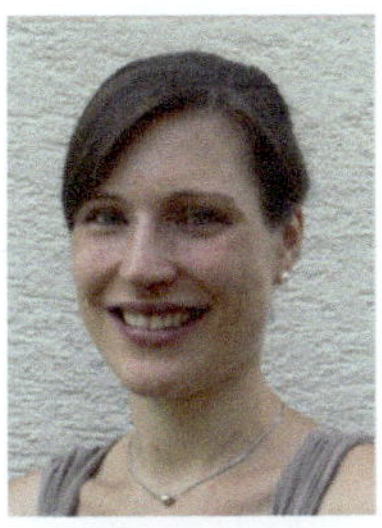

## Dr. med. Katja Segerer

- Geboren 4.3.1984 in Nürtingen, verheiratet, 2 Kinder
- 2004–2010: Studium der Humanmedizin in Regensburg mit Auslandsaufenthalten in Frankreich und in der Schweiz und Approbation zur Ärztin 2010
- Seit 2011: Assistenzärztin in Weiterbildung für Innere Medizin und Nephrologie an der Universitätsklinik Würzburg, Medizinische Klinik I

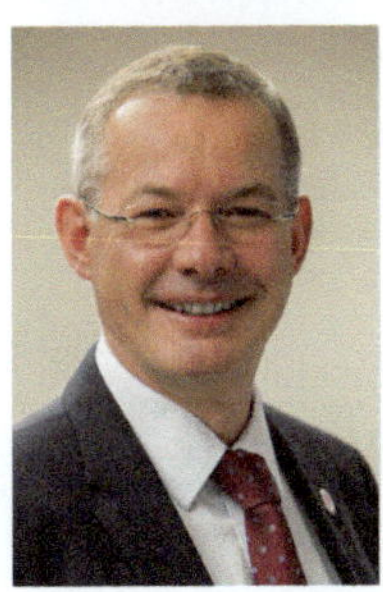

## Prof. Dr. Christoph Wanner

- Geboren: 21. 3. 1957, Bad Mergentheim
- 1976–1982: Medizinstudium an den Universitäten Ferrara (Italien), Berlin und Würzburg
- 1982: Arzt im Praktikum, Univ.Singapur, Singapur, General Hospital und Med Klinik, Universitätsspital Zürich, Schweiz
- 1983: Dissertation/Promotion an der Universität Würzburg, Med. Klinik
- 1983–1990: Assistenzarzt, Med. Klinik, Schwerpunkt Nephrologie, Universität Freiburg
- 1990: Habilitation, Venia legendi. Oberarzt, Med. Klinik, Schwerpunkt Nephrologie, Univ. Freiburg
- 1991: Facharzt für Innere Medizin
- 1991/92: National Institutes of Health, National Heart, Lung, and Blood Institute, Molecular Disease Branch, Bethesda USA
- 1993: Zusatzbezeichnung Nephrologie
- 1994: Professor für Innere Medizin, Medizinische Abteilung, Schwerpunkt Nephrologie, Universität Würzburg
- Leiter des Schwerpunkt Nephrologie, Medizinische Klinik und Poliklinik der Universität Würzburg

# Inhaltsverzeichnis

## I Grundlage



## II Krankheitsbilder

# Die Mitarbeiter

**Franziska Belling-Dierks**
Universitätsklinikum Würzburg
Kinderklinik der
Julius-Maximilians-Universität
Josef-Schneider-Str. 2
97080 Würzburg

**Priv.-Doz. Dr. med. Stefan Knop**
Universitätsklinikum Würzburg
Med. Klinik und Poliklinik II
Oberdürrbacher Straße 6
97080 Würzburg

**Univ.-Prof. Dr. med. H. Riedmiller**
Direktor der Klinik und Poliklinik für Urologie und Kinderurologie
Universitätsklinikum Würzburg
Zentrum Operative Medizin
Oberdürrbacher Str. 6
97080 Würzburg

**Dr. med. Maria Schubert**
Klinik und Poliklinik für Urologie und Kinderurologie
Universitätsklinikum Würzburg
Zentrum Operative Medizin
Oberdürrbacher Str. 6
97080 Würzburg

**Prof. Dr. med. Frank Schweda**
Institut für Physiologie
Universität Regensburg
Universitätsstr. 31
93053 Regensburg

**Dr. med. Katja Segerer**
Medizinische Klinik und Poliklinik I
Zentrum Innere Medizin
Universitätsklinikum Würzburg
Oberdürrbacher Straße 6
97080 Würzburg

**Prof. Dr. med. Christoph Wanner**
Leiter der Abteilung Nephrologie
Medizinische Klinik und Poliklinik I
Zentrum Innere Medizin
Universitätsklinikum Würzburg
Oberdürrbacher Straße 6
97080 Würzburg

**Dr. med. Barbara Wiewrodt**
Universitätsklinikum Würzburg
Kinderklinik der
Julius-Maximilians-Universität
Josef-Schneider-Str. 2
97080 Würzburg

# Grundlage

# Anatomie und Physiologie der Niere

*F. Schweda, K. Segerer, C. Wanner*



J. Steffel, T. Lüscher (Hrsg.), *Niere und Ableitende Harnwege,* Springer-Lehrbuch,
DOI 10.1007/978-3-642-28236-2_1, © Springer-Verlag Berlin Heidelberg 2014

Die Niere ist ein äußerst komplex aufgebautes Organ mit zahlreichen, teils lebenswichtigen, Funktionen. Dieses einleitende Kapitel kann daher die Anatomie und Physiologie der Niere nicht umfassend darstellen, sondern soll als Wiederholung der wichtigsten Grundlagen und Einführung in die spannende Welt der Nierenheilkunde dienen.

Die Nieren sind die wichtigsten **Ausscheidungsorgane** des Menschen. Neben dieser offensichtlichen Funktion, die der Kontrolle des Volumenhaushaltes des Körpers, der Elimination von Stoffwechselendprodukten und exogen zugeführten Giftstoffen (auch Medikamenten!) dient, erfüllt die Niere auch Aufgaben, deren Bedeutung oft erst beim Nierenversagen ersichtlich wird. So kann es beim **niereninsuffizienten Patienten** neben **Hypervolämie** und **Urämie** (Anstieg harnpflichtiger Stoffe im Blut), zu **Störungen des Elektrolythaushaltes** (z. B. Hyperkaliämie) und einer **Azidose** kommen. Weitere klassische Symptome ergeben sich aus der **endokrinen Funktion** der Niere. So bildet die Niere **Renin** (→ Blutdruckregulation), **Erythropoetin** (→ Blutbildung) und **Calcitriol** (→ Kalziumhaushalt, Knochenmineralisierung), und eine Nierenfunktionsstörung greift somit auch in diese komplex regulierten Systeme ein.

## 1.1 Aufbau der Nieren

Die Nieren sind bohnenförmig (daher die Bezeichnung „Kidney-Bohne"), liegen außerhalb der eigentlichen Bauchhöhle (retroperitoneal) beidseits der Wirbelsäule und erstrecken sich hier vom Zwerchfell bis fast zum Beckenkamm (◘ Abb. 1.1).

Die Nieren sind von einer dünnen, aber recht festen Bindegewebskapsel umgeben. An der der Wirbelsäule zugewandten, konkaven Seite befindet sich der Nierenhilus, an dem die Blutgefäße, Lymphgefäße, Nerven und der Harnleiter in die Niere eintreten bzw. sie verlassen. Eine Niere ist im Mittel etwa 12 × 6 × 4 cm groß und 120–300 g schwer.

Das Nierengewebe gliedert sich von außen nach innen in die dunklere Nierenrinde (Cortex), das blassere Nierenmark (Medulla) und das Nierenbecken (Pelvis) (◘ Abb. 1.2). Im Nierenmark liegen 10–12 nach innen konisch zulaufende Pyramiden, in deren Spitzen, den Papillen, die Sammelrohre enden und den Endharn in die Kelche des Nierenbeckens drainieren. Aus dem Nierenbecken entspringt der etwa 30 cm lange Harnleiter (Ureter), der den Urin zur Harnblase leitet.

Jede Niere enthält als kleinste funktionelle Einheiten 1–1,5 Mio Nephrone (◘ Abb. 1.3).

Jedes Nephron besteht aus einem **Nierenkörperchen** (Corpusculum renale), in dem aus dem durchfließenden Blut der Primärharn abfiltriert wird, und aus dem nachgeschalteten **Tubulusapparat**, in dem der Primärharn durch Resorptions- und Sekretionsprozesse zum Endharn modifiziert wird.

## 1.2 Blutversorgung und Regulation der Nierendurchblutung

Bei den meisten Menschen entspringt jeweils eine Nierenarterie (A. renalis) pro Seite direkt aus der Bauchaorta (Aorta abdominalis). Bei etwa 25 % aller Patienten findet man zusätzliche Nierenarterien, die z. T. auch außerhalb des Nierenhilus direkt zu den Nierenpolen ziehen (Polgefäße).

Die A. renalis verzweigt sich in der Niere weiter in Aa. interlobares, arcuatae, interlobulares und schließlich in die afferenten Arteriolen (Vasa efferens), aus denen das Kapillarknäuel des Glomerulus hervorgeht (◘ Abb. 1.3). Das Blut der Glomeruluskapillaren sammelt sich in der efferenten Arteriole (Vasa efferens), an die sich weitere Kapillarnetze anschließen, die das Tubulussystem des Nierencortex umgreifen (peritubuläres Gefäßnetz) oder als Vasa recta das Nierenmark versorgen.

> **Da vasodilatierende Prostaglandine die Durchblutung der Vasa recta regulieren, kann die Blockade der Prostaglandinbildung durch nicht-steroidale Antiphlogistika zu Schädigungen des Nierenmarks führen.**

Die Drainage des venösen Bluts erfolgt über die Vv. interlobulares, Vv. arcuatae und Vv. interlobares, die sich schließlich zur Nierenvene vereinigen.

20 % des Herzzeitvolumens, d. h. ca. 1 Liter Blut/min, fließen durch die Nieren, die damit, v. a. bezogen auf ihr Gewicht, sehr gut durchblutet sind. Diese hohe Durchblutung ist die Grundlage für die

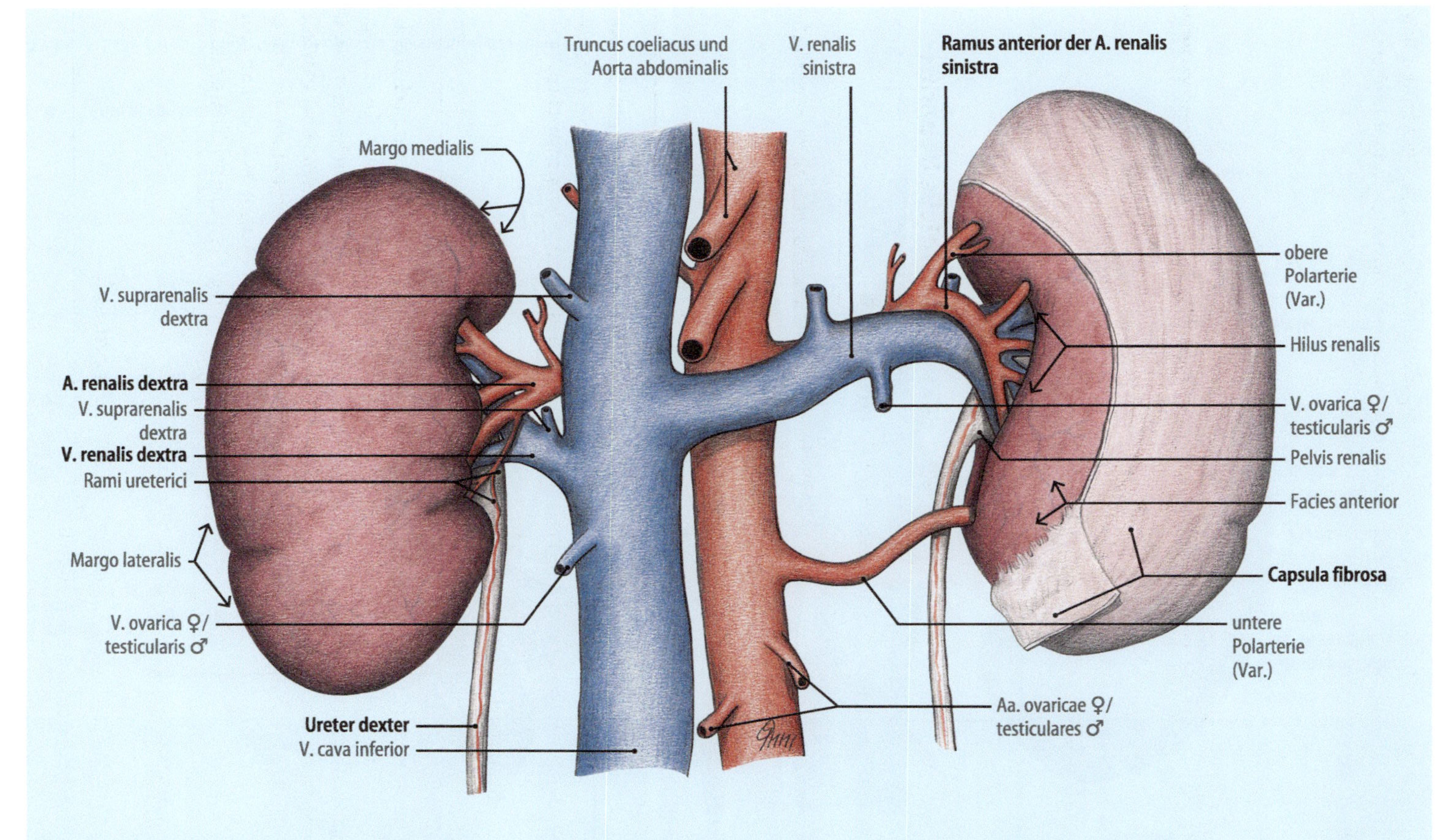


**Abb. 1.1a,b** Makroskopische Darstellung der Niere

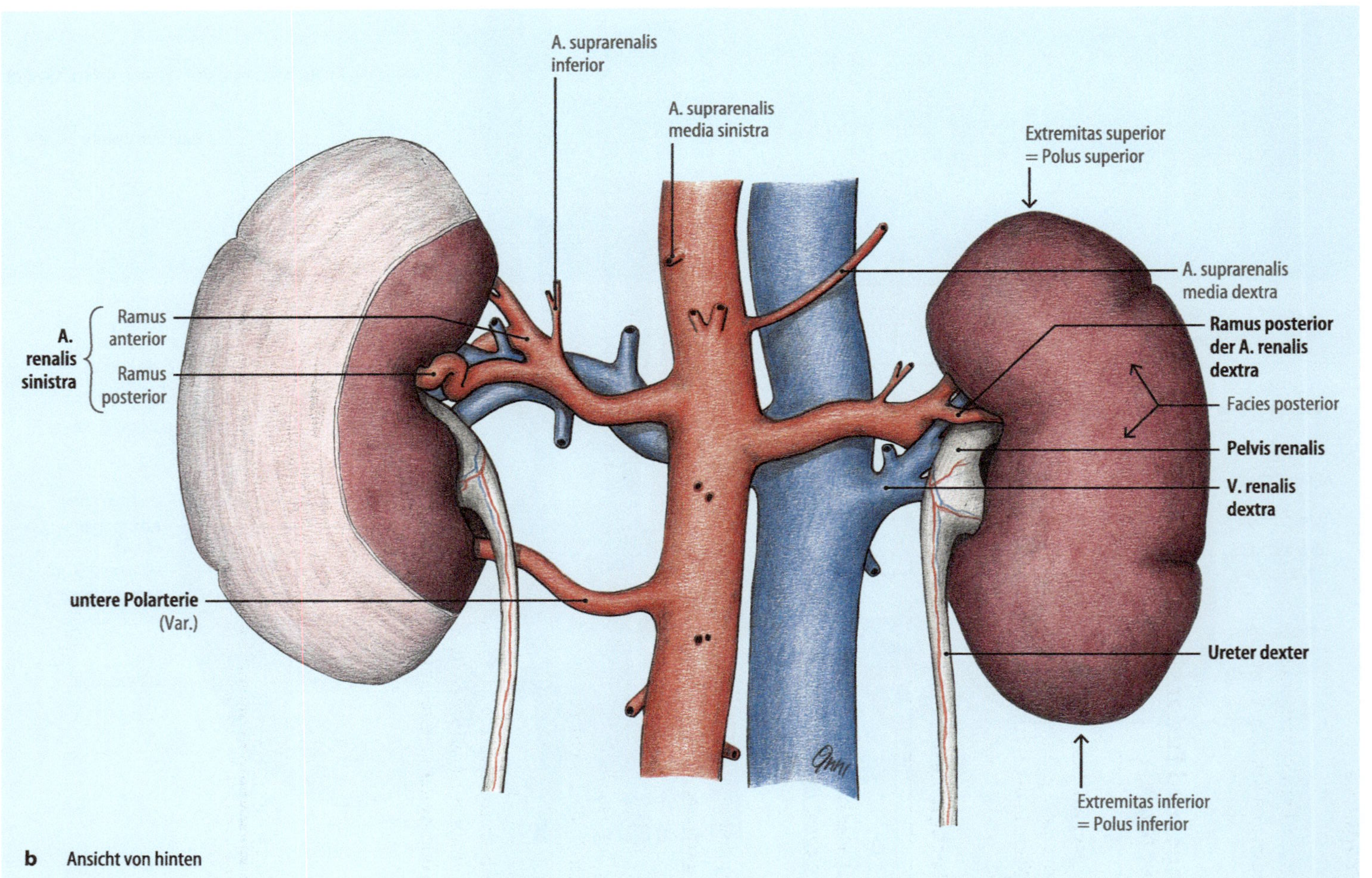


**Abb. 1.1a,b** *(Fortsetzung)* Makroskopische Darstellung der Niere

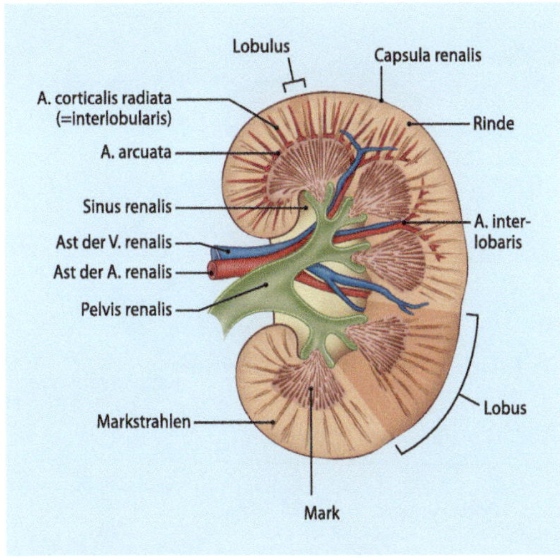


**Abb. 1.2** Querschnitt durch Niere, Aufbau Rinde, Mark, Becken, Pyramiden

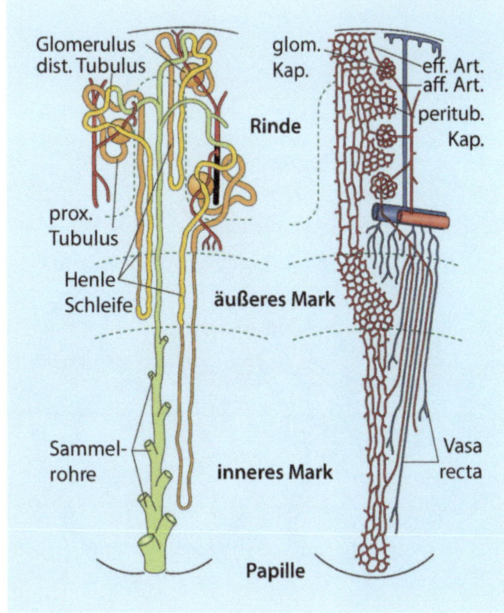


**Abb. 1.3** Aufteilung der Niere. Nephrone. (Aus Schmidt Lang, 31. Auflage)

hohe Klärfunktion der Niere. Entsprechend ist die Nierenrinde, in der die Glomeruli als Filtereinheiten liegen, besonders gut durchblutet, das Nierenmark weniger gut.

Die Durchblutung der Niere und auch die glomeruläre Filtrationsrate werden über einen weiten Blutdruckbereich (80–180 mmHg) konstant gehalten (**renale Autoregulation**). Hierbei spielen die kontraktilen Eigenschaften der renalen Arteriolen (ein Druckanstieg löst eine Kontraktion und damit einen Anstieg des Widerstands aus), der tubuloglomeruläre Feedback-Mechanismus (s. u.) und Vasodilatatoren, wie Prostaglandine und Stickstoffmonoxid (vasodilatierende Wirkung bei Druckabfall), eine Rolle.

## 1.3 Aufbau und Funktion des Nierenkörperchens

Ein Nierenkörperchen besteht aus einem **Knäuel parallel geschalteter Kapillarschlingen**, die aus der afferenten Arteriole entspringen (der eigentliche Glomerulus) und der umgebenden **Bowman-Kapsel**. Das Kapillarknäuel wird von den Mesangialzellen, die zudem phagozytorische Aufgaben besitzen, gestützt. Zwischen der Bowman-Kapsel und den Kapillaren befindet sich der **Bowman-Kapselraum,** in den der Primärharn filtriert wird und der in den proximalen Tubulus übergeht („Harnpol"). Am gegenüberliegenden Gefäßpol tritt ein spezialisierter Tubulusabschnitt desselben Nephrons, die sog. Macula densa, in engen Kontakt zum Glomerulus (Abb. 1.4).

Der eigentliche Filter der Glomeruluskapillare besteht aus **drei Schichten** (Abb. 1.5):

1. Einer **innenliegenden Endothelzellschicht**, die von 50–100 nm großen Poren der Endothelzellen unterbrochen ist (**fenestriertes Endothel**)
2. Den außenliegenden **Podozyten**, die mit ihren **interdigitierenden** Fußfortsätzen die Kapillaren umhüllen. Die dazwischenliegenden Schlitze sind, bis auf wenige nm große Poren, durch die **Schlitzmembran**, die als wesentlichen Bestandteil das Protein Nephrin enthält, verschlossen.
3. Zwischen Endothel- und Podozytenschicht befindet sich eine **dreischichtige Basalmembran**.

Schon die **Porengröße** der **dreischichtigen** Filterbarriere des Glomerulus verhindert den Durchtritt von Blutzellen und hochmolekularen Substanzen (Durchmesser > 4 nm, **Molekulargewicht** > 50 kDa) nahezu komplett. Neben der Größe spielt auch die **Ladung der Moleküle** eine Rolle für ihre Filtrierbarkeit: Negativ geladene Moleküle, z. B.

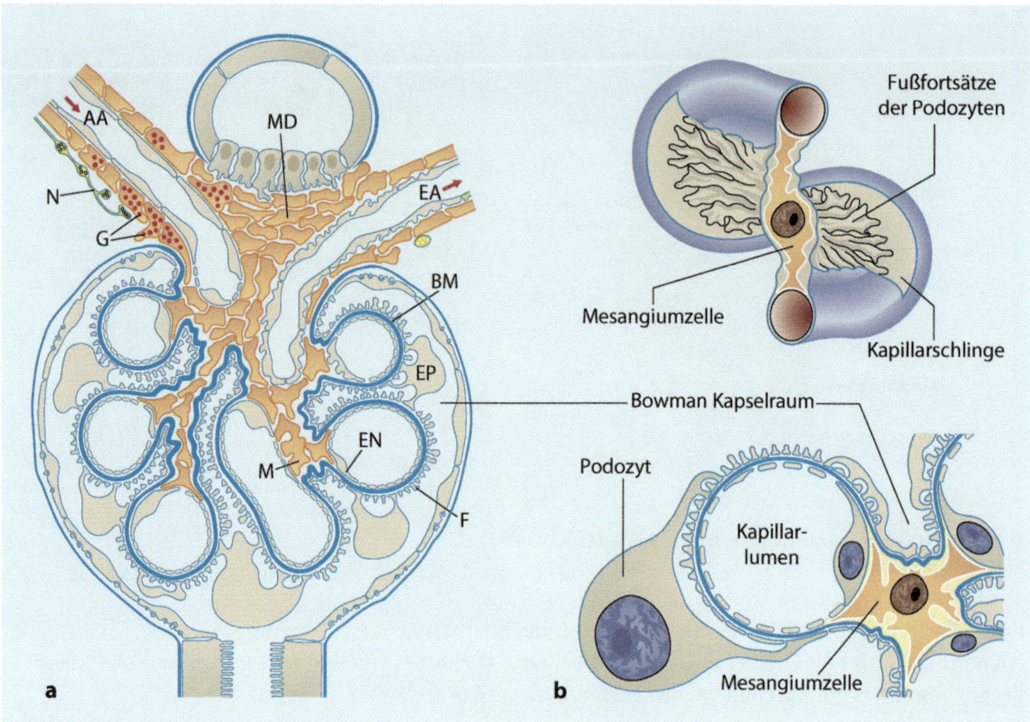


**Abb. 1.4a,b** Glomerulumstruktur: **a** Übersicht über die Struktur eines Glomerulus mit juxtaglomerulärem Apparat. Am Gefäßpol mündet die afferente Arteriole (*AA*), die von synaptischen Nervenfasern (*N*) versorgt ist und deren glatte Muskelzellen unmittelbar vor der Einmündung deutliche Granula (*G*) aufweisen. Es handelt sich um die reninbildenden Epitheloidzellen. Die Wand der glomerulären Kapillarschlingen besteht aus 3 Schichten: den Endothelzellen (*EN*), der Basalmembran (*BM*) und den von außen angelagerten Epithelzellen (*EP*) mit Fußfortsätzen (*F*) (= Podozyten). Die rosa dargestellten Mesangiumzellen (*M*) befinden sich zwischen den Kapillarschlingen und als extraglomeruläres Mesangium im Winkel zwischen den Arteriolen und dem Macula densa-Segment des distalen Tubulus (*MD*). Die Gloemeruluskapillaren münden schließlich in eine efferent Arteriole (*EA*). Nach Koushanpuo und Kriz (1986), Kriz und Kaissling (1992). **b** Schematische Darstellung der Anordnung von intraglomerulären Mesangiumzellen und Podozyten; oben: Kapillarschlinge mit einer zentralen Mesangiumzelle, die mit Fußfortsätzen an der inneren Kurvatur der kapillären Basalmembran verankert ist und die Kurvenstruktur stabilisiert; unten: Querschnitt mit der gleichen Anordnung der zentral verankerten Mesangiumzelle und den peripher angelagerten Fußfortsätzen der Podozyten. Auch die Podozytenanordnung stabilisiert die Kapillarschlinge und wirkt einer druckpassiven Dehnung entgegen. Nach Kritz (1994)

Plasmaproteine, werden vom den negativen Fixladungen des Filters abgestoßen und passieren ihn daher schlechter.

**Eine Abnahme der negativen Ladungen des Glomerulus, z. B. im Rahmen von Entzündungen, kann zu einer erhöhten Durchlässigkeit des Filters und damit einer Proteinurie (glomeruläre Proteinurie) führen.**

Kleine Teilchen, wie z. B. Wasser, Elektrolyte, Bikarbonat, Aminosäuren, Glucose, Harnstoff und Kreatinin, werden ungehindert filtriert und liegen daher im Primärharn in nahezu derselben Konzentration wie im Plasma vor.

Die **Glomeruläre Filtrationsrate (GFR)** ist der zentrale Parameter zur Beschreibung der Nierenfunktion. Die GFR gibt das Volumen des gebildeten Primärharns pro Zeiteinheit an. Beim Menschen beträgt die GFR ca. 120 ml/min, d. h. in den Glomeruli beider Nieren werden pro Minute 120 ml Primärharn aus dem Plasma abfiltriert. Da pro Minute etwa 1 Liter Blut, ca. 600 ml Plasma, durch die Nieren fließen (renaler Blutfluss, bzw. renaler Plasmafluss), werden also 20 % des Blutplasmas in den Glomeruli als Primärharn abfiltriert. Man bezeich-

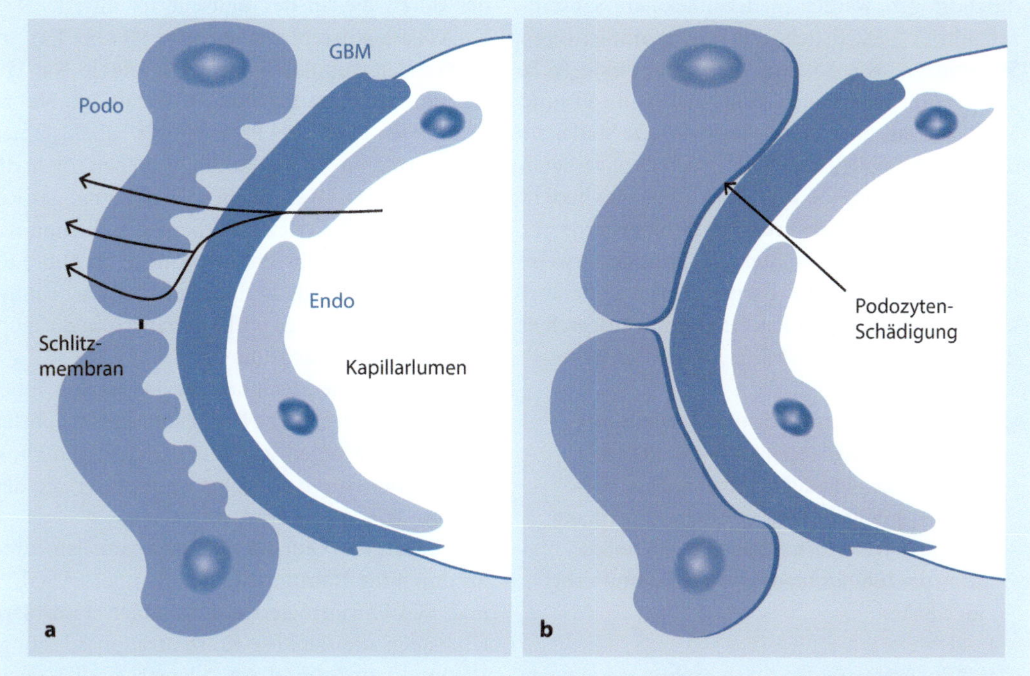


**Abb. 1.5a,b** Normaler Glomerulus

net das Verhältnis von glomerulärer Filtrationsrate zu renalem Plasmafluss als **Filtrationsfraktion**.

Entscheidend für die glomeruläre Filtration sind die Eigenschaften des Filters, d. h. die Filtrationsfläche, seine hydraulische Leitfähigkeit (Durchlässigkeit) und der effektive Filtrationsdruck. Das Produkt aus Filtrationsfläche und hydraulischer Leitfähigkeit wird im **Ultrafiltrationskoeffizienten (Kf)** zusammengefasst und ist in den Glomeruluskapillaren um ein Vielfaches höher, als in den Kapillaren anderer Gefäßgebiete.

Neben dem Ultrafiltrationskoeffizienten reguliert der **effektive Filtrationsdruck**, der die Flüssigkeit durch den glomerulären Filter drückt, die GFR. Neben dem onkotischen Druck im Plasma und dem hydrostatischen Druck im Bowman-Kapselraum (die beide der Filtration entgegenwirken), ist der effektive Filtrationsdruck vor allem vom hydrostatischen Druck in den Kapillaren (dem „Blutdruck" in den Kapillaren) abhängig. Da dieser durch das Verhältnis der Gefäßwiderstände im Vas afferens und Vas efferens reguliert wird, können vasoaktive Hormone die GFR regulieren.

**Eine isolierte Zunahme des Gefäßwiderstands des Vas afferens reduziert, durch die resultierende Abnahme des Filtrationsdrucks, die GFR, während eine Vasokonstriktion des Vas efferens zu einer Zunahme des effektiven Filtrationsdrucks und damit der GFR führt.**

Wie oben erwähnt, bleibt die Nierendurchblutung auch bei Schwankungen des systemischen arteriellen Blutdrucks konstant. Diese renale Autoregulation beruht auf der Anpassung des Gefäßwiderstands der afferenten Arteriole und hält dadurch auch die glomeruläre Filtrationsrate in einem weiten Blutdruckbereich konstant.

## 1.4 Aufbau und Funktion des Tubulusapparates

In den Glomeruli der Nieren entstehen pro Tag ca. 170 Liter Primärharn (GFR 120 ml/ min × 60 min/h × 24 h/Tag). Während zelluläre Bestandteile und große Plasmaproteine den glomerulären Filter nicht durchdringen, werden niedermolekulare Substanzen filtriert. Dazu gehören die **harnpflichtigen Substanzen,** wie Stoffwechselendprodukte (z. B. „Harn"-stoff) und exogen zugeführte Giftstoffe und Medikamente, aber auch lebenswichtige Stoffe, die der Körper möglichst nicht über den Urin verlieren möchte. Die Aufgabe des Tubulussystems besteht daher in einer **Modifizierung des Primärharns**, sodass im Endharn (1–2 Liter pro Tag) idealerweise eine hohe Konzentration harnpflichtiger Stoffe, aber keine biologisch wertvollen Substanzen ausgeschieden werden.

**Auch bei einer progredienten Niereninsuffizienz bilden die Nieren ausreichend Primärharn (bei einer Reduktion der GFR auf 50 %, werden immer noch ca. 90 Liter gebildet), um die Flüssigkeitsausscheidung durch Anpassung der Tubulusfunktion lange Zeit aufrecht zu erhalten.**

Der Tubulusapparat lässt sich grob in proximalen Tubulus, Henle-Schleife und distalen Tubulus unterteilen (◻ Abb. 1.6). Die Tubulusflüssigkeit mehrerer Nephrone fließt schließlich in den Sammelrohren zusammen.

### 1.4.1 Proximaler Tubulus

Der proximale Tubulus (◻ Abb. 1.6), der zur Oberflächenvergrößerung einen Bürstensaum besitzt, hat die größte Resorptionskapazität aller Tubulusabschnitte, sodass an seinem Ende schon 2/3 des im Glomerulus filtrierten Kochsalzes und Wassers aus dem Tubuluslumen rückresorbiert wurden (d. h. z. B. über 100 Liter Wasser pro Tag!). Wie auch in den nachfolgenden Tubulusabschnitten erfolgt die Wasserresorption passiv: Die Resorption von gelösten Substanzen, v. a. **$Na^+$** und **$Cl^-$**, führt zur Ausbildung eines osmotischen Gradienten, mit einer Zunahme der Osmolarität im Interstitium. Ist das Tubulusepithel trans- oder parazellulär wasserdurchlässig, so strömt Wasser, aufgrund des osmotischen Gradienten, nach. In diesem Wasserstrom können **zusätzlich** Ionen wie $Na^+$, $Cl^-$, und $Ca^{2+}$ mitgerissen werden.

Allen Tubuluszellen gemeinsam ist zudem ein $Na^+$-Gradient, der in die Zelle gerichtet ist und der durch die an der Blutseite lokalisierte $Na^+$/$K^+$-ATPase aufrechterhalten wird (◻ Abb. 1.6). Im proximalen Tubulus nutzt der luminale $Na^+$/$H^+$-Austauscher diese Natrium-Triebkraft, um $Na^+$ zu resorbieren und dabei Protonen ins Tubuluslumen zu sezernieren. Diese Protonen dienen, über die Carboanhydrase-vermittelte $CO^2$-Bildung, der Resorption des filtrierten Bikarbonats und damit der Regulation des Säurebasenhaushalts (◻ Abb. 1.6). Eine pharmakologische Blockade der Carboanhydrase (Azetazolamid) wirkt diuretisch und erhöht die Bicarbonatausscheidung.

Die luminale Membran des proximalen Tubulus enthält verschiedene $Na^+$ gekoppelte Symporter, durch die u. a. organische Säuren, Sulfat und Phosphat, Aminosäuren und Glucose resorbiert werden (◻ Abb. 1.6).

Die filtrierte Glukose wird im proximalen Tubulus durch die Natrium-Glukose-Symporter SGLT1 und SGLT2 normalerweise komplett resorbiert. Übersteigt die Glukose-Konzentration allerdings 10 mmol/L **im Primärharn** (Nierenschwelle), reicht die Transportkapazität der SGLTs dazu nicht aus. Da die nachfolgenden Tubulusabschnitte Glukose nicht resorbieren können, wird die „überschwellige" Glukose ausgeschieden. Die gelöste Glukose erhöht die Osmolarität der Tubulusflüssigkeit, was der Resorption von Wasser entlang des Nephrons entgegenwirkt. Es kommt zur osmotischen Diurese, einem häufigem Erstsymptom eines **Diabetes mellitus**. Eine osmotische Diurese kann auch therapeutisch durch Infusion von nichtresorbierbaren Zuckern (Mannitol) ausgelöst werden.

Auch Aminosäuren werden durch verschiedene $Na^+$-gekoppelte Symporter nahezu komplett resorbiert (◻ Abb. 1.6). Größere Peptide und filtrierte Peptide werden durch Endozytose aufgenommen und in Lysosomen abgebaut, sodass physiologischerweise nur geringe Mengen an Proteinen ausgeschieden werden (**bis ca. 150 mg/Tag**). Eine gestörte tubuläre Proteinresorption kann allerdings zur Proteinurie führen (**niedermolekulare Proteine**, tubuläre Proteinurie, **Markerprotein alpha-1 Microglobulin**). Bei einem Defekt des glomerulären Filters (s. o.) kann die Resorptionskapazität für **mittel- bis hochmolekulare Proteine** des proximalen Tubulus überschritten werden (glomeruläre Proteinurie, **Markerprotein Albumin**).

**Proximaler Tubulus**
Resorption von
- NaCl und Wasser (2/3 der filtrierten Menge)
- Sulfat, Phosphat → $Na^+$-Symport [1]
- Glucose, Aminosäuren [je 100%] → $Na^+$-Symport [1]
- Peptide und Proteine → Endozytose
- $HCO_3^-$ [50%] → $Na^+$/Protonen-Austauscher [2] und Carboanhydrase [CA] → Regulation pH-Wert

Sekretion von organischen Säuren/Basen/Fremdstoffen/ Medikamenten
Bildung und Sekretion von $NH_2$ → bindet im Lumen $H^+$ → Regulation pH Wert

| | | |
|---|---|---|
| Ausfall: | komplett: | Fanconi-Syndrom |
| | partiell: | prox. tubuläre Azidose |
| Diuretika: | Hemming Carbonanhydrase | |
| | Hemming $Na^+/H^+$-Austauscher [2] | |

**Henle Schleife**
Dient Erzeugung einer hohen Osmolarität im Mark
Dünner Teil: wasserdurchlässig, kaum Elektrolyt-Resorption

Dicker aufsteigender Teil: wasserundurchlässig, Resorption von
- NaCl → $Na^+/K^+/2Cl^-$ Cotransporter NKCC [3]
- $Ca^{2+}$, $Mg^{2+}$

| | |
|---|---|
| Ausfall: | NKCC2 [3], ROMK [4]; CLCKb [5] → Bartter-Syndrom |
| Diuretika: | NKCC2 [3] → Schleifendiuretika |

**Distales Konvolut**
Resorption von
- Wasser und NaCl → $Na^+/Cl^-$ Cotransport NCC [5]
- $Ca^{2+}$

| | |
|---|---|
| Ausfall: | NCC [5] → Gitelman-Syndrom |
| Diuretika: | Hemmung NCC [5] → Thiaziddiuretika |

**Sammelrohr**
Feineinstellung des Harns, Harnkonzentrierung

**Hauptzellen:**
Resorption von
- NaCl → $Na^+$-Kanal ENaC [7], Stimulation: Aldosteron
- Wasser → Aquaporin 2 [8], Stimulation: ADH

Sekretion von $K^+$ in den Tublus

| | |
|---|---|
| Ausfall: | Aldosteron/ENaC → bei M. Addison |
| | Aquaporin 2/ADH → Diabetis insipidus |
| Überfunktion: | ENaC → Conn-Syndrom |
| Diuretika: | Hemmung ENaC/Aldosteron |

**Schaltzellen:**
Sekretion von H oder $HCO_3^-$ nach Bedarf → Regulation pH-Wert

| | |
|---|---|
| Ausfall: | distale tubuläte Azidose |

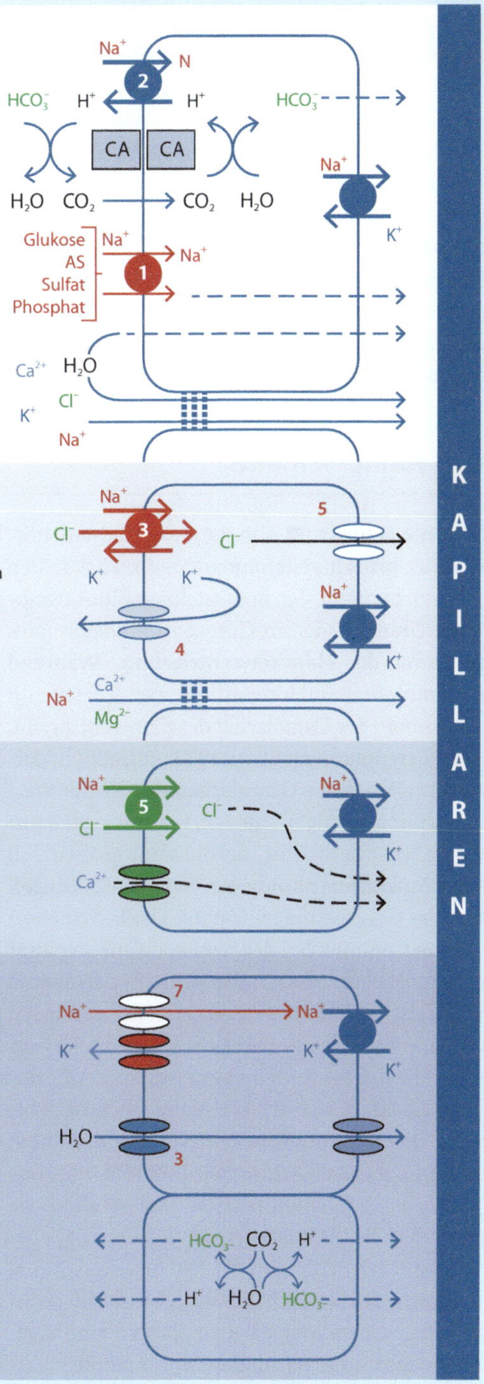

**Abb. 1.6** Stoffaustausch in den unterschiedlichen Abschnitten (Proximaler Tubulus, Henle-Schleife, Distales Konvolut, Sammelrohr)

Die Zellen des proximalen Tubulus können organische Säuren und Basen sezernieren und so deren Ausscheidung gegenüber nur filtrierten Substanzen erhöhen. Neben körpereigenen Substanzen (z. B. Zitrat, Laktat, Oxalat, Azetylcholin) werden auch Fremdstoffe, wie Pharmaka, aus dem Interstitium in die Zellen aufgenommen und schließlich ins Tubuluslumen sezerniert wie im Falle von Diuretika, die durch die Sekretion eine hohe Konzentration an ihrem Wirkort im Tubuluslumen haben. Allerdings kumulieren auch toxische Substanzen, durch die Aufnahme aus dem Interstitium, in proximalen Tubuluszellen und schädigen diese.

### 1.4.2 Henle-Schleife

Die Henle-Schleife (◘ Abb. 1.6), die haarnadelförmig vom Cortex ins Nierenmark und zurück in den Cortex zieht, dient der Bereitstellung eines osmotischen Gradienten vom Cortex zum Nierenmark und damit der **Harnkonzentrierung**. Während die Osmolarität im Interstitium des Cortex mit 290 mosmol/l der Osmolarität des Blutes entspricht, ist das Nierenmark mit bis zu 1200 mosmol/l hyperosmolar. Diese hohe Osmolarität, die für die Wasserresorption aus dem Tubulus, v. a. aus dem Sammelrohr, erforderlich ist, beruht zum großen Teil auf der Aufkonzentrierung von NaCl und Harnstoff durch das Gegenstromprinzip der Henle-Schleife.

An den dünnen Teil der Henle-Schleife, der zwar gut permeabel für Wasser, aber schlecht **permeabel** für NaCl ist, schließt sich der dicke aufsteigende Ast der Henle-Schleife an. Dieses Segment ist wasserundurchlässig, es werden aber etwa 20 % des filtrierten Kochsalzes resorbiert. Maßgeblich ist dabei der $Na^+/K^+/2Cl$-Kotransporter NKCC2, der durch Schleifendiuretika blockiert wird (◘ Abb. 1.6). Das in die Zellen aufgenommene $K^+$ verlässt die Zelle über $K^+$-Kanäle (ROMK) ins Tubuluslumen, $Cl^-$ gelangt über Chloridkanäle (ClCKb) ins Interstitium. Mutationen des NKCC2, ROMK, des ClCKb selbst oder seiner Untereinheit Barttin, führen zum **Bartter-Syndrom**, einer Salzverlustnephropathie.

Aufgrund der Salzresorption ohne begleitenden Wassernachstrom nimmt die Osmolarität der Tubulusflüssigkeit bis zum Ende der Henle-Schleife stark ab („Verdünnnungssegment"). In diesem Bereich kommt es an der sog. Macula densa zu einem Kontakt mit dem Gefäßpol des eigenen Glomerulus (◘ Abb. 1.6). Die Macula densa detektiert die Kochsalzkonzentration der Tubulusflüssigkeit und reguliert in deren Abhängigkeit die GFR (sog. Tubuloglomerulärer Feedback) und auch die Reninfreisetzung aus den **juxtaglomerulären** Zellen (s. u.).

### 1.4.3 Distales Konvolut

Der sich anschließende gewundene Teil des distalen Tubulus (◘ Abb. 1.6) trägt über den $Na^+$/Cl-Co-Transporter NCC zur Kochsalz- und Wasserresorption bei. Der NCC ist Angriffspunkt der Thiaziddiuretika. Über spezifische Calciumkanäle wird zudem Calcium resorbiert.

### 1.4.4 Sammelrohr

Über den Verbindungstubulus gelangt der Harn in das Sammelrohr, das Hauptzellen und Schaltzellen enthält (◘ Abb. 1.6) und für die Feineinstellung der Harnzusammensetzung verantwortlich ist. Schaltzellen nehmen an der Regulation des Säure-Basenhaushaltes teil, indem sie je nach Bedarf $H^+$ oder $HCO_3^-$ sezernieren können. Die Hauptzellen tragen an ihrer luminalen Membran Natriumkanäle (ENaC), deren Einbau und damit die $Na^+$-Resorption von Aldosteron bestimmt wird. Da das durch die $Na^+/K^+$-ATPase in die Zellen gepumpte $K^+$ die Zellen luminal über $K^+$-Kanäle verlässt, führt eine gesteigerte $Na^+$-Resorption in diesem Segment (hohe Aktivität der $Na^+/K^+$-ATPase) zu einer vermehrten Ausscheidung von Kalium. Durch die hohe Osmolarität im Interstitium des Nierenmarks führt der Einbau von speziellen Wasserkanälen (Aquaporin 2) in die Zellmembran der Hauptzellen zum Wassereinstrom vom Tubulus ins Interstitium. Der Harn wird aufkonzentriert und kann maximal die Osmolarität des medullären Interstitiums (1200 mosmol/kg) erreichen. Sind keine Wasserkanäle eingebaut, findet kein Wasserausstrom statt, der Harn ist verdünnt (50 mosmol/kg). Der Einbau von Aquaporin 2 und damit die Konzentrierung des Harns wird durch das **Antidiuretischen Hormon**

**(ADH)** kontrolliert. Ein Ausfall des ADH Aquaporin-2-Systems, durch ADH Mangel oder fehlende ADH Wirkung, führt zu massivem renalen Flüssigkeitsverlust (Diabetes insipidus).

## 1.5 Endokrine Funktion der Niere

### 1.5.1 Kalzitriol, Vitamin $D_3$

Kalzitriol, die biologisch wirksame Form des Vitamin D, reguliert zusammen mit Calcitonin (aus C-Zellen der Schilddrüse) und Parathormon (Nebenschilddrüse) den Kalziumhaushalt des Körpers. Nach Aufnahme der inaktiveren Vorstufe Kalzidiol (25-OH- Cholecalciferol; **Synthese in der Leber**) in die Zellen des proximalen Tubulus erfolgt hier eine weitere Hydroxylierung zum Kalzitriol (1,25-(OH)2-Cholecalciferol). Kalzitriol fördert im Darm und auch in der Niere selbst die **Kalziumresorption**. Eine verminderte Kalzitriolbildung im Rahmen einer Niereninsuffizienz führt daher zu einer Hypokalzämie, die der Körper über eine vermehrte Parathormonausschüttung zu kompensieren versucht (**sekundärer Hyperparathyreoidismus**).

### 1.5.2 Erythropoetin, EPO

Das Glykoprotein Erythropoeitin (EPO) wird in peritubulären Fibroblasten des Nierencortexes gebildet. Die EPO-Bildung wird durch eine Abnahme der Sauerstoff-Konzentration im Nierencortex, z. B. durch eine arterielle Hypoxie oder eine Anämie, stimuliert. EPO fördert die **Neubildung von Erythrozyten** im Knochenmark und wirkt dadurch, über die resultierende Zunahme der Sauerstofftransportkapazität des Blutes, der auslösenden Hypoxie entgegen. Aufgrund nachlassender/fehlender EPO-Bildung in der Niere kommt es beim niereninsuffizienten Patient zur Anämie.

### 1.5.3 Renin

Renin wird in granulierten juxtaglomerulären Zellen, die in der Wand der afferenten Arteriolen liegen, gebildet, gespeichert und auf adäquaten Reiz hin in die Zirkulation abgegeben. Renin ist eine Protease, die aus Angiotensinogen (aus der Leber), das Dekapeptid Angiotensin I abspaltet. Angiotensin I wird sehr schnell, durch das Angiotensin-Converting-Enzym (ACE), in Angiotensin II überführt. Obwohl alternative Wege zur Bildung weiterer Angiotensin-Fragmente existieren, stellt der dargestellte klassische Weg mit dem Endprodukt Angiotensin II den physiologisch bedeutsamsten dar.

Angiotensin II stabilisiert den **Blutdruck** und reguliert den **Salz-Wasser-Haushalt** des Körpers. Entsprechend stimulieren die Abnahme des renalen Blutdrucks oder eine Abnahme des Kochsalzbestandes die Reninbildung und -freisetzung. Auch bei isolierter Abnahme des Perfusionsdrucks der Niere, z. B. bei einer Nierenarterienstenose, wird das Reninsystem aktiviert – mit der Folge eines Blutdruckanstiegs (renovaskuläre Hypertonie). Schließlich stimulieren das sympathische Nervensystem und renale Autakoide, wie Prostaglandin E2 und Stickstoffmonoxid, die Reninsekretion.

Angiotensin II (ANG II) ist ein potenter **Vasokonstriktor** und erhöht dadurch den Blutdruck. Zusätzlich stimuliert ANG II die NaCl- und Wasserresorption in der Niere. Dabei wirkt es direkt auf den Tubulus (z. B. proximaler Tubulus, NHE, ◘ Abb. 1.6) und indirekt über die Freisetzung von Aldosteron aus der Nebennierenrinde. Aldosteron fördert im distalen Tubulus die Kochsalz- und Wasserresorption (ENaC, ◘ Abb. 1.6). Zudem löst Angiotensin II ein Durstgefühl aus. Über die insgesamt resultierende Zunahme des Extrazellulärvolumens wirkt das **Renin-Angiotensin-Aldosteron-System (RAAS)** also zusätzlich zu seiner vasokonstriktorischen Wirkung blutdruckstabilisierend. Alle genannten Effekte von Angiotensin II werden über AT1-Rezeptoren vermittelt.

> **Eine Blockade des RAAS (Reninantagonist, ACE-Hemmer, AT1-Rezeptorantagonist) wirkt blutdrucksenkend und findet neben der Behandlung der arteriellen Hypertonie in der Therapie von Nierenerkrankungen Anwendung.**

1

## 1.6 Einzelne Aspekte der Steuerung des Salz- und Wasserhaushalts durch die Niere

In den Glomeruli beider Nieren werden pro Tag ca. 180 Liter Primärharn gebildet, der im Verlauf seiner Passage durch das Tubulussystem nicht nur in seiner Zusammensetzung modifiziert wird, sondern dessen Volumen durch eine enorme Resorptionsleistung der Tubuli, um ca. 99 % reduziert werden muss. Auch bei einer progredienten Niereninsuffizienz bilden die Nieren ausreichend Primärharn (bei einer Reduktion der GFR auf 50 %, werden immer noch ca. 90 Liter gebildet) um die Flüssigkeitsausscheidung durch Anpassung der Tubulusfunktion lange Zeit aufrecht zu erhalten.

Da die Wasseraufnahme aus dem Tubulus ins Interstitium immer passiv entlang eines osmotischen Gradienten erfolgt, führt die Verminderung dieses Gradienten zum Verbleib von Wasser im Tubulus, die Harnausscheidung nimmt zu. Hier setzten alle gebräuchlichen Diuretika an: die Blockade der NaCl-Resorption in einem Tubulusabschnitt vermindert den osmotischen Gradienten, es werden vermehrt NaCl und Wasser ausgeschieden. In stromabwärtsgelegenen Tubulusabschnitten kann die resultierende erhöhte Kochsalzbeladung im Tubulus durch verstärkten Transport zumindest teilweise kompensiert werden, die Diuretikawirkung wird abgeschwächt. Hieran ist u. a. eine Aktivierung des Renin-Angiotensin-Aldosteron-Systems durch den Diuretika-induzierten Salz- und Wasserverlust beteiligt. Da Aldosteron nicht nur die Natriumresorption, sondern auch die Kaliumausscheidung fördert, trägt dieser Kompensationsmechanismus zum Kaliumverlust durch Diuretikatherapie bei. Eine Unterbrechung der Aldosteronwirkung (Antagonist, ENaC Blockade) kann dies vermindern (kaliumsparende Diuretika). Die Blockade des Salztransports mehrerer Nephronsegmente (**sequentielle Nephronblockade**) verstärkt die diuretische Wirkung.

# Nephrologische Diagnostik

*K. Segerer, C. Wanner*



J. Steffel, T. Lüscher (Hrsg.), *Niere und Ableitende Harnwege,* Springer-Lehrbuch,
DOI 10.1007/978-3-642-28236-2_2, 

2

## 2.1 Anamnese und klinische Untersuchung

Mit offenen Fragen erfasst die Anamnese zunächst den Grund, warum der Patient sich aktuell vorstellt.

### 2.1.1 Fragen der Nieren-spezifischen Anamnese (Tab. 2.1)

### 2.1.2 Speziell klinische Hinweise auf eine Nierenerkrankung in der körperlichen Untersuchung

- Blässe (Hinweis auf Anämie), graues Hautkolorit (chronische Niereninsuffizienz)
- Lidödeme (nephrotisches Syndrom)
- Schmetterlingserythem (Systemischer Lupus erythematodes)
- Xanthelasmen (Hyperlipidämie)
- Gestaute Jugularvenen (Hypervolämie)
- Dyspnoe, Orthopnoe, Pleuraerguss, Ödeme, Anasarka (Hypervolämie)
- Funktionelles Systolikum (Hinweis auf Anämie)
- Paraaortales Strömugsgeräusch (Nierenarterienstenose)
- Gelenkschwellung oder Exanthem (Hinweise auf Autoimmunerkrankung)
- Periphere Ödeme (Hypervolämie)
- Kratzspuren, Blutungsneigung der Haut (Urämie)
- Shunt oder Vorhofkatheter bei chronisch dialysepflichtiger Niereninsuffizienz

## 2.2 Nierenfunktionsdiagnostik: Kreatinin und GFR-Bestimmung, 24 h Sammelurin, klinische Einschätzung des Verhältnisses der GFR zum Serumkreatinin

### 2.2.1 GFR-Bestimmung

Zur Beurteilung der Nierenfunktion wird allgemein die glomeruläre Filtrationsrate (GFR) herangezogen. Normwerte des Erwachsenen sind für Frauen 75–125 ml/min/1,73 $m^2$ Körperoberfläche für Männer 97–140 ml/min/1,73 $m^2$. Ungefähr ab dem 20. Lebensjahr nimmt die GFR physiologischerweise ca. 5 %/Dekade ab. Als Faustregel kann die altersabhängige GFR mit 120 ml/min minus Alter in Jahren überschlagen werden.

Rechnerisch ergibt sich die GFR in ml/min aus folgender Formel:

$$\mathrm{GFR}\left(\frac{\mathrm{ml}}{\mathrm{min}}\right)=U\left(\frac{g}{l}\right)\times U_{\mathrm{Vol}}(\mathrm{ml})\times 1,73\mathrm{m}^2 \div V\left(\frac{g}{l}\right)\times \mathrm{Zeit}(\mathrm{min})\times \mathrm{KO}(\mathrm{m}^2)$$

$U$ = Konzentration der filtrierten Substanz im Urin
$U_{Vol}$ = Urinvolumen (meist 24 h Sammelurin)
$V$ = Konzentration der filtrierten Substanz im Serum

### 2.2.2 Inulin- und Kreatinin-Clearance

Wissenschaftlich gibt es unterschiedliche Substanzen, mit denen die glomeruläre Filtrationsrate gemessen werden kann. Idealer Marker zur GFR-Messung ist eine Substanz, die glomerulär filtriert wird und tubulär weder rückresorbiert noch sezerniert wird. Diese Bedingungen erfüllt **Inulin**, ein Zuckermolekül. Jedoch muss Inulin zuvor intravenös appliziert werden und wird daher in der Klinik nicht verwendet.

Besser geeignet ist **Kreatinin**, ein endogenes Abbauprodukt aus dem Muskel, das ebenfalls frei glomerulär filtriert wird und tubulär nicht rückresorbiert wird. Kreatinin kann jedoch bei Nierenfunktionseinschränkung im proximalen Tubulus sezerniert werden, sodass die GFR anhand der Kreatinin-Clearance überschätzt wird. Physiologischerweise beziffert sich die Kreatininsekretion auf ca. 15 %, bei eingeschränkter Nierenfunktion ist sie deutlich höher.

#### GFR-Abschätzung mit Hilfe von Serumkreatinin und 24 h Sammelurin

Zur Berechnung der Kreatinin-Clearance, die annäherungsweise der GFR entspricht, müssen eine Blutprobe zur Bestimmung des Serumkreatinins sowie eine Probe des 24 h Sammelurins in das Labor geschickt werden. Da die Kreatininausscheidung im Urin **tageszeitli-**

**Tab. 2.1** Wichtige anamnestische Fakten

| | |
|---|---|
| **Menge des Urins** | |
| Polyurie (>3000 ml/24 h) | Polyurisches ANV, Diabetes mellitus |
| Oligo-Anurie (<500 ml/24 h) | Anurisches ANV |
| **Aussehen des Urins** | |
| Trübung oder unangenehmer Geruch | Hinweis auf Harnwegsinfekt |
| Brennen beim Wasserlassen („Dysurie") | Hinweis auf Harnwegsinfekt |
| Gehäuftes Wasserlassen in kleinen Mengen (Pollakisurie): | Hinweise für Harnwegsinfekt |
| Schäumen | Proteinurie |
| **Blutbeimengung** | |
| Makrohämaturie (sichtbare rote Urinfärbung) | Harnwegsinfekt, Nephrolithiasis, Nierenzellkarzinom, Urothelkarzinom, Prostatakarzinom, Blasenkarzinom |
| Mikrohämaturie | Mikrohämaturie ist im Gegensatz zur Makrohämaturie nur in der maschinellen Urinanalyse im Labor oder mikroskopisch zu erfassen! |
| **Weiterführende anamnestische Fakten** | |
| Schnelle Gewichtszunahme | Hinweis auf Wassereinlagerungen |
| Ödeme | Niereninsuffizienz, nephrotisches Syndrom, Herzinsuffizienz, chronisch venöse Insuffizienz |
| Anasarka (generalisiertes Ödem auch im Bereich der Flanken, häufig mit Lidödeme einhergehend) | Nephrotisches Syndrom |
| Infektionen der Atemwege | Häufig vorangehend einer IgA-Nephritis |
| B-Symptomatik | Malignom, konsumierende Erkrankung etc., immunologische Systemerkrankung, z. B. Granulomatose |
| Veränderungen der Haut, der Augen | Autoimmunerkrankungen, Vaskulitiden |
| Gelenkschmerzen | Autoimmunerkrankungen, Vaskulitiden |
| Übelkeit, Erbrechen, Appetitlosigkeit, Pruritus, Müdigkeit | Urämie |
| Atemnot | Hypervolämie bei akuter oder chronischer Niereninsuffizienz |
| Medikamentenanamnese (nephrotoxische Medikamente, v. a. NSAR), Allergien, kardiovaskuläre Risikofaktoren, Familienanamnese: Nierenerkrankungen, erbliche Erkrankungen | |
| Kreatininverlauf der letzten 3 Monate (DD ANV/CKD), Frage nach renalen Begleiterkrankungen (arterielle Hypertonie, Störungen des Calcium-Phosphathaushaltes, Säure-Base-Haushaltes, Anämie) | |

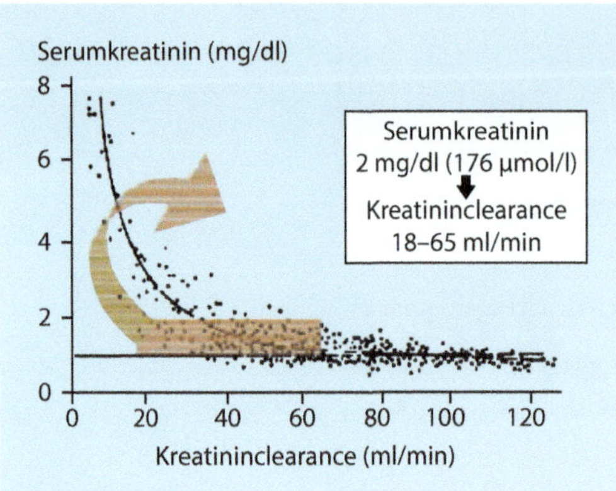


**Abb. 2.1** Kreatinin-blinder Bereich bei einem Kreatinin um 1 mg/dl

**che Schwankungen** zeigt (**niedrigere Werte während der Nacht**), sollte die Urinsammlung über 24 h (= 1440 min) durchgeführt werden.

**24 h Sammelurin**
- **Blutentnahme zur Kreatinin-Bestimmung im Plasma**
- **Beginn 7:00–8:00 morgens: Zuerst Entleerung der Blase (Urinportion verwerfen!)**
- **Beginn der Sammelperiode**
- **Urinsammlung bis zum nächsten Morgen**
- **Vor Ende der Sammelperiode Blase entleeren (Diese Urinportion gehört noch zur Sammelmenge!)**
- **Bestimmung des Urinvolumens**
- **Probe des Sammelurins ins Labor schicken**

Da die Messung des Urinvolumens über 24 h aufwändig und die sammelbedingte Fehlerquote hoch ist, wurden verschiedene Formeln zur Abschätzung der GFR (estimated GFR, eGFR) entwickelt. Klinisch am meisten verbreitet sind die MDRD-Formel und CKD-EPI-Formel. Die früher gebräuchliche Cockroft-Gault-Formel wurde verlassen.

## MDRD-Formel

$$\mathrm{eGFR}\left(\frac{\frac{\mathrm{ml}}{\mathrm{min}}}{1{,}73\mathrm{m}^2}\right) = 186 \times S - \mathrm{Krea} - 1{,}154 \times \mathrm{Alter} - 0{,}203.$$

- × 0,742 nur bei Frauen
- × 1,21 bei Patienten mit schwarzer Hautfarbe (aufgrund einer erhöhten Muskelmasse)

Die MDRD-Formel wurde an Patienten mit chronischer Niereninsuffizienz (eGFR <60 ml/min/1,73 m$^2$) entwickelt, bei denen eigentlich der Einfluss einer proteinarmen Kost sowie des Blutdrucks auf Veränderungen der GFR untersucht wurden. Die Formel ist für die standardisierte Kreatininmessung (s. u.) angepasst. Die MDRD-Formel sollte nur bei eGFR < 60 ml/min 1,73 m$^2$ verwendet werden.

## CKD-EPI-Formel

$$\mathrm{eGFR} = 141 \times \min\left(\mathrm{Serumkreatinin}\frac{\mathrm{mg}}{\mathrm{dl}}\kappa, 1\right)^{\alpha}$$
$$\times \max\left(\mathrm{Serumkreatinin}\frac{\mathrm{mg}}{\mathrm{dl}}\kappa, 1\right)^{-1.209}$$
$$\times 0.993^{\mathrm{Age}} \times 1.018\,(\text{if female}) \times 1.159\,(\text{if black})$$

κ = 0,7 if female / 0,9 if male
α = 0.329 if female / 0.411 if male

Die CKD-EPI Formel wurde in einem großen Patientenkollektiv entwickelt und schätzt die GFR auch im Bereich um >60 ml/min 1,73 m$^2$ relativ gut ein.

## Kreatininbestimmung und Interpretation

Die renale Kreatininausscheidung beträgt ca. 1 g/Tag (Frauen 0,8–1,5 g/24 h; Männer 1,2–1,5 g/24 h). Eine erhöhte Kreatininmenge fällt z. B. bei Bodybildern oder Menschen mit hohem Fleischverzehr an. Hingegen produzierten Menschen mit atrophierter Muskulatur oder sehr schmächtige Menschen weniger Kreatinin.

Konkret bedeutet dies, dass ein durchtrainierter, ca. 100 kg schwerer Mann mit einem Serumkreatinin von 1,2 mg/dl eine normale Nierenfunktion mit einer GFR von 135 ml/min aufweisen kann, während eine bettlägerige 80-jährige Frau mit einem Körpergewicht von 45 kg bei gleichem Serumkreatininwert von 1,2 mg/dl eine GFR um die 30 ml/min entsprechend einer chronischen Niereninsuffizienz Stadium 3–4 aufweisen kann.

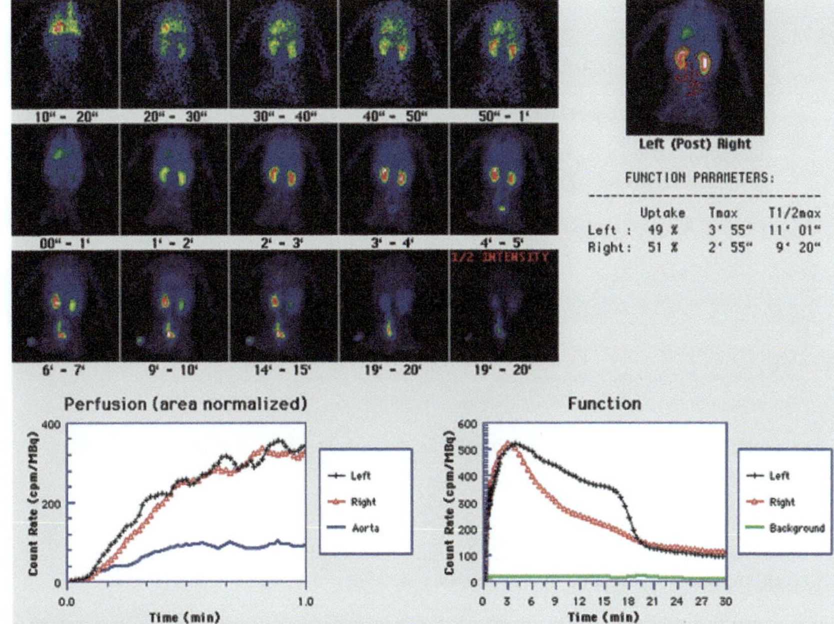


■ **Abb. 2.2** Isotopennephrographie (99mTc-MAG3-Szintigraphie). Mit der Gammakamera erfolgt in dorsaler Sicht mithilfe quantitativer Rechnerauswertung über den festgelegten „regions of interest" (ROI) die Auswertung der Perfusionsphase zur Bestimmung der Nierenfunktionsreserve, und nachfolgend die Auswertung der „Wash-out-Phase", zur Evaluation der Abflusskinetik als Funktion der Zeit. (Aus Körner, 2012)

Relevant für die Interpretation des Serumkreatinins ist auch die laborchemische Bestimmungsmethode (enzymatische Kreatininbestimmung oder die Jaffé-Reaktion). Letztere kann nicht an die Referenzmethode (flüssigkeitschromatographische Trennung eines Kreatininstandards mit anschließender Isotopen-Verdünnungs-Massensprektrometrie (IDMS) angepasst werden und ist fehleranfällig.

Wird keine Standardisierung an die IDMS (Isotope dilution mass spectrometry) durchgeführt, werden ca. 6 % höhere GFR-Werte gefunden, sodass nur noch die **enzymatische Kreatininbestimmung** verwendet werden sollte. Hier wird Kreatinin durch **vier Enzyme** (**Kreatininase, Kreatinase, Sarkosinoxidase, Peroxidase**) umgewandelt und das Endprodukt photometrisch gemessen. Bei der **Jaffé-Methode** wird Kreatinin mit Pikrinsäure zu einem rot-orangenem Farbkomplex umgesetzt und anschließend photometrisch gemessen.

Von Bedeutung für die Abschätzung der GRF ist ebenfalls die Tatsache, dass Kreatinin bei eingeschränkter Nierenfunktion tubulär sezerniert wird und in dieser Situation zu einer Überschätzung der GFR führt.

Wichtig ist weiterhin die Kenntnis des sog. Kreatinin-blinden Bereichs (■ Abb. 2.1), der sich aus der nicht linearen Beziehung zwischen Serumkreatinin und GFR ergibt. Daher ist im Bereich des „normalen" Serumkreatinins eine bereits erniedrigte GFR nicht auszuschließen.

## Seitengetrennte Nierenfunktionsdiagnostik: Tc-99 m DTPA oder 51CrEDTA-Clearance

Da z. B. bei einer Lebendnierenspende nie die besser funktionierende Niere entnommen wird, ist vorher eine seitengetrennte Nierenfunktionsdiagnostik mittels Radionukleiden durch den Nuklearmediziner notwendig.

Unter Hydratisierung mit NaCl 0,9 % wird **Tc-99 m DTPA (diethylen-triamin-pentaacetat)** intravenös appliziert. An- und Abflutung des Nuklids werden mit der Gammakamera erfasst und parallel die Aktivität im Plasma ermittelt. Durch mehrere Bestimmungen kann eine Nephrogrammkurve (■ Abb. 2.2)

**Tab. 2.2** Visuelle Harnbeurteilung

| | |
|---|---|
| Hellgelb bis farblos | Verdünnter Urin durch Polyurie |
| Trübung | V. a. erhöhte Zellzahl bei Harnwegsinfektion |
| Roter Urin | Blutbeimengung (Makrohämaturie, CAVE: die Mikrohämaturie ist nur mikroskopisch zu diagnostizieren), nach Konsum von roter Beete, Rifampicintherapie (rot-orange) |
| Strenger Geruch | Hinweis auf Harnwegsinfektion |

**Tab. 2.3** Bewertung der Parameter des Urinstreifentest

| | |
|---|---|
| Urin-pH | Mögliche Aussage über eine Azidose, Alkalose anhand der Azidität des Urins:<br>Sauer: fleischreiche Kost, Azidose<br>Alkalisch: vegetarische Kost, HWI mit ammoniakbildenden Bakterien (z.Bsp. Proteus) |
| Erythrozyten | Hinweise auf eine Mikro- oder Makrohämaturie im Rahmen von Entzündungen, Infektionen und maligner Prozesse |
| Leukozyten | Harnwegsinfektion |
| Nitrit | Nitritnachweis als Hinweis auf eine Harnwegsinfektion mit nitritbildenden Bakterien (z. B. E. coli, Klebsiellen, Proteus mirabilis, Acinetobacter etc. ) |
| Urobilinogen | Lebererkrankung, Darmerkrankung, hämolytische Anämie, Stauungsleber bei Herzinsuffizienz |
| Protein | Proteinurie (Leichtketten bei monoklonaler Gammopathie werden nicht erfasst!) |
| Glucose | Diabetes mellitus |
| Ketone | Ketoazidose bei entgleistem Diabetes mellitus bzw. längere Nahrungskarenz |

erstellt werden, die die seitengetrennte Nierenfunktion darstellt. Für die urodynamische Beurteilung des Harntraktes ist die Tc-99m-MAG3- Szintigraphie besser geeignet.

## 2.3 Urindiagnostik

An erster Stelle steht die visuelle Beurteilung des Urins (Tab. 2.2). Weiterhin wird Urin mittels Streifentest, mikroskopische Zählung sowie mikroskopischer Beurteilung des Harnsediment untersucht.

**Mittelstrahlurin-Gewinnung**

Der 2. Morgenurin wird benutzt. Nach Reinigung der Genitalregion mit Wasser wird ein Teil der Urinportion in die Toilette abgelassen, danach wird die mittlere Urinportion zur Diagnostik verwendet. Durch die erste verworfene Portion wird die Harnröhre gespült und gereinigt. Der Endstrahl wird wieder verworfen.

### 2.3.1 Visuelle Beurteilung des Urins (Tab. 2.2)

### 2.3.2 Urinstreifentest

Der Streifentest liefert eine semiquantitative Bestimmung von Erythrozyten, Leukozyten, Eiweiß, Glucose, Ketonkörpern und Nitrit im Urin. Außerdem ergeben sich aus dem Streifentest Informationen über das spezifische Gewicht, Urin-pH, Urobilinogen und Bilirubin (Tab. 2.3).

Klinisch relevant ist, dass der Teststreifen lediglich Hämoglobin bzw. Myoglobin nachweist und damit nur indirekt eine Aussage über eine Erythrozyturie macht. Die Erythrozytenmorphologie kann nicht erfasst werden. Ebenfalls können mit dem Stix keine freie Leichtketten, also keine Bence-Jones-Proteinurie, nachgewiesen werden.

### 2.3.3 Urinmikroskopie

Die Urinmikroskopie ermöglicht die Auszählung der Zellen pro Gesichtsfeld. Hier wird eine Probe von gut durchmischtem Mittelstrahlurin in einer Zählkammer ausgezählt. Zur Quantifizierung sollten mindestens 5 große Quadranten der Fuchs-Rosenthal-Zählkammer (=1 µl) ausgezählt werden. Hierbei sollte die **Phasenkontrastmikroskopie** (◘ Abb. 2.3) eingesetzt werden, da vor allem Erythrozyten besser beurteilt werden können.

> **Relevant sind folgende physiologischen Grenzwerte für die Zellzahl im Kammerurin:**
> - **< 3 Erythrozyten/µl**
> - **< 5 Leukozyten/µl**

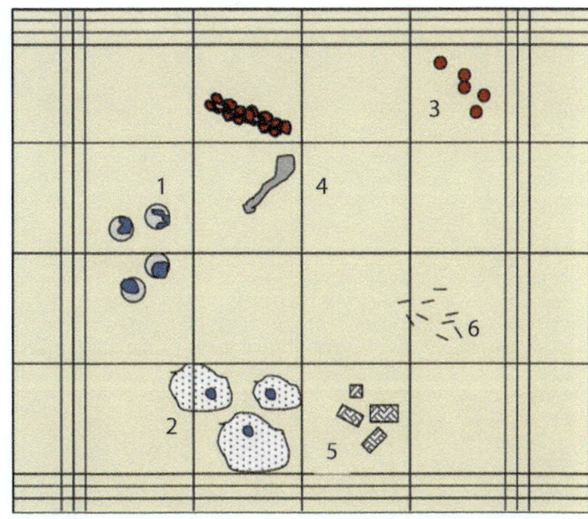


◘ **Abb. 2.3** Phasenkontrastmikroskopische Aufnahme von Urin in der Fuchs-Rosenthal-Kammer (3,2 µl) (schematisch, nicht maßstabsgetreu), *1* Leukozyten, *2* Epithelzellen, *3* Erythrozyten, *4* Zylinder, *5* Kristalle, *6* Bakterien

### 2.3.4 Harnsediment

Das Harnsediment wird aus ca. 10 ml frischem Mittelstrahlurin gewonnen, der bei 1500 Umdrehungen 5 min zentrifugiert wird. Der Überstand von 9,5 ml wird verworfen, der Rest auf dem Schüttler kurz gerührt und mit einer Pipette auf einen Objektträger aufgebracht. Die mikroskopische Beurteilung erfolgt im Phasenkonstrastmikroskop bei 400facher Vergrößerung. So lassen sich Erythozyten, Leukozyten sowie Plattenepithelien, Übergangsepithelien, Nierenepithelien, Tubuluszellen und vereinzelt Podozyten beobachten. Weiterhin enthält das Sediment Tubulusausgüsse, sog. Zylinder, Blasen und Urothelzellen. Ebenfalls können Kristalle sowie verschiedene Erreger (Bakterien, Trichomonaden, Pilze, ect.), Spermien, Schleimfäden und Fetttropfen vorkommen.

Neben einer quantitativen Beurteilung erfolgt eine qualitative Beurteilung:

#### Erythrozyten

> - **Quantität: Normalbefund bis 5/µl**
> - **Qualität: Hier wird eine Dysmorphie beurteilt.**

Erythrozyten, die den glomerulären Filter passiert haben, sind zumeist deformiert und durch Ausziehungen verändert (**Akantozyten**, ◘ Abb. 2.4). Hinweis auf eine glomeruläre Erythrozyturie sind ≥ 75–80 % dysmorphe Erythrozyten. Wenn mindestens 5 % der Gesamtzahl der Erythrozyten als Akantozyten vorliegen, ist dies für eine glomeruläre Erythrozyturie charakteristisch.

Abzugrenzen sind „nicht glomerulär" dysmorphe Erythrozyten. Hier erfolgt eine Verformung der Erythrozyten durch osmotische Einflüsse (z. B. Stechapfelform in hypoosmolarem Harn, hämolysierte Erythrozyten, sog. „Blutschatten" in hyperosmolarem Harn).

#### Leukozyten

**Quantität**: Normalbefund bis 5/µl

**Qualität**: Es handelt sich fast immer um neutrophile Granulozyten, aber auch Lymphozyten, Eosinophile und Monozyten können vorkommen. Eine Leukozyturie (◘ Abb. 2.5) findet sich bei entzündlichen Erkrankungen der ableitenden Harnwege wie Harnwegsinfektion, interstitieller Nephritis oder Analgetika-Nephropathie.

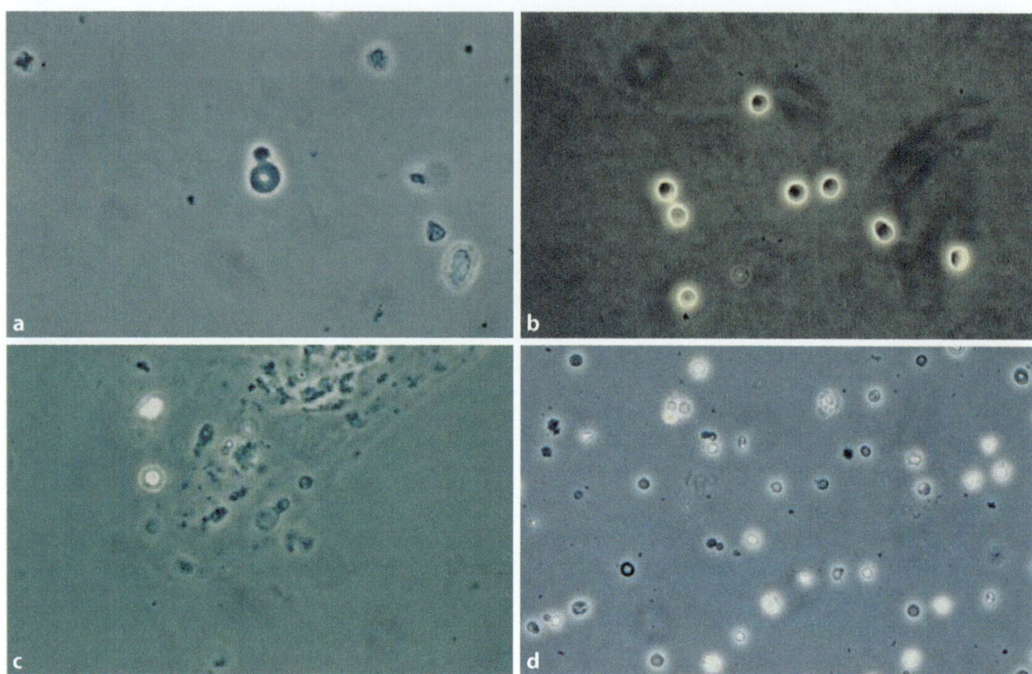


Abb. 2.4a–d Akantozyt (Erythrozyten mit blasenförmigen Ausstülpungen); Phasenkontrastmikroskop (Vergr. 400 : 1)

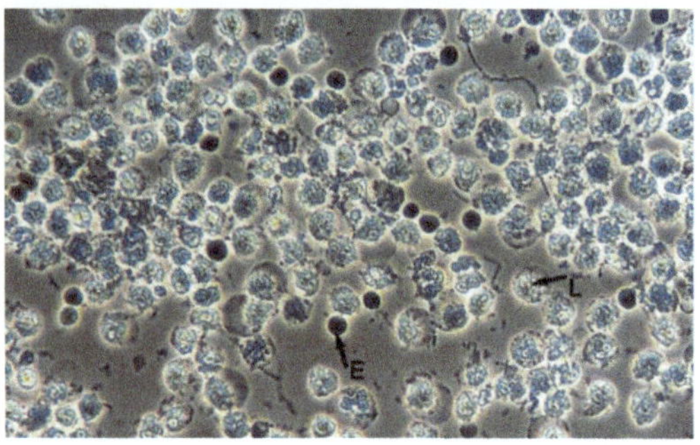


Abb. 2.5 Urinsediment: Akute Pyelonephritis. *L* Leukozyten, *B* Bakterien (*E. Coli.*) (Phasenkontrastmikroskop 400 : 1)

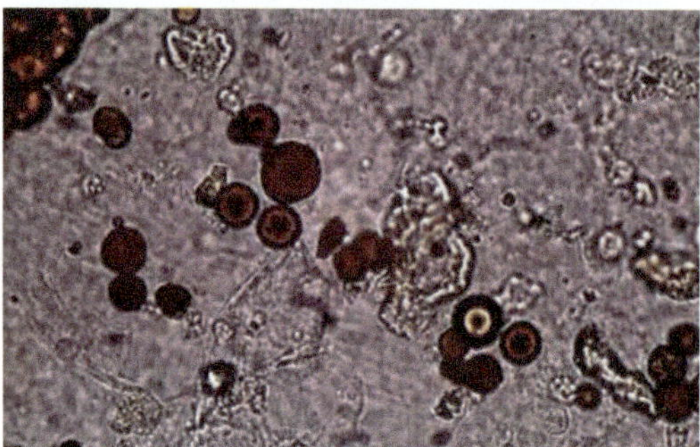

Abb. 2.6 Ammoniumuratkristalle im Urinsediment (gehören zur Gruppe der sog. „Infektsteine", Vorkommen im Rahmen von Harnwegsinfektionen)

### 2.3.5 Kristalle

Kristalle entstehen durch ausgefallene Substanzen bei einem bestimmten pH-Wert im Urin und kommen in vielfältigen Formen vor (Rhomben, Briefkuvertkristall, Sargdeckelkristall, Nadeln, Körnchen …). Harnsäure und Phosphate können auch als ungeformte, feine, zusammengelagerte Körnchen vorkommen.

Uratkristalle (Abb. 2.6) finden sich typischerweise bei Gicht. Eine größere Menge von Uraten führt zu einem rötlich braunen Niederschlag, dem sog. „Ziegelmehl".

### 2.3.6 Zylinder

Zylinder sind Ausgüsse der Nierentubuli. Das Tamm-Horsefall-Protein, welches im frühen distalen Tubulus sezerniert wird, bildet hier eine Matrix, in der unterschiedliche Zellen oder Partikel eingeschlossen werden.

**Zylinder stammen aufgrund dieses Entstehungsmechanismus immer aus der Niere!**

**Tab. 2.4** Zylinderätiologien

| | |
|---|---|
| Hyaline Zylinder | Farblos, bestehen aus Tamm-Horsefall-Protein, Vorkommen bei Nierenkranken und Gesunden (Fieber, körperliche Anstrengung, Exsikkose) |
| Granulierte Zylinder | Enthalten Auflagerungen aus Zelldetritus, Fett oder aggregierten Serumproteinen. Hinweis auf starke Proteinurie, Vorkommen auch beim Gesunden bei intensiver körperlicher Aktivität |
| Wachszylinder | Hinweis auf ANV oder CNI |
| Fettzylinder | Bestehen aus Fetttröpfchen, Vorkommen bei ausgeprägter Proteinurie |
| Erythrozytenzylinder | Bestehen aus dicht zusammengelagerten Erythrozyten, Vorkommen bei renaler Hämaturie, z. B. akute oder chronische Glomerulonephritis, systemischer Lupus erythematodes |
| Leukozytenzylinder | Bestehen aus Leukozyten, Vorkommen bei akuter interstitieller Nephritis und akuter Pyelonephritis |

Beim Gesunden finden sich hyaline oder granulierte Zylinder nach starker körperlicher Belastung, ansonsten deuten Zylinder fast stets auf eine Nierenerkrankung hin. Es wird eine Vielzahl von Zylindern unterschieden (Tab. 2.4).

- **Einige Beispiele**

### 2.3.7 Proteinurie

#### Beurteilung einer Proteinurie

Physiologischerweise passieren nur Proteine mit einem Molekulargewicht von <20 kDa den glomerulären Filter. Diese filtrierten kleinen Proteine können unter normalen Bedingungen im proximalen Tubulus zum größten Teil rückresorbiert werden. Proteine, wie z. B. Albumin (65 kDa), können hingegen den glomerulären Filter physiologischerweise nicht passieren. Erst bei pathologischen Veränderungen der glomerulären Filtrationsschranke lassen sich auch Albumin und andere große Proteine wie Immunglobuline im Urin nachweisen.

Eine Proteinurie ist definiert als Ausscheidung von >300 mg Protein/Tag. Eine Proteinurie kann vorübergehend auftreten und ist hier nicht weiter gravierend. Andererseits ist eine persistierende Proteinurie zumeist Ausdruck einer renalen Schädigung. Das Proteinuriemuster (tubulärer und selektiv/unselektiv glomerulär) kann Hinweise auf die renale Erkrankung geben.

**Ursachen von vorübergehender Proteinurie**

- Harnwegsinfekt
- Dehydratation
- Fieber
- Verbrennungen
- Schwangerschaft
- Intensive körperliche Aktivität
- Orthostatische Proteinurie (nach langer aufrechter Haltung, findet sich nicht im Morgenurin, typischerweise bei <30 Jährigen)
- Stress
- Entzündliche Prozesse
- Ausgeprägte Herzinsuffizienz

**Die Differenzierung einer Proteinurie erfolgt durch sog. Markerproteine (Tab. 2.5).**

#### α1-Mikroglobulin

α1-Mikroglobulin ist das klassische tubuläre Markerprotein. Es wird frei filtriert und physiologischerweise größtenteils im proximalen Tubulus rückresorbiert. Sein Vorkommen im Urin ist bei tubulärer Schädigung (toxisch, ischämisch, entzündlich) erhöht (**tubuläre Proteinurie**). Außerdem tritt es vermehrt auf, wenn kompetitive Proteine im Filtrat vorkommen, sodass der tubuläre Apparat zur Proteinrückresorption überlastet ist. Kompetitive Proteine sind z. B. Leichtketten beim Multiplen Myelom oder Myoglobin und Hämoglobin. (**Überlaufproteinurie**).

2

Tab. 2.5 Übersicht Proteinuriemuster

| | |
|---|---|
| Tubuläre Proteinurie | Markerprotein ist α1-Mikroglobulin |
| Glomeruläre Proteinurie | Markerproteine sind Albumin (selektiv glomerulär) und IgG (unselektiv glomerulär) |
| Postrenale Proteinurie | Markerprotein α2-Mikroglobulin |

## Albumin

Albumin kann aufgrund seiner Größe den glomerulären Filter regulär nicht passieren. Wird die physiologische minimale Albuminurie von < 0,2 g Albumin/g Kreatinin im Urin überschritten, spricht man von einer **glomerulären Proteinurie**. Die glomeruläre Proteinurie ist Hinweis auf eine Schädigung des glomerulären Filters. Findet sich nur Albumin als höhermolekulares Protein und keine noch wesentlich größeren Proteine spricht von einer **selektiv glomerulären Proteinurie**. Hier unterscheidet man **Mikroalbuminurie** (30–300 mg Albuminurie/Tag) und **Makroalbuminurie** (> 300 mg Albuminurie/Tag). Das Vorliegen einer persistierenden Mikroalbuminurie in 2 aufeinanderfolgenden Urinproben zeigt allgemein eine erhöhte kardiovaskuläre Mortalität an. Beim Diabetiker definiert die persistierende Mikroalbuminurie den Beginn der diabetischen Nephropathie.

## IgG

Erscheinen zusätzlich zu Albumin auch andere höhermolekulare Eiweiße (Markerprotein IgG) im Harn, spricht man von einer **unselektiven glomerulären Proteinurie**. Eine unselektive glomeruläre Proteinurie spricht für eine schwere Schädigung der glomerulären Basalmembran.

## α2-Mikroglobulin

α2-Mikroglobulin ist ein Protein mit einem sehr hohen Molekulargewicht (720 kDa) und Marker einer postrenalen Proteinurie, welche bei Infektionen und Blutungen infolge von Tumoren der ableitenden Harnwege oder bei Nierensteinen vorkommt. α2-Mikroglobulin kann nur sehr selten bei schwersten glomerulären Schäden (nekrotisierende Glomerulonephritis mit Halbmondbildung) den glomerulären Filter passieren.

Bereits die Menge der Gesamtproteinurie pro Tag gibt Hinweise auf das Proteinuriemuster. So liegt bei einer Proteinurie von <1 g/Tag meist eine tubuläre Schädigung vor, wohingegen eine Gesamtproteinurie von > 2 g/Tag i. d. R. bei einer glomerulären Schädigung vorkommt.

## Messung der Proteinurie

Erste Hinweise auf eine Proteinurie ergeben sich auf dem Urinteststreifen. Eine semiquantitative Erfassung der Proteinurie ist durch die Angabe von + bis +++ möglich. Bedeutend ist jedoch, dass die in der Routine eingesetzten Urinteststreifen kleine Proteine, wie z. B. Leichtketten, aufgrund ihrer Größe nicht erfassen und somit trotz Leichtketten-Proteinurie ein falsch negatives Ergebnis anzeigen. Erst Mengen ab 200–300 mg/l führen zu einer Reaktion, entsprechend kann eine Mikroalbuminurie nicht diagnostiziert werden bzw. nur durch einen speziellen Urinteststreifen. Daher erfolgt eine quantitative Messung mit Hilfe der Turbidimetrie oder Nephelometrie.

Zur Quantifizierung der Proteinurie pro Tag dient ein 24 h Sammelurin. Alternativ kann der Quotient aus Proteinmenge in g/g Kreatinin angegeben werden. Hierzu ist lediglich eine Probe Spontanurin notwendig.

Hintergrund der Angabe dieses Quotienten ist, dass der Mensch ca. 1 g Kreatinin pro Tag ausscheidet und somit die Proteinurie pro Tag abgeschätzt wird. Physiologische Abweichungen sind wie beschrieben möglich (athletischer Körperbau, Alter etc.). Der Prot/Krea-Quotient eignet sich trotzdem, da er individuell reproduzierbar ist, gut zur Verlaufskontrolle einer Proteinurie unter Therapie.

Wird eine Proteinurie diagnostiziert, sollte immer auch eine Untersuchung des Urinsediments erfolgen, um dysmorphe Erythrozyten oder Erythrozytenzylinder zu erfassen und Hinweise auf eine glomeruläre Nierenerkrankung zu erhalten.

■ **Tab. 2.6** Physiologische Befunde bei der Nierensonographie

| | |
|---|---|
| Nierenlänge | 9–12 cm |
| Differenz der Nierenlänge (re/li) | < 1–1,5 mm |
| Nierenparenchymbreite | 1–2,5 cm |
| Nierenrinde | Etwas echoärmer als das gesunde Leberparenchym |
| Nierenmark | Normalerweise echoarme Abgrenzung der Markpyramiden |
| Nierenbecken (Sinus renalis) | Zentraler echoreicher Bereich |

## 2.4 Nierensonographie

**Sonographie der Niere**

Für die Nierensonographie erfolgt die Lagerung des Patienten in Rückenlage, die Arme liegen über dem Kopf. Es wird initial mit einem Sektorschallkopf 2–5 MHz im B-Bild untersucht. Hilfreich ist die Anwendung des *tissue harmonic imaging*. Anschließend können die Nieren weiter mit Power-Doppler, farbkodierter Duplex Sonographie (FKDS) sowie bei speziellen Fragestellungen als Kontrastmittelsonographie untersucht werden.

Zunächst erfolgt die Bestimmung der Nierenlänge im Längsdurchmesser. Folgend werden Längsachse und Querachse durch Parallelverschiebung des Schallkopfes systematisch durchuntersucht. Hier werden Raumforderungen, Echogenität des Parenchyms und Veränderungen des Nierenbeckens (Sinus renalis) beachtet.

Mithilfe der Nierensonographie (■ Abb. 2.7) lässt sich die Nierenanatomie gut darstellen. Die Nierenrinde mit ihren Parenchymzapfen (Bertinisäulen) lässt sich von den echoarmen Markpyramiden ebenso abgrenzen, wie das Nierenbecken (echoreicher Bereich). Typischerweise sind die Nieren von einer echoarmen Fettkapsel umgeben. Beide Nieren sind 3–5 cm atemverschieblich.

### 2.4.1 Sonographische Normalbefunde der Nieren (■ Tab. 2.6)

**Fettleber zeigt erhöhte Echogenität, Vergleich hier nicht möglich!**

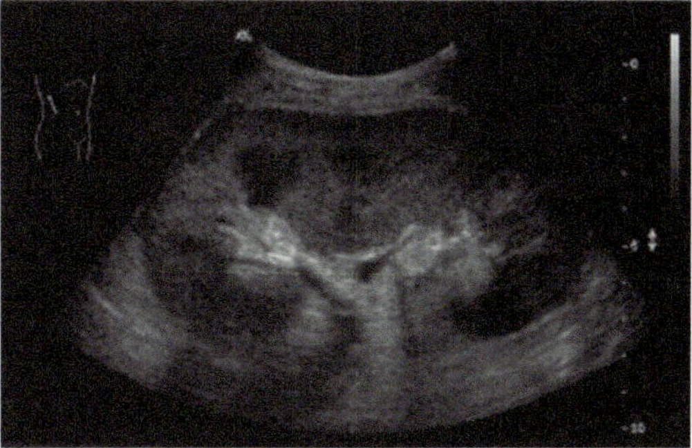

■ **Abb. 2.7** Sonographischer Normalbefund einer Niere im Längsschnitt. (Aus Rademacher 2003)

## 2.5 Spezielle Labordiagnostik

Je nach Klinik wird eine erweiterte spezielle Labordiagnostik (■ Tab. 2.7) durchgeführt. Hier sind daher kurz häufig bestimmte Parameter erklärt.

## 2.6 Nierenbiopsie

Die Biopsie von einer Eigenniere oder Transplantatniere ist ein wichtiges diagnostisches Verfahren der Nephrologie. Häufig ist erst hierdurch eine Diagnose zu stellen. Auch eine Verlaufsbeobachtung der Krankheitsaktivität kann gelegentlich nur über eine Nierenbiopsie erfolgen.

### 2.6.1 Indikationen zur Nierenbiopsie bei der Eigenniere

- Nephrotisches Syndrom
- Akutes Nierenversagen nach Ausschluss einer postrenalen- und prärenalen Ursache

Tab. 2.7 Erweiterte Labordiagnostik

| | |
|---|---|
| Albumin im Serum | Erniedrigt bei nephrotischem Syndrom |
| Lipide im Serum | Erhöht bei nephrotischem Syndrom |
| C3, C4 Komplementfaktoren | Erniedrigt bei Glomerulonephritis nach Infektionen (Streptokokken), systemischem Lupus erythematodes sowie membrano-proliferativer Glomerulonephritis |
| Anti-Streptolysin-O-Titer (ASL) | Erhöht in ca. 50 % bei Post-Streptokokken-Glomerulonephritis |
| Proteinelektrophorese im Serum und Urin | Peak bei monoklonaler Gammopathie |
| Cystatin C | Frei glomeruläre Filtration, nicht sezerniert und nicht rückresorbiert. Im sog. Kreatinin-blinden Bereich ist ein Cystatin C-Anstieg sensitiver und spezifischer als Kreatinin. |
| Haptoglobin | Erniedrigt bei Hämolyse |
| Parathormon | Erhöhte Werte bei primärem und sekundärem Hyperparathyreoidismus |
| Anti-nukleäre Antikörper (ANA) | Spektrum verschiedener Autoantikörper gegen Kernbestandteile. Vorkommen bei entzündlichen rheumatischen Erkrankungen, insbesondere Kollagenosen sowie bei Tumoren oder Virusinfektionen. In niedriger Konzentration (Titer < 1 : 200) auch bei Gesunden |
| Anti-neutrophile zytoplasmatische Antikörper (ANCA) | Autoantikörper, überwiegend IgG-1 und IgG-4-Subklassen, gerichtet gegen Enzyme der Granula von neutrophilen Granulozyten. Vorkommen bei Vaskulitiden, auch bei Immunkomplex-Glomerulonephritiden oder anti-GBM-Nephritis |
| c-ANCA | Autoantikörper, hauptsächlich gegen Proteinase 3 (PR3). Vorkommen bei aktiver Granulomatose mit Polyangiitis, geeignet zur Verlaufskontrolle. Seltener Nachweis bei mikroskopischer Polyangiitis, Churg-Strauss-Syndrom, Purpura Schönlein-Henoch, Polyarteriitis nodosa |
| p-ANCA | Autoantikörper, hauptsächlich gegen Myeloperoxidase (MPO). Vorkommen bei mikroskopischer Polyangiitis, pauci-immuner nekrotisierender rapid progressiver Glomerulonephritis (RPGN), Churg-Strauss-Syndrom. Selten Vorkommen auch bei Granulomatose mit Polyangiitis, Panarteriitis nodosa, Riesenzellarteriitis |
| Anti-glomeruläre Basalmembran-Antikörper | Vorkommen bei Patienten mit Goodpasture-Syndrom oder anti-GBM-Nephritis. Auch bei ca. 10 % aller ANCA-positiven Patienten. Hier geht der anti-GBM-Ak Nachweis mit einem schwereren Verlauf einher |

- Nephritisches Syndrom mit eingeschränkter Nierenfunktion
- V. a. renale Beteiligung bei Leichtkettenmyelom
- Diabetiker mit einer Proteinurie > 3,5 g/Tag

### 2.6.2 Indikationen zur Tranplantatnierenbiospie

- Akute oder chronische Funktionsverschlechterung des Nierentransplantats
- Neu aufgetretene Proteinurie nach Nierentransplantation
- Evtl. Protokollbiopsie

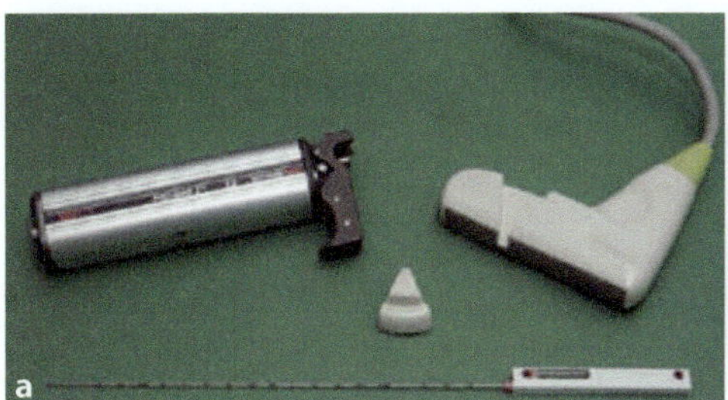
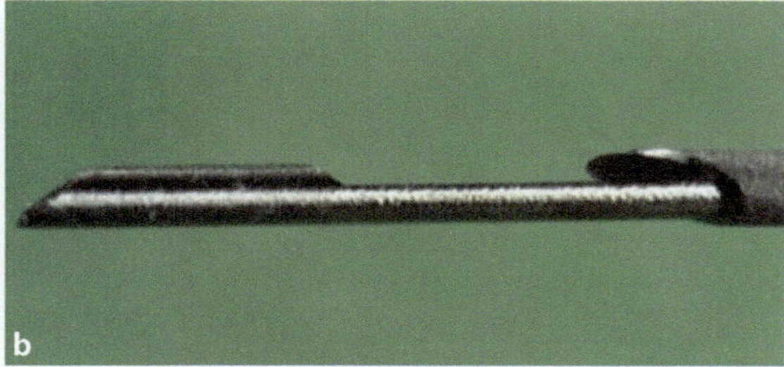

**Abb. 2.8a,b** **a** Nierenbiopsieapparat, True-Cut-Nadel und Biopsieschallkopf zur perkutanen Biopsie. **b** Die True-Cut-Nadel weist am Ende eine Aussparung auf, in der das durch den Hohlzylinder herausgestanzte Gewebe geborgen wird. (Aus Gerth 2008)

### 2.6.3 Kontraindikationen Nierenpunktion

Fehlende Einwilligung und Kooperationsfähigkeit, nicht korrigierbare Gerinnungsstörungen, Schrumpfnieren, akuter Harnwegsinfekt stellen absolute Kontraindikationen dar. Relative Kontraindikationen sind: funktionelle Einzelniere, schwer einstellbarer Hypertonie, Einnahme von Thrombozytenaggregationshemmern.

Die Nierenbiopsie wird heutzutage unter sterilen Bedingungen und unter kontinuierlicher sonographischer Kontrolle in Bauchlage durchgeführt (Abb. 2.8a,b).

Seltene Komplikationen sind u. a. Nachblutung (die Nieren werden mit 25 % des Herz-Zeit-Volumens durchblutet), Kapselhämatom, Ausbildung einer arteriovenösen Fistel, Infektion.

# Krankheitsbilder

# Epidemiologie der chronischen Niereninsuffizienz

*K. Segerer, C. Wanner*

J. Steffel, T. Lüscher (Hrsg.), *Niere und Ableitende Harnwege*, Springer-Lehrbuch,
DOI 10.1007/978-3-642-28236-2_3, © Springer-Verlag Berlin Heidelberg 2014

Das Register der *European Renal Association - European Dialysis and Transplant Association* hat eine umfassende Datenbank zur Inzidenz und Prävalenz der Nierenersatztherapie erstellt. Daten zur Prävalenz der chronischen Nierenerkrankung fehlen aber in deutschsprachigen Ländern und können derzeit nur aus Datenbanken, wie z. B. in England oder in Norwegen, übernommen werden. Auch die USA besitzt eine gute Datenlage, die in etwa mit den Datenbanken europäischer Länder übereinstimmt. Daraus kann für die deutschsprachigen Länder und ethnisch ähnlichen Bevölkerungsgruppen extrapoliert werden. Es wird angenommen, dass die Prävalenz der chronischen Nierenerkrankung/Insuffizienz in der Allgemeinbevölkerung, die glomeruläre Filtrationsrate zugrunde gelegt, ca. 10–12 % beträgt. Hingegen liegt das Ergebnis bei ca 4–6 %, wenn zusätzlich Proteinurie/Albuminurie als Marker der Nierenerkrankung herangezogen wird. Auf diese Definitionen

1. Albuminurie > 30 mg/g Kreatinin im Spontanurin,
2. glomeruläre Filtrationsrate < 60 ml/min/1,73 m$^2$

haben sich Epidemiologen und Nephrologen erst in jüngster Zeit nach Auswertung großer Datensätze international geeinigt.

**Die Veränderungen sollten für 3 Monate bestehen, bevor die Nierenerkrankung definitionsgemäß aus dem akuten in das chronische Stadium übergeht.**

Die glomeruläre Filtrationsrate wird abgeschätzt durch eine Formelgleichung, in die **4 Variablen** (**Serumkreatinin, Alter, Geschlecht, Rasse**) einfließen. Diese Formeln wurden im Kapitel 2 erklärt. Damit wird die Diagnose einfach, ist kostengünstig und gesundheitspolitisch von hohem Wert.

Da die chronische Nierenerkrankung weitgehend asymptomatisch verläuft und meistens nur durch Laborparameter (Serum und Urin) diagnostiziert werden kann, wird angenommen, dass eine beträchtliche Dunkelziffer in der Bevölkerung besteht. Die meisten Nierenschäden entstehen in westlichen Ländern in der Patientengruppe der Hypertoniker und in der wachsenden Zahl der Diabetiker. Erwiesene Interaktionen bestehen mit dem Alter und einer kardiovaskulären Erkrankung. So sind ca. 30 % aller Dialysepatienten aufgrund einer diabetischen Nephropathie terminal niereninsuffizient geworden und ca. 20 % aufgrund vaskulärer Erkrankungen. Viele Diabetiker erleben aber nicht das Stadium der Dialysepflicht, sondern sterben vorher an verschiedensten Ursachen, vor allem an kardiovaskulären Ursachen.

Im den folgenden Kapiteln wird ausgeführt, dass verschiedene Therapieansätze sehr wirkungsvoll Nierenschäden vermeiden oder das Fortschreiten abmildern können.

Es ist deshalb wichtig, Screeningprogramme aufzulegen, um Niereninsuffiziente zu erfassen und präventiv wirkende vorhandene Therapiemöglichkeiten aufzuzeigen und anzuwenden. Die Vorteile von Präventionsmaßnahmen liegen in der Reduktion von Mortalität und Morbidität kardiovaskulärer Erkrankungen, der Vermeidung des Fortschreitens von Nierenfunktionsverlust und der Erhöhung der Lebensqualität, vor allem bei Patienten mit proteinurischen Nierenerkrankungen.

Es ist die Aufgabe kommender Medizinergenerationen, sich in der Epidemiologie der chronischen Nierenerkrankungen zu engagieren, um diese Ziele zu erreichen.

# Akutes Nierenversagen (ANV)

*K. Segerer, C. Wanner*



J. Steffel, T. Lüscher (Hrsg.), *Niere und Ableitende Harnwege*, Springer-Lehrbuch,
DOI 10.1007/978-3-642-28236-2_4, © Springer-Verlag Berlin Heidelberg 2014

Das akute Nierenversagen (ANV) ist eine akute, über Stunden bis Tage einsetzende Abnahme der Nierenfunktion. Der Verlauf ist meist reversibel und zeigt unterschiedliche Schweregrade. Zur Definition und Stadieneinteilung werden die **RIFLE-Kriterien** (◻ Abb. 4.1) herangezogen. Zudem wird zwischen polyurischen, oligurischen und anurischen akuten Nierenversagen unterschieden (◻ Tab. 4.1), wobei das anurische ANV mit einer schlechteren Prognose aus älteren Beobachtungsstudien hervorgeht. Die Ursachen hierfür sind multiple. Folgende Studien zum Einsatz von Furosemid zur Aufrechterhaltung einer Diurese im anurischen Nierenversagen zeigten, dass sich die Prognose so noch verschlechterte, dass diese Praxis heute weitestgehend verlassen ist. Lediglich über 2 h wird initial häufig ein Versuch mit Furosemid hochdosiert i. v. gestartet, um zu beobachteten ob sich eine Diurese stimulieren lässt. Bei persistierender An- oder Oligurie wird dann je nach Klinik eine Akutdialyse zum Flüssigkeitsentzug durchgeführt.

**! Bei einem Kreatinin-Anstieg >0,3 mg/dl innerhalb 48 h liegt ein akutes Nierenversagen vor.**

**! Das anurische ANV ist mit einer schlechten Prognose assoziiert.**

## 4.1 Epidemiologie

Das akute Nierenversagen hat eine Häufigkeit von 1–25 % bei hospitalisierten Patienten, mit deutlich erhöhter Häufigkeit bei älteren, multimorbiden Patienten. Intensivmedizinisch betreute Patienten entwickeln in 35–40 % ein akutes Nierenversagen. Die Mortalität des akuten Nierenversagens beträgt je nach Population 28–90 %.

## 4.2 Ätiologie und Pathogenese

Prinzipiell sind drei unterschiedliche Ursachen des ANV zu unterscheiden (◻ Tab. 4.2).

**› Die akute Tubulusnekrose ist die häufigste Ursache des akuten Nierenversagens. Sie entsteht durch renale Ischämie bei prolongierten hypotonen Phasen, z. B. perioperativ bei herzchirurgischen Eingriffen oder im Rahmen einer Reanimation. Aufgrund der besonderen Gefäßanatomie der Niere werden die Nierentubuli im Nierenmark nicht mehr ausreichend mit Sauerstoff versorgt und sterben ab. I. d. R. können sie wieder regenerieren (◻ Abb. 4.2). Andererseits entsteht die ATN durch Einwirkung von Toxinen (nephrotoxische Antibiotika, Kontrastmittel, Zytostatika).**

## 4.3 Differentialdiagnostik der Nierenfunktionseinschränkung

Bedeutend bei Nierenfunktionseinschränkung ist, das akute Nierenversagen von einer vorbestehenden, evtl. auch terminalen chronischen Niereninsuffizienz abzugrenzen. Anamnese und Sonographie vereinfachen diese Abgrenzung. So zeigt die Sonographie beim akuten Nierenversagen typischerweise große bzw. vergrößerte Nieren mit verschwommener Mark-Rinden-Grenze im Gegensatz zu den Schrumpfnieren mit verkleinertem Parenchymsaum bei chronischer Niereninsuffizienz. Immer sind die Kreatinin-Werte der letzten 3 Monate (z. B. vom Hausarzt) zu erfragen. Besteht die Kreatininerhöhung bereits länger als 3 Monate, ist die Definition der chronischen Niereninsuffizienz erfüllt.

**› Bei der Abgrenzung des akuten Nierenversagens von der chronischen Niereninsuffizienz sind Vorwerte vom Hausarzt, Erfassung von relevanten Vorerkrankungen (arterielle Hypertonie oder Diabetes mellitus) und Sonographie der Nieren hilfreich.**

Bei vorbestehender chronischer Niereninsuffizienz kann beispielsweise durch Exsikkose oder einen Harnwegsinfekt ein akut auf chronisches Nierenversagen auftreten. Hier spricht man vom einem akut auf chronischen Nierenversagen.

**› Bei V. a. prärenales ANV sollten mögliche postrenale und intrarenale Störungen zumindest nichtinvasiv durch ausführliche Anamnese, klinische Untersuchung sowie mittels Ultraschall der Nieren und einer Urinanalyse ausgeschlossen werden.**

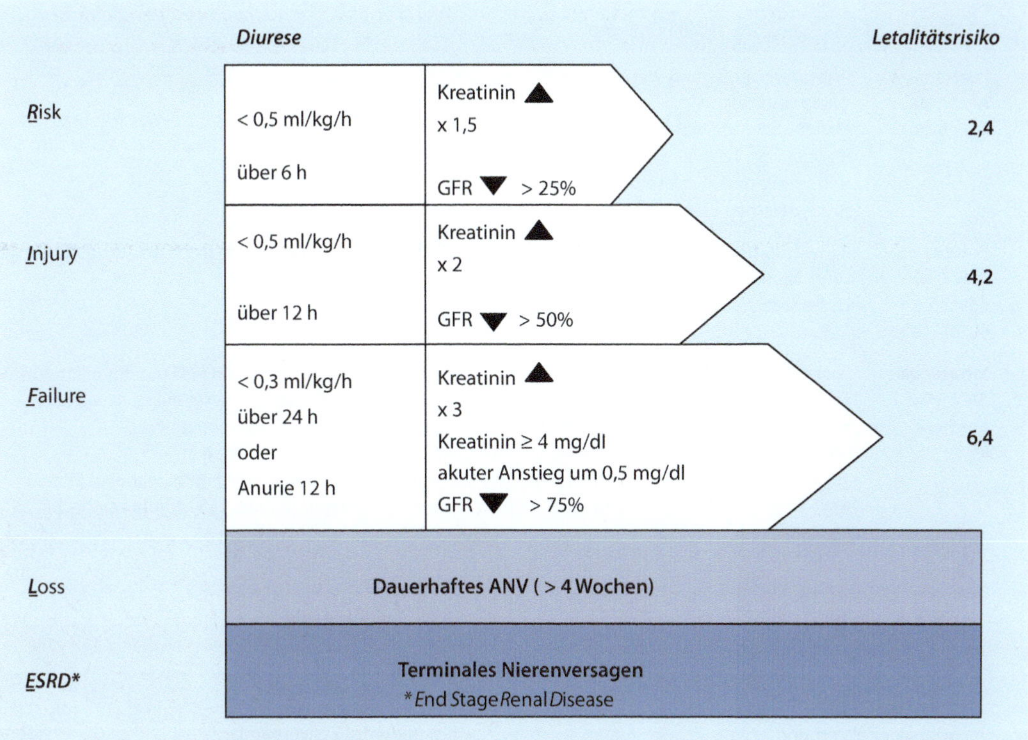


**Abb. 4.1** Einteilung anhand der RIFLE-Kriterien

**Akut auf chronisches Nierenversagen: Chronische vorbestehende Niereninsuffizienz als häufigster Risikofaktor für ein akutes Nierenversagen!**

Es wird differentialdiagnostisch einfacher beim akuten Nierenversagen zunächst nach einer postrenalen Störung sowie dem Vorliegen einer prärenalen Komponente zu suchen.

Anamnese und klinische Untersuchung sollten zudem Hinweise auf ein intrarenales akutes Nierenversagen erfassen.

## 4.4 Diagnostik

Es wird differentialdiagnostisch einfacher, beim akuten Nierenversagen zuerst mit der Sonographie zu beginnen. Hier ist eine erste Abgrenzung zur chronischen Niereninsuffizienz möglich und ein postrenales akutes Nierenversagen kann bei fehlendem Harnstau ausgeschlossen werden. Dann ist es sinnvoll nach einer prärenalen Komponente zu suchen und hierzu ggf. die fraktionierte Natriumexkretion (s. u.) zu bestimmen.

**Tab. 4.1** Urinmengen und pathologische Veränderungen (Beurteilung des Urinvolumens/Tag)

| | |
|---|---|
| Anurie | < 100 ml/Tag |
| Oligurie | < 400 ml/Tag |
| Polyurie | > 3000 ml/Tag |

### 4.4.1 Anamnese

Hierzu zählen: Kreatinin-Verlauf, Vorwerte vom Hausarzt, Familienanamnese für Nierenerkrankungen, Fehlbildungen der ableitenden Harnwege mit häufigen Infektionen schon im Kindesalter, Hinweise auf rheumatologisches Erkrankungsbild mit Gelenkschwellungen oder Gelenkschmerzen, B-Symptomatik, Hautveränderungen, Augenverände-

**Tab. 4.2** Ätiologie des akuten Nierenversagens

| | |
|---|---|
| **Postrenales ANV** (Haäufigkeit ca. 5 %) | Prostatavergrößerung (benigne Prostatahypertrophie, Prostatakarzinom)<br>Urolithiasis bds<br>Malignom im kleinen Becken<br>Blasenatonie bei neurogener Blase<br>Retroperitoneale Fibrose bei M. Ormond<br>Andere Harnabflussstörungen, z. b. durch Narben post-OP |
| **Prärenales ANV** (Häufigkeit ca. 60 %) | Renale Minderperfusion bei akuter Kreislaufinsuffizienz, z. B. im Rahmen von Exsikkose, akuter Blutung, akuter Herzinsuffizienz, Lungenembolie, Sepsis, Schock<br>Hyperkalziämie-induzierte Polyurie |
| **Intrarenales ANV** (Häufigkeit ca. 35 %) | Vaskuläre Erkrankungen: Vaskulitiden der kleinen Gefäße (Granulomatose mit Polyangiitis, mikroskopische Polyangiitis, Cholesterinembolien, hämolytisch-urämisches Syndrom, Nierenarterienstenose), Kollagenose (Systemischer Lupus erythematodes), thrombotische Mikroangiopathien<br>Glomeruläre Erkrankungen: verschiedenste Formen der Glomerulonephritiden etc.<br>Tubulointerstitielle Erkrankungen: akute Tubulusnekrose (ATN) bedingt durch Ischämie, akut interstitielle Nephritis, Uratnephropathie, Rhabdomyolyse, Amyloidnephropathie, CAST-Nephropathie bei Myelom |

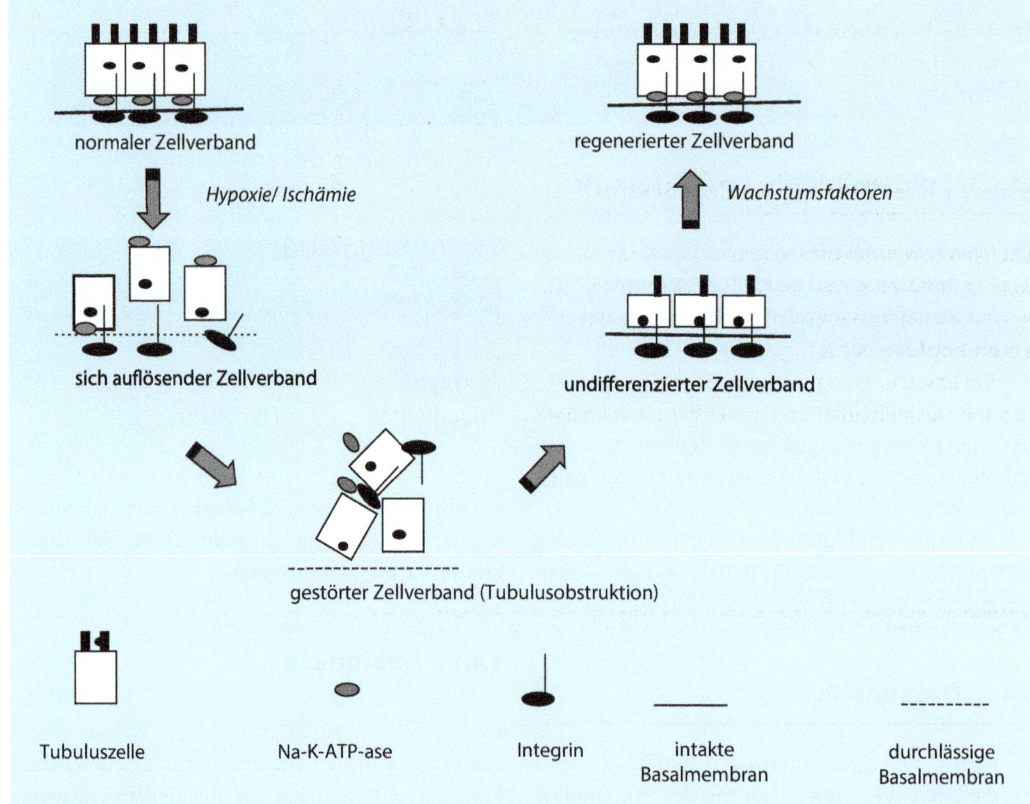


**Abb. 4.2** Gestörte Struktur des Tubulusepithels bei der akuten Tubulusnekrose nach Ischämie bzw. Hypoxie. Der ungeordnete Zellverband führt zur Obstruktion und zu Lücken im Tubulussystem, sodass an diesen Stellen Resorptions- bzw. Sekretionsprozesse gestört sind, und zusätzlich Ultrafiltrat in das Niereninterstitium strömt. Im Verlauf kann sich unter dem Einfluss von Wachstumsfaktoren eine Regeneration der Strukturen einstellen

**Tab. 4.3** Differentialdiagnostik ANV anhand Natrium und Osmolalität in Urin und Serum

| ANV | Urin-$Na^+$ | Urin-/Plasmaosmolalität | Urin-/Plasmakreatinin | Fraktionelle Natrium-Exkretion | Fraktionelle Harnstoffexkretion | Fraktionelle Harnsäureexkretion |
|---|---|---|---|---|---|---|
| **Prärenales** | < 10 mmol/L (konzentrierter $Na^+$-armer Urin!) | > 1,1 | > 15 | < 1 | FEUrea < 35 % (Retention von Natrium und somit Wasser) | Fe Harnsäure < 7 |
| **Intrarenales** | 30–90 mmol/L | 0,9–1,05 | < 15 | > 1 | FEUrea > 35 % (verminderte Konzentrierungsfähigkeit der Niere) | Fe Harnsäure >15 |

rungen, Medikamentenanamnese (nephrotoxische Medikamenteneinnahme?), rascher Gewichtsverlust über Tage als Zeichen eines Flüssigkeitsverlustes bei Exsikkose.

### 4.4.2 Klinische Untersuchung

Hierbei sollten Flüssigkeitsstatus (Hautturgor, Ödeme, Anasarka, Halsvenenstauung, Aszites?), Zeichen der Urämie (Kratzspuren, kleine Hautblutungen) und Klopfschmerzhaftigkeit der Nierenlager (Stau?, Pyelonephritis?) beurteilt werden. Bei V. a. intrarenales ANV vor allem bei V. a. vaskulitische Genese sollten Augen, Haut (Exanthem, Ulcera an atypischer Lokalisation) und Gelenke (arthritische Veränderungen) inspiziert werden.

**! Bei prärenalem akuten Nierenversagen ist eine Diskrepanz zwischen peripherer Überwässerung und intravasalem Flüssigkeitsstatus zu beachten.**
**Beispiele sind Ödeme bei erniedrigtem onkotischen Druck bei Hypalbuminämie oder Ödeme bei gesteigerter kapillärer Permeabilität und Vasodilatation im Rahmen einer Sepsis. Hier ist die Messung des ZVD hilfreich (Ziel-ZVD 6–10 cm $H_2O$).**

### 4.4.3 Labor

**NGAL** (*neutrophil gelatinase-associated lipocalin*) ist ein Protein, das vor allem bei tubulärer Schädigung vermehrt exprimiert wird. Innerhalb von 24–48 h erfolgt ein rascher Anstieg von NGAL in Urin und Serum, der zeitlich vor einem Kreatininanstieg liegt.

Somit ist möglicherweise eine raschere Diagnose des akuten Nierenversagens möglich. Zudem könnte NGAL Hilfestellung geben, die Prognose eines akuten Nierenversagens besser abzuschätzen.

Erst bei wegweisender Anamnese und nach Vorliegen von Urinbefunden ist die Labordiagonstik idealweise in Rücksprache mit einem nephrologisch versierten Kollegen oder einer Kollegin um teuer Parameter ggf. zu erweitern. Hierzu gehören:

- Ggf. Virologie: Hanta-Virus-Serologie, HIV, Hepatitis B, Hepatitis C
- Ggf. immunologische Labordiagnostik bei Akantozytennachweis: ANAs, ANCAs, Anti-dsDNA,
- Anti-glomeruläre Basalmembran Antikörper, Antistreptolysin-Titer, Anti-DNase B

### 4.4.4 Urinanalyse

- Urinstatus mit visueller Analyse, Teststeifenuntersuchung und mikroskopischer Untersuchung auf Erythrozyten, Leukozyten, etc., ggf. Natrium, Harnstoff und Harnsäure im Urin und Urinosmolalität (Tab. 4.3)

- Sedimentanalyse unter dem Mikroskop (Akantozyten als Hinweis auf eine Glomerulonephritis), Proteinurie im Spontanurin ausgedrückt als Gesamteiweiß in mg/g Kreatinin bzw. Albumin in mg/g Kreatinin



### 4.4.5 Berechnung fraktionelle Natrium-Exkretion

Mit Hilfe der fraktionellen Natrium-Exkretion ist eine Unterscheidung von prärenalem und intrarenalem akuten Nierenversagen möglich. Bei Patienten, die mit Diuretika behandelt sind, ist zur Unterscheidung analog die Berechnung der fraktionierten Harnstoff oder Harnsäure-Exkretion anzuwenden.

$$\frac{\text{Urin-Na} \times \text{Serum-Kreatinin})}{(\text{Serum-Na} \times \text{Urin-Kreatinin}) \times 100}$$

### 4.4.6 Nierensonographie

Sie ermöglicht erstens die Abgrenzung zur chronischen Niereninsuffizienz (Abb. 4.3).

Bei Vorliegen eines Harnstaus kann die Diagnose eines akuten postrenalen Niernversagens gestellt werden. Bei vergrößerten Nieren mit verschwommener Mark-Rinden-Grenze, liegt die typische Sonomorphologie eines intra- oder prärenalen Nierenversagens vor.

### 4.4.7 Nierenbiospie

Bei weiterhin unklarem Nierenversagen sollte ein nephrologischer Facharzt um Rat wegen Indikation zur Nierenpunktion gebeten werden. Nierenbiospien sollten in nephrologischen Abteilungen durchgeführt werden, eine stationäre Überwachung ist wegen Blutungskomplikationen notwendig.

### 4.4.8 Therapie

Unabhängig von der Ätiologie des akuten Nierenversagens müssen **Flüssigkeitsstatus** und **Elektrolytstatus** bis zum stabilen Verlauf täglich kontrolliert werden. Störungen dieser Bereiche können den Patienten in Lebensgefahr bringen und sind auszugleichen (konservativ z. B. Substitution, oder durch Dialyse).

### 4.4.9 Flüssigkeitstatus

Neben der täglichen Flüssigkeitsbilanz sollte ggf. zusätzlich die ZDV-Messung erfolgen. Nach initialer oligurischer bzw. anurischer Phase kann plötzlich eine polyurische Phase auftreten. Daher sollten täglich eine Zielbilanz des Flüssigkeitshaushaltes ärztlich angeordnet werden und hierzu Flüssigkeitsein- und ausfuhr vom geschulten Pflegepersonal erfasst werden.

Allgemein sollte beim akuten Nierenversagen auf einen ausreichenden Volumenstatus geachtet werden. Hypovolämie führt sonst zu einer erneuten renalen Schädigung durch eine prärenale Komponente.

Bei Vorliegen einer Hypervolämie ist ggf. eine Schleifendiuretikatherapie zu beginnen, bei Anurie und Überwässerung ist eine Akutdialyse zu erwägen.

> **Die Schleifendiuretikatherapie bei ANV zur Steuerung des Flüssigkeitsstatus ist wegen der potentiellen Nephrotoxizität dieser Medikamente umstritten. Gleichzeitig ist zu bedenken, dass diese Medikamentenklasse von intratubulär wirkt, und bei reduzierter glomerulärer Filtrationsrate höhere Dosierungen verabreicht werden müssen, damit eine Wirkung erzielt werden kann. Um eine Hypervolämie im ANV zu korrigieren, werden sie jedoch häufig eingesetzt, solange sich eine Diurese stimulieren lässt. Meist wird spätestens nach 24-stündiger Gabe von Furosemid über einen Perfusor bei persistierender An- bis Oligurie die weitere Schleifendiuretikagabe beendet, und der Flüssigkeitshaushalt über eine Dialyse gesteuert.**

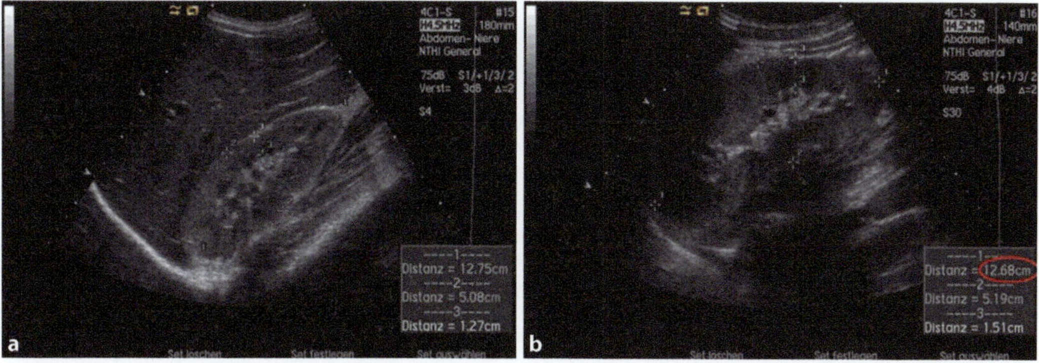


**Abb. 4.3a,b** Aufnahmesonographie eines 34-jährigen Patienten mit akutem Nierenversagen nach Drogeneinnahme und vergrößerten echoreichen Nieren. **a** Rechte, **b** linke Niere.

### 4.4.10 Elektrolyt- und Säure-Base-Status

Weiterhin sind beim ANV zunächst tägliche **Elektrolytkontrolle** sowie Kontrolle von Harnstoff und Kreatinin notwendig. Bei Elektrolytstörungen muss ggf. ein Ausgleich (Substitution) erfolgen. Diese sind besonders häufig während einer polyurischen Phase des akuten Nierenversagens.

Auch die Kontrolle des **Säure-Base-Status** ist bei ANV erforderlich (venöse Blutgasanalyse). Bei Hyperkaliämie ist zudem an eine **metabolische Azidose** zu denken, deren Korrektur das Kalium normalisieren kann.

**Lebensbedrohliche Elektroytentgleisungen**
**Hyper- und Hypokaliämie: lebensbedrohliche Herzrhythmusstörungen**
**Hyponatriämie: lebensbedrohliches Hirnödem**
**Hypernatriämie: Hyperreflexie, Lethargie, tödliche Krampfanfälle**
**Hypocalciämie: gesteigerte neurologische Erregbarkeit bis Tetanie, Verlängerung der QT-Zeit**

## 4.5 Notwendigkeit einer Dialyse bei akutem Nierenversagen

Die Notwendigkeit einer Dialyse im akuten Nierenversagen ist eine individuelle Entscheidung. Die Dialyse kann bei jeder Ätiologie des akuten Nierenversagens notwendig werden. Als allgemeingültige Indikationen gelten folgende klinische Bedingungen:

1. Hypervolämie mit pulmonaler Wassereinlagerung und Dyspnoe, meist bei länger bestehender Anurie
2. Konservativ nicht zu behebenden Elektrolytstörungen, wie Hyperkaliämie,
3. Urämie

# Chronische Niereninsuffizienz (CNI) und Begleiterkrankungen

*K. Segerer, C. Wanner*



J. Steffel, T. Lüscher (Hrsg.), *Niere und Ableitende Harnwege,* Springer-Lehrbuch,
DOI 10.1007/978-3-642-28236-2_5, © Springer-Verlag Berlin Heidelberg 2014

Die chronische Niereninsuffizienz (CNI) ist eine irreversible Funktionseinschränkung der Nieren, die mit zahlreichen, therapeutisch relevanten Begleiterkrankungen einhergeht und die Endstrecke unterschiedlichster Nierenerkrankungen/-schädigungen darstellt.

## 5.1 Definition

Die CNI ist eine irreversible, mindestens über 3 Monate bestehende Funktionseinschränkung beider Nieren. Hierbei kommt es zur Beeinträchtigung der Ausscheidung von harnpflichtigen Substanzen, wie Harnstoff, Urämietoxinen, Elektrolyten, sauren Valenzen und Wasser. Ebenso entsteht eine Beeinträchtigung der endokrinen renalen Funktion mit reduzierter Synthese von Erythropoetin und aktivem Vitamin $D_3$.

## 5.2 Einteilung

Die Stadieneinteilung der CNI (*chronic kidney disease*, CKD) erfolgt nach K/DOQI-Kriterien anhand der glomerulären Filtrationsrate (Tab. 5.1).

## 5.3 Epidemiologie

Die CNI nimmt weltweit zu. Insbesondere in Industrieländern erkranken durch Häufung von Diabetes mellitus Typ 2 und kardiovaskulären Erkrankungen zunehmend mehr Menschen. 2007 wurde eine Prävalenz der Stadien 1–4 der CNI in den USA von ca. 13 % ermittelt. In Deutschland wurden 2004 etwa 61.000 Dialysepatienten gezählt.

Ein höheres Lebensalter allein führt physiologisch zu einer Einschränkung der Nierenfunktion mit durchschnittlicher Abnahme der GRF um 1 ml/min pro Lebensjahr nach dem 50. Lebensjahr. Diese altersbedingte chronische Nierenfunktionseinschränkung ist vermutlich jedoch mit keiner erhöhten Mortalität assoziiert.

**Tab. 5.1** Stadieneinteilung chronischen Niereninsuffizienz nach den K/DOQI-Kriterien

| | |
|---|---|
| 1 | Normale GFR >90 ml/min/1,73 $m^2$, aber mit Albuminurie, Proteinurie, Hämaturie bzw. histologische Veränderungen als Nachweis einer Nierenschädigung |
| 2 | 60–89 ml GFR/min/1,73 $m^2$ |
| 3 | 30–59 ml GRF/min/1,73 $m^2$ |
| 4 | 15–29 ml GFR/min/1,73 $m^2$ |
| 5 | < 15 ml GFR/min/1,73 $m^2$ |

## 5.4 Ätiologie

Diabetische Nephropathie und hypertensive Nephropathie sind häufige Ursachen der CNI. Jedoch führen auch angeborene Nierenerkrankungen, interstitielle Nephritiden sowie Glomerulonephritiden und Systemerkrankungen mit renaler Beteiligung zur CNI bis hin zur terminalen dialysepflichtigen Niereninsuffizienz (Abb. 5.1).

Eine terminale Niereninsuffizienz entsteht meistens über einen Zeitraum von Jahren, kann sich aber z. B. bei der rapid progressiven Glomerulonephritis über wenigen Wochen entwickeln.

## 5.5 Klinik

CNI-Patienten sind subjektiv zunächst meist beschwerdefrei. Die CNI fällt häufig nur durch laborchemische Veränderungen (Kreatinin- und Harnstoffanstieg, Veränderungen des Elektrolyt- und Säure-Base-Haushalts, Anämie) auf.

Beginnend ab Stadium 4 machen sich **Müdigkeit** und **reduzierte Belastbarkeit** als Symptome der renalen Anämie bemerkbar. Charakteristisch ist ein **graues, fahles Hautkolorit**. Bei einer eGFR unter 15 ml/min/1,73 $m^2$ treten Symptome der Urämie wie **Juckreiz, Übelkeit, Erbrechen, urämische Perikarditis, urämische Gastritis, urämische Blutungsneigung** auf. Im Verlauf kann es zur **Hypervolämie** kommen. Im Extremfall kann sich eine **urämische Enzephalopathie** ausbilden, die den Patienten komatös werden lässt.

Häufiger bestehen die Beschwerden aus Symptomen der renalen Grunderkrankung, wie **Gelenk-**

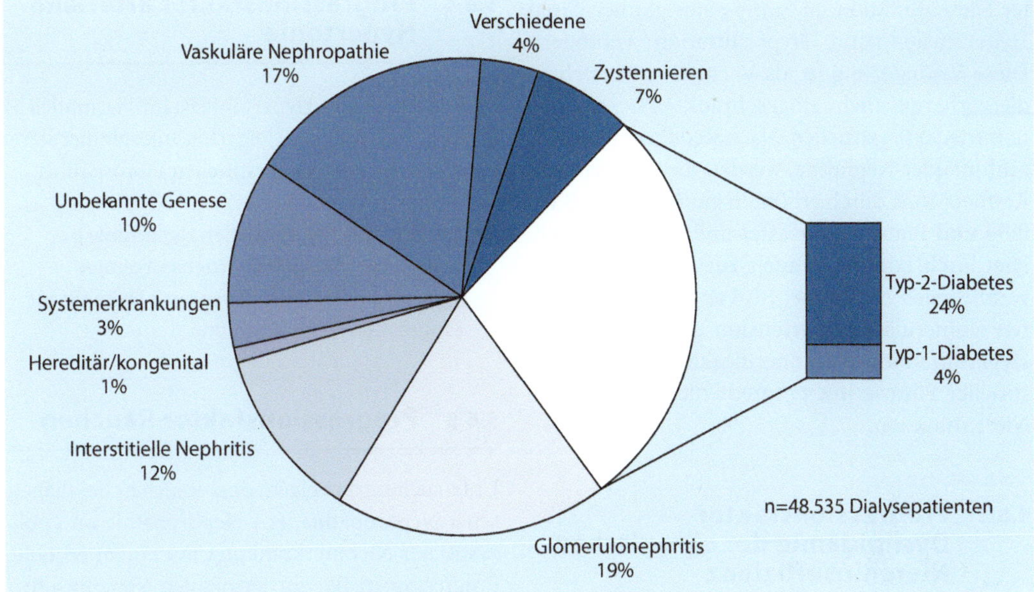


**Abb. 5.1** Diagnoseverteilung aller bei QuaSi-Niere erfassten lebenden Dialysepatienten in der Nierenersatztherapie (Prävalenz), Deutschland 2006

**schmerzen, Hautveränderungen, nephrotisches Syndrom.** Ausgeprägte Urämiesymptome können eine schnelle Dialyse notwendig machen

**DD chronische terminale Niereninsuffizienz/akutes Nierenversagen**
**Gelegentlich wird die chronische Niereninsuffizienz erst im terminalen Stadium 5 mit einer eGFR von < 15 ml/min/1,73 m² mit Urämiesymptomatik diagnostiziert und muss hier vom akuten Nierenversagen abgegrenzt werden.**

## 5.6 Pathophysiologie der Progression der chronischen Niereninsuffizienz

**Unabhängig der Ätiologie der CNI findet ab einer GFR von 20–30 ml/min eine weitere Abnahme der Nierenfunktion bei Überlastung der Restnephrone statt, auch wenn die Grunderkrankung der Niere behandelt ist (Progression der chronischen Niereninsuffizienz).**

Die Progression der CNI hat vermutlich multifaktorielle Ursachen und führt über 5–10 Jahre bis zur terminalen, dialysepflichtigen Niereninsuffizienz.

### 5.6.1 Progressionsfaktor Proteinurie

Eine anhaltende Proteinurie ist Folge der glomerulären bzw. tubulären Schädigung der Niere. Sie kann erstes Zeichen einer chronischen Nierenschädigung sein. In der Niere induziert die anhaltende Proteinurie eine **chronische Inflammation** mit nachfolgender **interstitieller Fibrose** und führt somit zur weiteren Abnahme der GFR. Gleichzeitig führt die **Reduktion der Proteinurie** zur **Progressionsverlangsamung**. Hierfür ist entscheidend, die Grenze von < 1 g Proteinurie/Tag zu unterschreiten.

### 5.6.2 Progressionsfaktoren intraglomeruläre Hypertonie und Hypertrophie

Experimentelle Modelle zeigen, dass sich die glomeruläre Hämodynamik bei chronisch reduzierter Nierenfunktion im Sinne einer glomerulären Hypertension und Hyperfiltration verändert. Diese Veränderung ist als Versuch zu verstehen, die vorherige, nicht eingeschränkte Nierenfunktion wieder herzustellen. Nach Reduktion der Anzahl intakter Nephrone, werden die verbliebenen Restnephrone durch erhöhten glomerulären Blutfluss und Blutdruck belastet und hyperfiltrieren. Hierdurch kommt es auch zur Schädigung der verbliebenen Nephrone. Im Langzeitverlauf führen glomeruläre Hypertension und glomeruläre Hyperfiltration zur Glomerulosklerose und interstitieller Fibrose mit progredientem Verlust der Nierenfunktion.



### 5.6.3 Progressionsfaktor Dyslipidämie der chronischen Niereninsuffizienz

Die Dyslipidämie ist einerseits bedingt durch ursächliche Erkrankungen der chronischen Nierenschädigung (Diabetes mellitus, nephrotisches Syndrom). Andererseits entsteht sie durch erhöhten oxidativen Stress mit vermehrter Lipidoxidation sowie Veränderungen der hepatischen Enzymaktivität und Plasmaenzymaktivität zur Regulation des Lipidstoffwechsels. Typischerweise ist die Dyslipidämie bei CNI charakterisiert durch **hohe Triglyceride, niedriges HDL-Cholesterin und ein normaler LDL-Cholesterin- und Gesamtcholesterinsiegel**.

Neben einer erhöhten kardiovaskulären Morbidität und Mortalität trägt die Dyslipidämie der chronischen Niereninsuffizienz vermutlich durch Begünstigung einer Glomerulosklerose als Äquivalent der Arteriosklerose zur Progression der CNI bei. Eine **Statintherapie** senkt in den CKD Stadien 1–4 das kardiovaskuläre Risiko, jedoch wird gleichzeitig nur eine geringe progressionsverzögernde Wirkung der Nierenerkrankung erzielt.

### 5.6.4 Progressionsfaktor arterielle Hypertonie

Auch die arterielle Hypertonie ist im Tiermodell assoziiert mit einem gesteigerten intraglomerulären Druck, welcher zur interstitiellen Fibrose führt.

**Die Therapie der arteriellen Hypertonie bei chronischer Niereninsuffizienz ist aktuell wahrscheinlich die suffizienteste Therapie zur Progressionsverlangsamung.**

### 5.6.5 Progressionsfaktor Rauchen

Untersuchungen zeigen, dass Rauchen bei diabetischer Nephropathie, IgA-Nephropathie und polyzystischer Nierenerkrankung mit einem erhöhten Progressionsrisiko zur terminalen Niereninsuffizienz assoziiert ist.

### 5.6.6 Interstitielle Fibrose und Tubulusatrophie (IFTA) als Endstation der Progression

Die renale interstitielle Fibrose stellt quasi das histologische Endstadium der meisten chronischen Nierenerkrankungen dar. Neben Vermehrung des interstitiellen Bindegewebes findet man eine Atrophie der Tubuli und renalen Kapillaren. Vermutlich korreliert der Anteil der renalen Fibrose in der Histologie direkt mit der funktionellen Abnahme der renalen GFR und ist damit von prognostischer Bedeutung (▪ Abb. 5.2).

## 5.7 Renale Begleiterkrankungen der chronischen Niereninsuffizienz

Pathophysiologische Veränderungen bei chronischer Niereninsuffizienz bedingen unterschiedliche renale Begleiterkrankungen, die zusätzlich zur Urämie behandelt werden müssen.

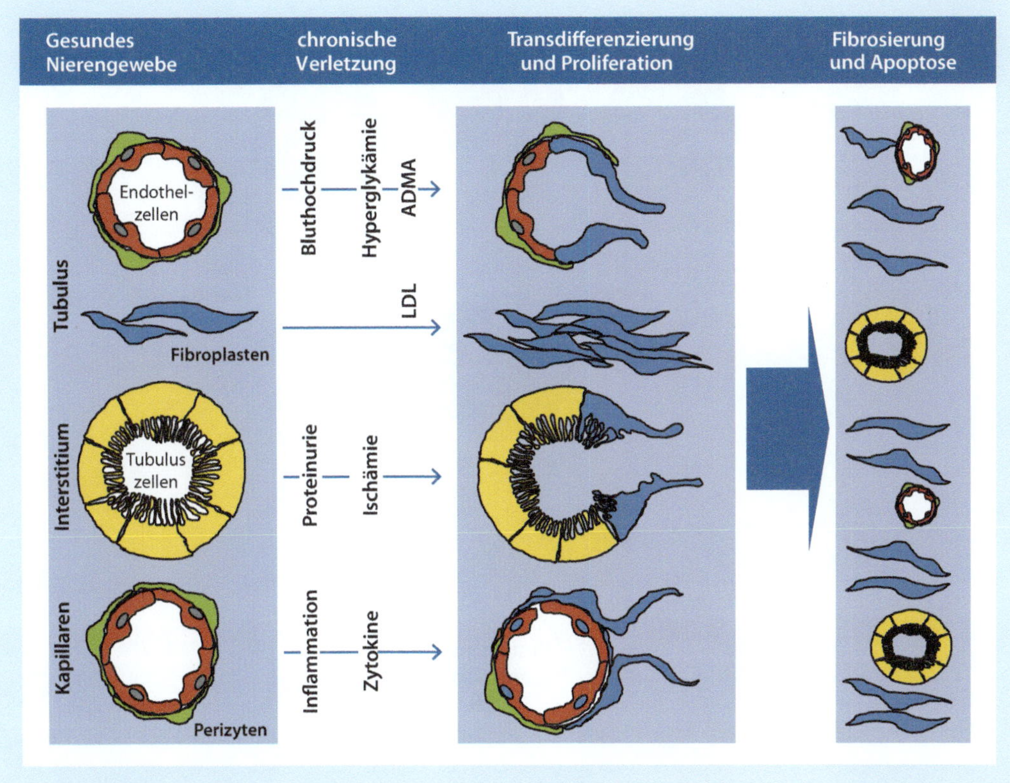


**Abb. 5.2** Hypothesen zur Pathogenese der interstitiellen Nierenfibrose

## 5.7.1 Erhöhtes kardiovaskuläres Risiko

Die CNI bedingt eine vorzeitige Arteriosklerose sowie die Entstehung einer linksventrikulären Hypertrophie (Abb. 5.3), die dazu führen, dass chronisch niereninsuffiziente Patienten ein deutlich erhöhtes kardiovaskuläres Risiko aufweisen. Patienten mit terminaler Niereninsuffizienz haben ein 10 bis 100fach erhöhtes Risiko für den Tod an KHK im Vergleich zu gleichaltrigen nierengesunden Personen. Hierbei spielen herkömmliche kardiovaskuläre Risikofaktoren eine Rolle. Aber auch weitere zusätzliche Faktoren, wie oxidativer Stress, Hyperphosphatämie (Phosphatretention bei reduzierter Nierenfunktion), Inflammation, Anämie und vaskuläre Verkalkung sowie ein erhöhtes Kalzium/Phosphat Produkt sind von Bedeutung. Diese zusätzlichen Faktoren sind bereits bei einer GFR von 30 ml/min relevant.

## 5.7.2 Renale Anämie

Die Urämie führt zu einer reduzierten Erythrozytenüberlebenszeit und Thrombozytenfunktionsstörung. Hierdurch kommt es insbesondere zu okkulten gastrointestinalen Blutverlusten. Eine chronische Inflammation, Medikamente und die Dialysebehandlung mit rezidivierendem Blutverlust sind weiterhin für die renale Anämie ursächlich. Die renale Anämie ist meist **normochrom, normozytär** und stellt eine **Ausschlussdiagnose** dar. Sie findet sich in relevantem Ausmaß ab Stadium 3 der CNI. Differentialdiagnostisch müssen immer Eisenstatus (Transferrin, Transferrinsättigung, Ferritin, Eisen) und ein Test auf okkultes Blut im Stuhl durchgeführt werden.

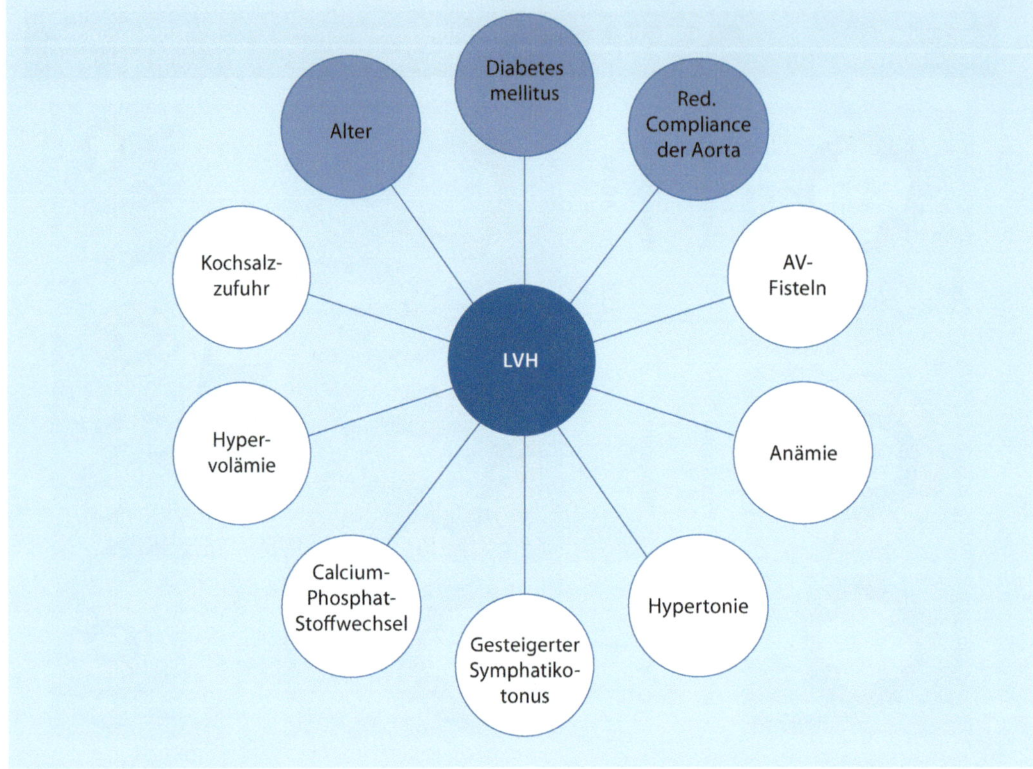


**Abb. 5.3** Pathogenese der linksventrikulären Hypertrophie bei Niereninsuffizienz (*hellgrau*: beeinflussbare, dunkelblau nichtbeeinflussbare Faktoren)

### 5.7.3 Störungen des Kalzium-Phosphat- und Vitamin-D-Stoffwechsels

Die durch CNI verursachten gravierenden Störungen treten mit Unterschreiten einer GFR von 60 ml/min auf. Die Veränderungen umfassen renale **Phosphatretention** und im Verlauf messbare **Hyperphosphatämie, Mangel an aktivem 1,25-hydroxylierten Vitamin D** durch insuffiziente renale Hydroxylierung, **Hypo- bzw. Hyperkalziämie** sowie ein **sekundärer Hyperparathyreoidismus**. Die Veränderungen bedingen eine histologisch definierte Stoffwechselerkrankung des Knochen, die **renale Osteodystrophie.** Diese Erkrankung geht mit einer erhöhten Frakturanfälligkeit einher.

Die Störungen des Kalzium-Phosphat-Stoffwechsels führen auch zu **extraossären Verkalkungen von parenchymatösen Organen und Bindegewebe.** Dies trägt vermutlich entscheidend zur akzelerierten Arteriosklerose und erhöhten kardiovaskulären Morbidität und Mortalität niereninsuffizienter Menschen bei. Die schwerste Komplikation der Störungen des Kalzium-Phosphat- und Vitamin-D-Stoffwechsels ist die Calciphylaxie (Abb. 5.4).

### 5.7.4 Polyneuropathie und Restless-Legs-Syndrom

Niereninsuffiziente Patienten sind häufig von einer pathogenetisch nur ansatzweise verstandenen Polyneuropathie, vor allem der distalen unteren Extremität betroffen. Zudem leiden v. a. terminal niereninsuffiziente Patienten an Muskelkrämpfen und Restless-Legs-Syndrom. Hierfür werden Veränderungen des zentralen Dopaminstoffwechsels diskutiert.

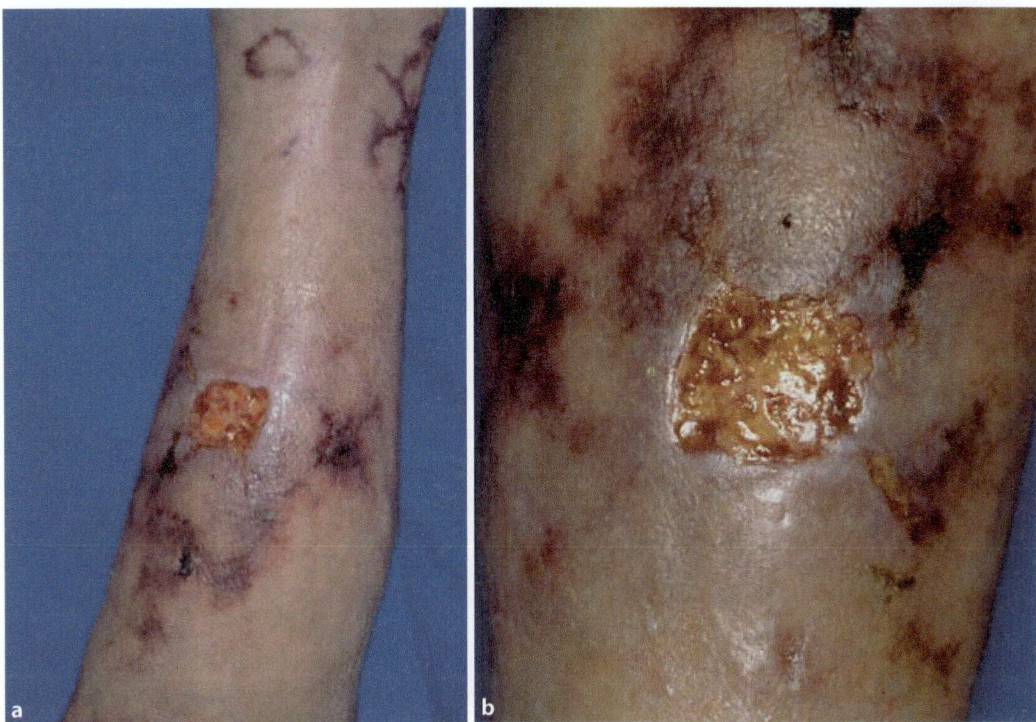


■ **Abb. 5.4** Die Calciphylaxie ist initial eine livedoartige, äußerst schmerzhafte Hautveränderung, die bis zur Ulzeration fortschreitet und wegen schlechter Heilungstendenz häufig mit einer sekundären Wundinfektion einhergeht. Die Pathogenese ist unklar, wird jedoch in engem Zusammenhang mit dem gestörten Kalzium-Phosphat-Stoffwechsel gesehen

### 5.7.5 Gestörte Immunkompetenz

Die terminale Niereninsuffzienz bedingt verschiedene Störungen der zellulären und humoralen Immunabwehr, sodass bakterielle und virale Infektionen in dieser Patientengruppe vermehrt auftreten. BBeispiele sind eine unzureichende Antikörperbildung bei Impfungen sowie eine gestörte Phagozytose.

> **Klinisch ist relevant, dass Dialysepatienten trotz schwerer Infektion nicht unbedingt Fieber entwickeln, da die Urämie vermutlich zu einer Störung der zentralen Temperaturregulation führt.**

### 5.7.6 Malnutrition, „protein energy wasting" (PEW)

Malnutrition bzw. mit neuer Begriffsdefinition „protein energy wasting (PEW)" ist gerade bei terminaler Niereninsuffizienz und Dialysepflichtigkeit klinisch auffällig. Wahrscheinlich tritt diese Veränderung nicht erst bei terminaler Niereninsuffizienz auf. Faktoren des PEW sind vielfältig. Dazu gehören chronische Inflammation, oxidativer Stress, Azidose, Appetitverlust sowie der Verlust von Nährstoffen während der Dialyse, sodass sich eine anhaltende katabole Stoffwechsellage ausbildet. Neben der klinisch auffälligen **Kachexie** ist eine **Hypalbuminämie** starker Prädiktor einer erhöhten Mortalität innerhalb der Gruppe niereninsuffizienter Menschen.

### 5.7.7 Metabolische Azidose

Eine metabolische Azidose bei chronischer Niereninsuffizienz ist bedingt durch eine reduzierte Kapazität zur Ammoniaksynthese sowie Sekretion von Protonen im Tubulussystem. Folgen der metabolischen Azidose sind Störungen des Protein- und Aminosäure-Stoffwechsels. Die metabolische Azidose stellt vermutlich einen auslösenden Faktor des PEW dar. Ein Vorteil für Patienten durch Korrektur der metabolischen Azidose (z. B. Bicarbonatgabe) ist bisher nicht sicher belegt.

### 5.7.8 Hyperkaliämie

Die fortgeschrittene Niereninsuffizienz geht mit einer **reduzierten renalen Kaliumausscheidung** einher.



## 5.8 Therapie

An erster Stelle steht die Therapie der renalen Grunderkrankung: konservativ progressionshemmend oder immunsuppressiv.

Wenn die chronische Niereninsuffizienz fortgeschritten ist, wird immer abgewägt, ob eine immunsuppressive bzw. zytotoxische Therapie Vorteile gegenüber den Risiken (Infektionen und Malignomrisiko) erbringt. Auch zunehmendes Alter mit reduzierter Immunabwehr spielt eine wichtige Rolle.

Allgemein wird ab einer GRF < 30 ml/min eine Mitbetreuung des Patienten durch einen nephrologischen Facharzt empfohlen.

### 5.8.1 Ansätze zur Progressionhemmung

- Proteinurie: Reduktion durch ACE-Hemmer bzw. eiweißarme Ernährung, Ziel < 1 g Proteinurie/Tag
- Glomeruläre Hypertension und Suppression Angiotensin II: RAAS-Blockade mittels ACE-Hemmer und Angiotensinrezeptor-1-Blocker
- Dyslipidämie: Statintherapie in Stadien 1-4
- Optimale Blutdruckeinstellung

### 5.8.2 Therapie der sekundären Begleiterkrankungen

#### Therapie der arteriellen Hypertonie

Blutdrucksenkung mit einem Zielwert von < 140/90 mmHg bzw. bei Proteinurie, diabetischer Nephropathie und Nierentransplantation systolisch < 130/80 mmHg erfolgt mit ACE-Hemmern oder AT-1 Blocker. Nahezu immer ist eine antihypertensive Kombinationstherapie notwendig.

Natriumarme Ernährung (< 6 g Kochsalz/die) senkt ebenfalls den Blutdruck. ACE-Hemmer wirken effektiver bei salzarmer Ernährung.

#### Therapie der Störungen des Lipidstoffwechsels

Eine Statintherapie reduziert das Risiko bei CNI Patienten.

#### Therapie der renalen Anämie

Die renale Anämie wird durch subkutane bzw. intravenöse Gabe von Erythropoetin behandelt. Vorher müssen um eine adäquate Wirksamkeit zu erzielen defiziente Eisenspeicher aufgefüllt werden (Ferritin > 100 ng/ml). Zielwerte sollten gemäß der Europäischen Richtlinien bei einem Ziel-Hb-Wert von > 10–12 g/dl für dialysepflichtige Patienten liegen bzw. ist für nicht dialysepflichtig chronisch Niereninsuffiziente ist ein individuelle Abwägung des Beginns der s.c. Erythropoetintherapie im Hb-Bereich 9–10 mg/dl empfohlen. Häufigste Nebenwirkung der Erythropoetintherapie ist bei ca. 25 % der Patienten eine Verschlechterung der arteriellen Hypertonie.

#### Therapie der Störungen des Kalzium-Phosphat- und Vitamin-D-Stoffwechsels

Diese Therapie ist Gebiet intensiver Forschung. Aktuelle Empfehlungen haben keinen bindenden Charakter, da insbesondere Langzeitergebnisse, die eine Reduktion der kardiovaskulären Mortalität zeigen, bis heute fehlen. Die vorliegenden Empfehlungen beschreiben vielmehr Richtwerte der iPTH-Konzentration für die jeweiligen Stadien der CNI beginnend ab Stadium 2.

Zu den Therapiemaßnahmen gehört eine phosphatarme Ernährung (< 800–1000 mg Phosphatzufuhr/Tag). Die phosphatarme Ernährung geht jedoch häufig mit einer proteinarmen Ernährung einher und muss gerade bei Dialysepatienten zur Verhinderung des PEW richtig angewendet werden. Verfügbare Phosphatbinder (Calciumcarbonat/Calciumacetat/Aluminiumhydroxid/Sevelamer/ Lanthanum-Karbonat) haben unterschiedliche Wirkprinzipien.

**Vitamin D Therapie:** Bei den meisten CNI Patienten (>90 %) ist der Serumspiegel des 25-OH-Vitamin D (Cholecalciferol) erniedrigt, vermutlich aufgrund reduzierter Aufnahme mit der Nahrung, körperlicher Inaktivität sowie renalem Verlust. Bei erniedrigtem Spiegel erfolgt eine **Substitutionstherapie mit 25-OH-Vitamin D** (z. B. 20.000 I.E. alle 2 Wochen). Bei erhöhtem iPTH-Spiegel und normwertigem 25-OH-Vitamin D sollte mit **Vitamin D Rezeptor Agonisten** behandelt werden, zu denen das physiologisch vorkommende aktive 1,25-OH Vitamin D3 (Calcitriol) und auch synthetische Vitamin-D-Analoga, wie Paricalcitol, Doxercalciferol und Alfacalcidol gehören. Bei Hyperkalziämie oder zu starker PTH-Suppression müssen Vitamin-D-Präparate pausiert werden.

### Therapie von Muskelkrämpfen und Restless-Legs-Syndrom (RLS)

Muskelkrämpfe können durch Magnesiumgabe sowie Chininsulfat gelegentlich gelindert werden. Neben Levodopa und Clonidin ist Gabapentin zur Therapie des RLS wirksam.

### Therapie der metabolischen Azidose

In Anlehnung an Daten von Dialysepatienten empfehlen Fachgesellschaften (niedriger Evidenzgrad) für nicht dialysepflichtige, niereninsuffiziente Patienten ein Zielbicarbonat von >22 mmol/L, was durch eine Therapie mit oralem Natrium-Bicarbonat erreicht werden soll. Problematisch hierbei ist die erhöhte Natriumzufuhr, die allgemein ein Durstgefühl erzeugt und das Auftreten einer Hypervolämie und arteriellen Hypertonie fördert. Diese Behandlung kann bei Auftreten einer metabolischen Azidose eingesetzt werden, sobald im Rahmen der CNI eine Hyperkaliämieneigung nicht durch Diuretika oder kaliumarme Ernährung beherscht werden kann.

### Therapie bei zunehmenden Ödemen

Flüssigkeits- und Elektrolythaushalt werden meist erst ab Stadium 4 CNI bedeutsam. Dann wird der Einsatz von **Schleifendiuretika** bzw. eine **sequentielle Tubulusblockade** (Schleifendiuretika und z. B. Thiazid) notwendig. Eine Trinkmengenrestriktion wegen reduzierter Diurese schränkt die Lebensqualität von chronisch Niereninsuffizienzen stark ein.

Hierbei ist eine hohe Dosierung nötig, da mit zunehmender Niereninsuffizienz die renale Durchblutung abnimmt. Ebenfalls gelangen Diuretika bei eingeschränkter glomerulärer Filtration nur bei hoher Dosierung in dasLumen der Nierentubuli. Therapieresistente Ödeme erfordern eine streng salzarme Kost sowie Trinkmengenrestriktion. Auch bei Hypalbumiämie und großer Proteinurie ist eine hohe Diuretikadosierung notwendig, da in diesem Zustand ein beschleunigter Abbau der Diuretika zu inaktiven Derivaten sowie die Bindung im Tubuluslumen an Albumin stattfinden.

Komplikationen der diuretischen Therapie sind Überdosierung mit gefährlichen Elektrolytstörungen (v. a. Hypokaliämie, Hyponatriämie), Harnsäureerhöhung mit akutem Gichtanfall sowie ein akutes prärenales Nierenversagen.

### Therapie der Hyperkaliämie

Die Therapie der Hyperkaliämie richtet sich nach der Höhe des Kaliumspiegels, da mit zunehmender Hyperkaliämie ein Herz-Kreislauf-Stillstand wahrscheinlicher wird. Entscheidend ist auch die zeitliche Adaptation. Eine chronische Hyperkaliämie wird eventuell besser toleriert. Bei chronischer Hyperkaliämie muss eine kaliumarme Ernährung und der Ausgleich der metabolischen Azidose erfolgen. Zusätzlich können oral Kaliumaustauscherharze verabreicht werde. Schleifendiuretika eliminieren Kalium.

Zur weiteren Therapie der Hyperkaliämie siehe ► Kap. 22.

### Therapie des „protein energy wasting (PEW)"

Durch die empfohlene diätetische Eiweißrestriktion kann eine Reduktion der Proteinurie erzielt werden. Gewichtsabnahme sollte bei schwerer CNI vermieden werden.

Hämodialyse- und Peritonealdialysepatienten wird hingegen eine höhere Eiweißzufuhr empfohlen (▣ Tab. 5.2). Es sollte nicht zum Rückgang der Muskelmasse kommen.

**Tab. 5.2** Therapie des *„protein energy wasting"*

| | |
|---|---|
| Chronische Niereninsuffizienz, nicht dialysepflichtig | Eiweißrestriktion auf 0,6–0,8 g Protein/kg Körpergewicht pro Tag |
| Hämodialysepatienten | Erhöhte Eiweißzufuhr mit 1,2 g Protein/kg Körpergewicht/Tag unter Berücksichtigung der Phosphatrestriktion (Eiweiße enthalten gleichzeitig Phosphat) |
| Peritonealdialysepatienten | Erhöhte Eiweißzufuhr mit 1,3 g Protein/kg Körpergewicht pro Tag unter Berücksichtigung der Phosphatrestriktion |



## 5.9 Prognose und Nierensatztherapie

Bei fortgeschrittener CNI ab **Stadium 4 sollte eine Patientenaufklärung über ein notwendig werdendes Nierenersatzverfahren** (▶ Kap. 6) **erfolgen.** Hierbei sollten die Prognose der chronischen Nierenerkrankung, die verschiedenen Nierenersatzverfahren inklusive präemptiver Lebendnierentransplantation besprochen werden. Insbesondere sind auch zeitliche, organisatorische Aspekte sowie sozioökonomische Faktoren bei Berufstätigkeit zu besprechen.

**Beginn der Nierenersatztherapie**

**Potentiell lebensbedrohliche Komplikationen der terminalen Niereninsuffizienz, wie urämische Enzephalopathie, Dyspnoe bei Diuretika-refraktärem Lungenödem, Hyperkaliämie, Nausea sowie urämisches Erbrechen und Perikarditis sind absolute Indikationen für den Beginn eines Nierenersatzverfahrens.**

Bis heute konnte nicht gezeigt werden, dass der Beginn der Nierenersatztherapie bei lediglich milder bis fehlender klinischer Symptomatik prognostische Vorteile hat. Allerdings führt ein kontrollierter Beginn des Ersatzverfahrens zu verbesserter Blutdruckeinstellung und weniger Malnutrition, kontrollierter Start bedeutet auch die Anlage eines temporären Dialysezugangs und eine zeitgerechte Shuntanlage.

So wird empfohlen ab einer eGRF von < 15 ml/min/1,73 m$^2$ das Nierenersatzverfahren im Einklang mit dem Patienten vorzubereiten und bei 8–10 ml/min/1,73 m$^2$ zu beginnen. Bei Typ 2 Diabetikern muss ggf. abgewichen werden. Führend zur Einschätzung sind immer der klinische Befund und nicht nur die Zahlenwerte.

## 5.10 Palliative Therapie bei terminaler chronischer Niereninsuffizienz

Als individuelle Entscheidung lehnen ältere und/oder multimorbide Patienten im Gespräch bzw. in ihrer Patientenverfügung trotz fortgeschrittener Erkrankung manchmal eine maschinelle Nierenersatztherapie ab. Hier muss eine palliative Therapie erfolgen, wozu ggf. auch eine reine Ultrafiltration mit der Dialysemaschine zur Linderung von Luftnot gehört.

# Nierenersatzverfahren

*K. Segerer, C. Wanner*



J. Steffel, T. Lüscher (Hrsg.), *Niere und Ableitende Harnwege,* Springer-Lehrbuch,
DOI 10.1007/978-3-642-28236-2_6, © Springer-Verlag Berlin Heidelberg 2014

Prinzipiell sind bei den Nierenersatzverfahren die **Hämodialyse** und die **Peritonealdialyse** zu unterscheiden.

Bei der **Hämodialyse** finden die Transportprozesse nach dem Vorbild der Niere extrakorporal in der Dialysemaschine an einer semipermeablen Membran statt. An dieser semipermeablen Membran werden das Blut des Patienten auf der einen Seite und eine Dialysierflüssigkeit auf der anderen Seite in entgegengesetzter Richtung (**Gegenstromprinzip**) vorbeigeleitet. Durch Konzentrations- und Druckgradienten werden Entgiftung sowie ein Flüssigkeitsentzug erreicht.

Das Verfahren der Hämodialyse kann einerseits für kurze Zeit, z. B. im Rahmen eines akuten Nierenversagens, als auch dauerhaft beim chronisch terminalen Nierenversagen verwendet werden.

Bei der **Peritonealdialyse** wird das Bauchfell als semipermeable Membran benutzt. Entgiftung und Flüssigkeitsentzug werden hier über eine Dialysatflüssigkeit gesteuert, die über einen dauerhaft implantierten Katheter intraabdominal eingeleitet wird.

Die Peritonealdialyse wird heute i. d. R. nur bei chronischer Niereninsuffizienz als dauerhaftes Nierenersatzverfahren angewendet.

6

## 6.1 Hämodialyse

### 6.1.1 Gefäßzugang zur Hämodialyse

Eine effektive Clearance (◻ Abb. 6.1) der harnpflichtigen Substanzen bei der chronisch intermittierenden Dialyse kann bei einem extrakorporalen Blutfluss zwischen 250–400 ml/min erreicht werden. Dieser hohe Blutfluss kann über ein natives Gefäß nicht erzielt werden, sodass hier eine arteriovenöse Fistel, ein sog. **Shunt**, angelegt wird. Ein Verfahren mit einer Behandlungszeit von 4–5 h, das dreimal wöchentlich durchgeführt wird, wird als **intermittierende Hämodialyse** bezeichnet.

Akutdialysen beim Intensivpatienten können als intermittierende Hämodialyse oder als kontinuierliches Verfahren durchgeführt werden. Letzteres kommt mit kleineren extrakorporalen Blutflüssen aus (100–150 ml/min), jedoch muss hierfür die Dauer der Behandlung auf 12 oder 24 h verlängert werden. Kontinuierliche Verfahren sind kreislaufschonender. Ihre Anwendung ist daher auch bei Intensivpatienten mit medikamentöser Kreislaufunterstützung vorzuziehen.

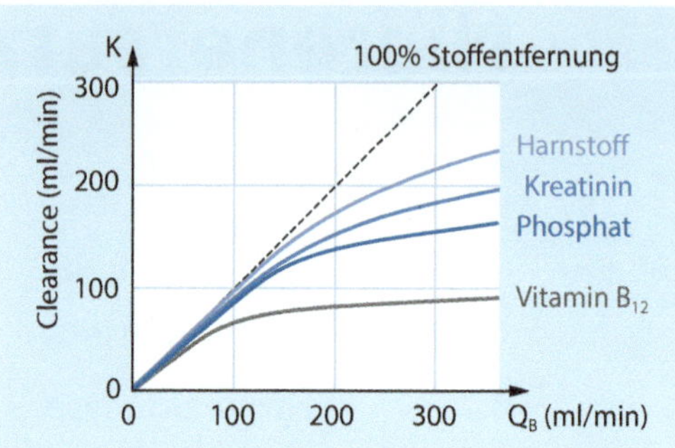


◻ **Abb. 6.1** Abhängigkeit der Clearance verschiedener Substanzen von Blut- und Dialysatfluss bei einem Standarddialysator

#### Shaldonkatheter

Beim akut kranken Patienten kann das Verfahren der Hämodialyse kurzfristig und für eine begrenzte Zeit über einen großlumigen Gefäßzugang (Shaldonkatheter) durchgeführt werden. Am besten geeignet ist hierfür die V. jugularis interna, alternativ können V. subclavia oder femoralis gewählt werden.

**! Bei V. femoralis Zugängen ist dringend Bettruhe indiziert, da es gehäuft zu Infektionen kommt!**

#### Shuntanlage, Prothesenshunts und getunnelte Katheter

Bei chronisch terminaler Niereninsuffizienz wird eine intermittierende Hämodialyse dauerhaft über i. d. R. 4–5 h dreimal pro Woche (Mo/Mi/Fr oder Di/Do/Sa) in einem Dialysezentrum durchgeführt. Es besteht auch die Möglichkeit diese Behandlung als intermittierende Nachtdialyse im Dialysezentrum durchzuführen. Ebenfalls ist eine Heimdialyse an der Dialysemaschine sehr gut machbar und wenn möglich vorzuziehen.

**Shuntanlage**

Zur technischen Durchführung ist für die Hämodialyse eine Shuntanlage notwendig (◻ Abb. 6.2, ◻ Abb. 6.3). Der Shunt wird zumeist proximal am Unterarm operativ angelegt. Bei ungünstigen arteriellen oder venösen Gefäßverhältnissen auch proximal am Oberarm. Am häufigsten wird eine Cimino-Brescia-Fistel angelegt, bei der am nicht dominanten Arm die A. radialis mit einer

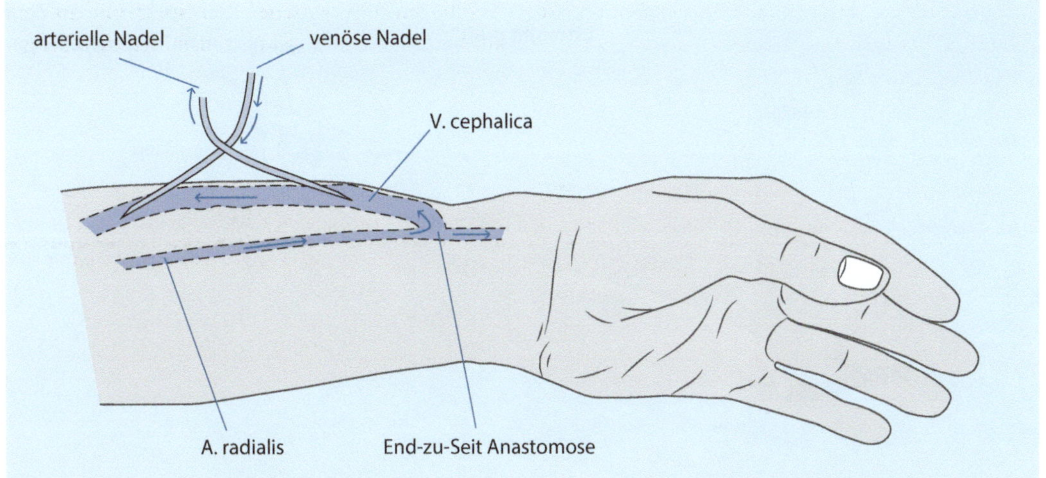


**Abb. 6.2** Schematische Darstellung einer End-zu-Seit anastomisierten Ciminofistel am Unterarm mit liegenden Dialysenadeln. Pfeile deuten die Flussrichtung an. (Aus Brunkhorst 1999)

Unterarmvene anastomosiert wird. Während eine Shaldonkatheteranlage in eine große Körpervene kurzfristig den Beginn einer Hämodialyse ermöglicht, muss nach operativer Anlage eines Shunts erst noch eine „Reifung" stattfinden, bei der sich die nun arteriell perfundierte Vene vergrößert, gut palpabel wird und schwirrt. Der Prozess der Reifung dauert mehrere Wochen. Daher sollte eine Shuntoperation frühzeitig vorbereitet werden, sodass idealerweise bei Eintritt der Dialysepflichtigkeit eines chronisch niereninsuffizienten Patienten ein Shunt zur Punktion für die Dialyse bereit ist.

**Bei absehbarer dauerhafter Dialysepflichtigkeit sollten keine Blutentnahmen/Anlage von peripheren Venenverweilkanülen am potentiellen Shuntarm (= nicht dominanter Arm) durchgeführt werden. Hier ist der Handrücken als Alternative zu wählen!**

Bei Patienten mit zarten, hypoplastischen Unterarmvenen ist gelegentlich eine Shuntoperation nicht möglich, und es muss ein **Prothesenshunt** (Abb. 6.4, Abb. 6.5) aus Kunststoff angelegt werden.

Alternativ ist die Durchführung einer dauerhaften Hämodialyse auch über einen **getunnelten Katheter** möglich (Abb. 6.6a,b). Das Ende dieser Katheter liegt meist im rechten Vorhof, daher auch der Name Vorhofkatheter. Es sind zwei- und einlumige Vorhofkatheter im Einsatz.

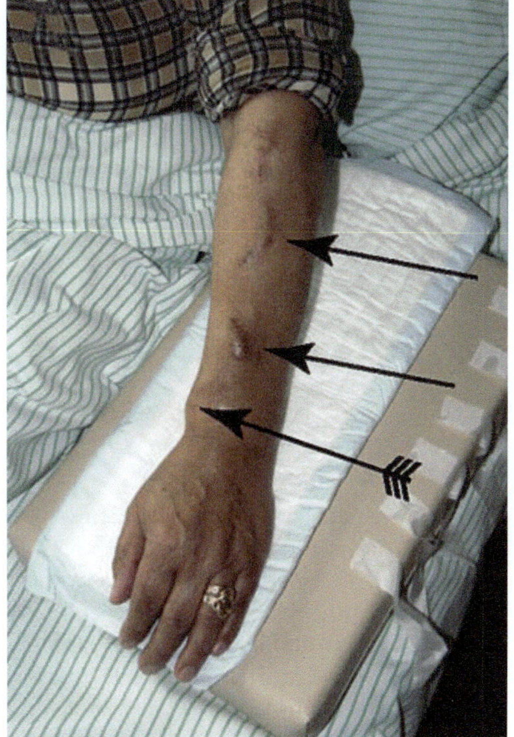

**Abb. 6.3** Cimino-Brescia-Fistel am linken Unterarm, Pfeilspitze zeigt die Anastomose auf die A. radialis, zwei kleinere Pfeile zeigen beginnende aneurysmatische Erweiterungen des Shunts durch häufige Punktionen

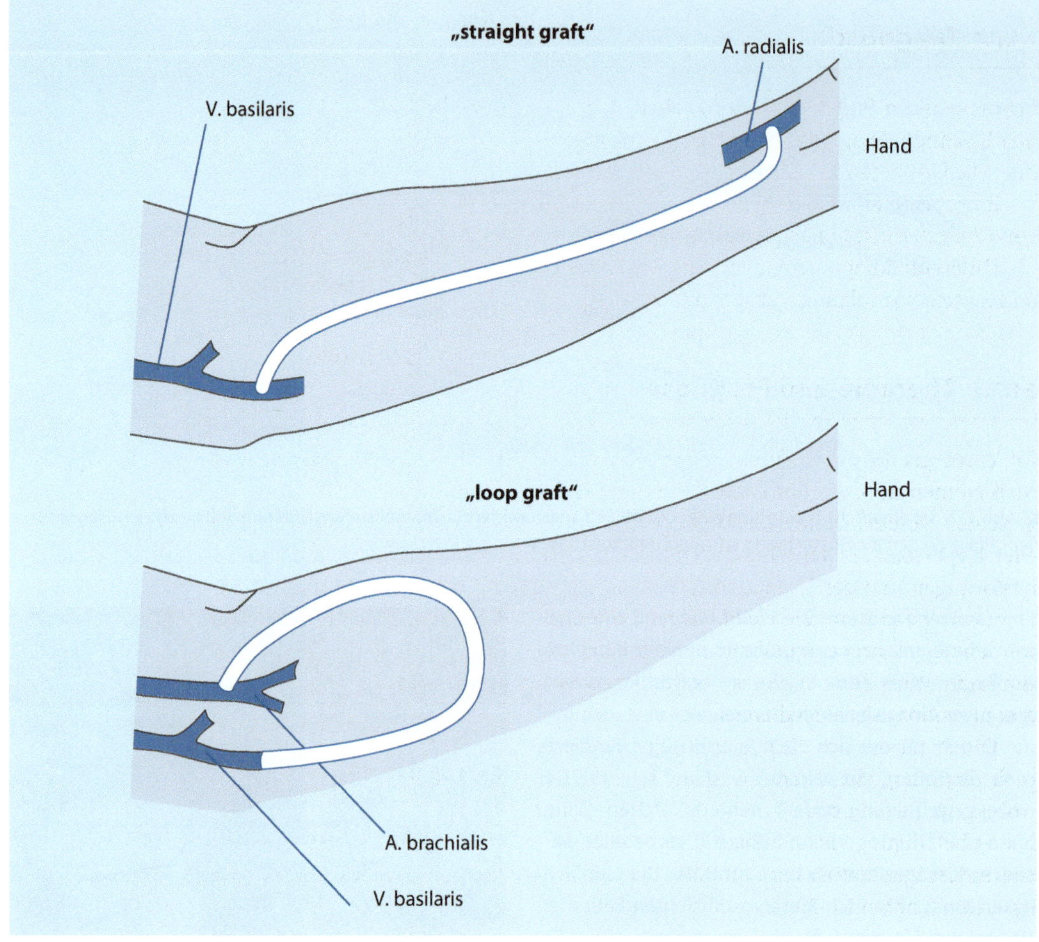


**Abb. 6.4** Schematische Darstellung der Lage von Kunststoffprothesen am Unterarm

## Welcher Zugang für welchen dauerhaft dialysepflichtigen Patienten?

Junge Patienten sollten über eine arteriovenöse Fistel dialysieren. Falls die Anlage einer nativen Fistel technisch nicht möglich ist, sollte versucht werden, einen Prothesenshunt anzulegen. Relevant ist, dass durch die Bildung der arteriovenösen Verbindung ein vermehrter venöser Rückstrom zum Herzen und so eine kardiale Belastung entstehen. Bei Patienten mit einer linksventrikulären Ejektionsfraktion < 30 % sollte daher auf eine Shuntanlage verzichtet werden. Hier ist die Anlage eines dauerhaften, getunnelten Venenkatheters zu bevorzugen.

**Shuntarm, Prothesenshunts und getunnelte Dialysekatheter dürfen nur für die Dialyse benutzt werden. Hier sind reguläre Blutentnahmen, Infusionen verboten!**

## Komplikationen

### Shunt/Prothesenshunt

- Kardiale Dekompensation bei EF < 30 %
- Ischämie bzw. Stealphänomen (Minderperfusion der arteriellen Strombahn distal des Shunts)
- Shuntinfektion
- Aneurysmatische Dilatation der AV-Fistel durch häufige oder fehlerhafte Shuntpunktion (Perforationsgefahr)

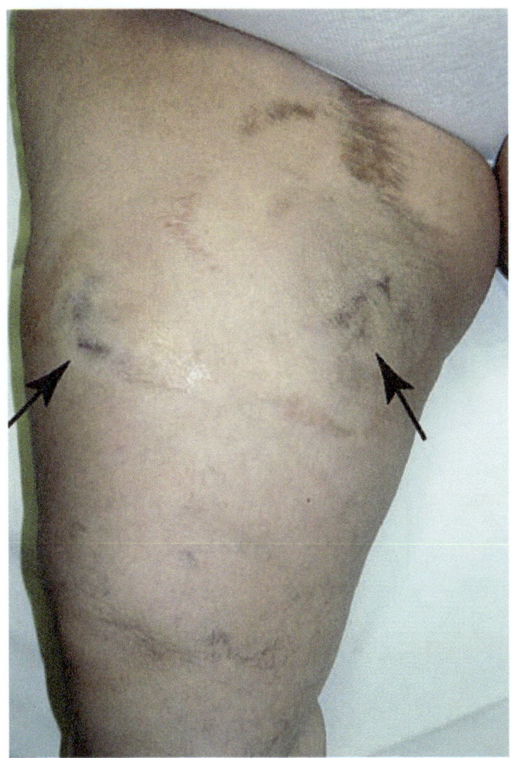

**Abb. 6.5** PTFE-Kunststoffprothese am rechen Oberschenkel, die Prothese anastomosiert die A. femoralis auf die V. femoralis und verläuft bogenförmig an der Oberschenkelinnenseite. Die Pfeile zeigen Punktionsstellen

- Shuntverschluss
- Shuntstenose (insuffiziente Dialyse bei Stenose im arteriellen Teil, Rezirkulation von bereits dialysiertem Blut bei Stenose im venösen Teil)
- Getunnelter Katheter, Katheterinfektionen
- Rezirkulation

**Die Shuntanlage erfolgt möglichst weit distal am Unterarm der nichtdominanten Hand. Arteriovenöse Fisteln sollten Prothesenshunts vorgezogen werden. Für eine adäquate Hämodialyse ist ein ausreichender Blutfluss notwendig.**

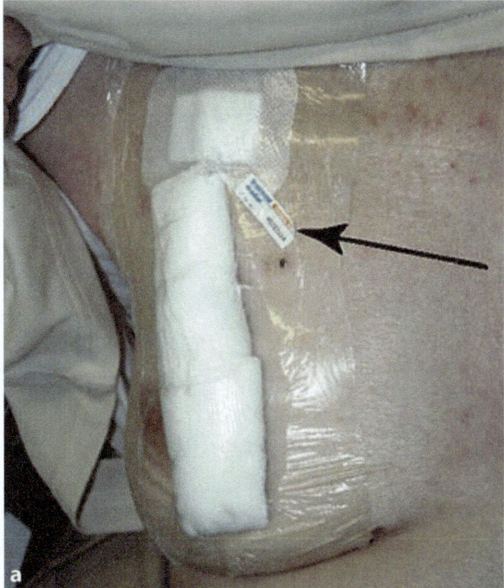

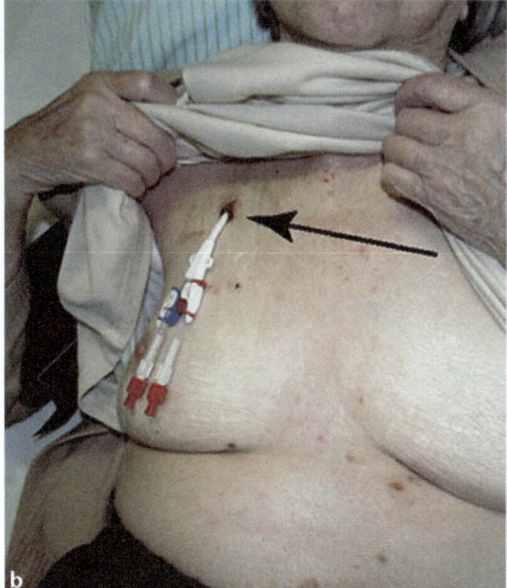

**Abb. 6.6a,b** Subkutan getunnelter Katheter, unter aseptischen Bedingungen verbunden. Hier mit Urokinase geblockt, Pfeil deutet auf Warnhinweis hin (**a**). Getunnelter Katheter (**b**)

## 6.1.2 Technik der Hämodialyse

### Extrakorporaler Kreislauf

Im extrakorporalen Kreislauf des Dialysators wird das Blut im arteriellen (!) Schenkel des Schlauchsystems aus dem Shunt (venöses Gefäß!) mit Hilfe der Blutpumpe in den Dialysefilter gepumpt. Hier sind Blut und Dialysat durch den Dialysefilter getrennt, und die Transportprozesse entlang des Filters (Druckgradient, Konzentrationsgradient, osmotischer Druck) ermöglichen unter Zuhilfenahme des Gegenstromprinzips die Blutreinigung (Abb. 6.7).

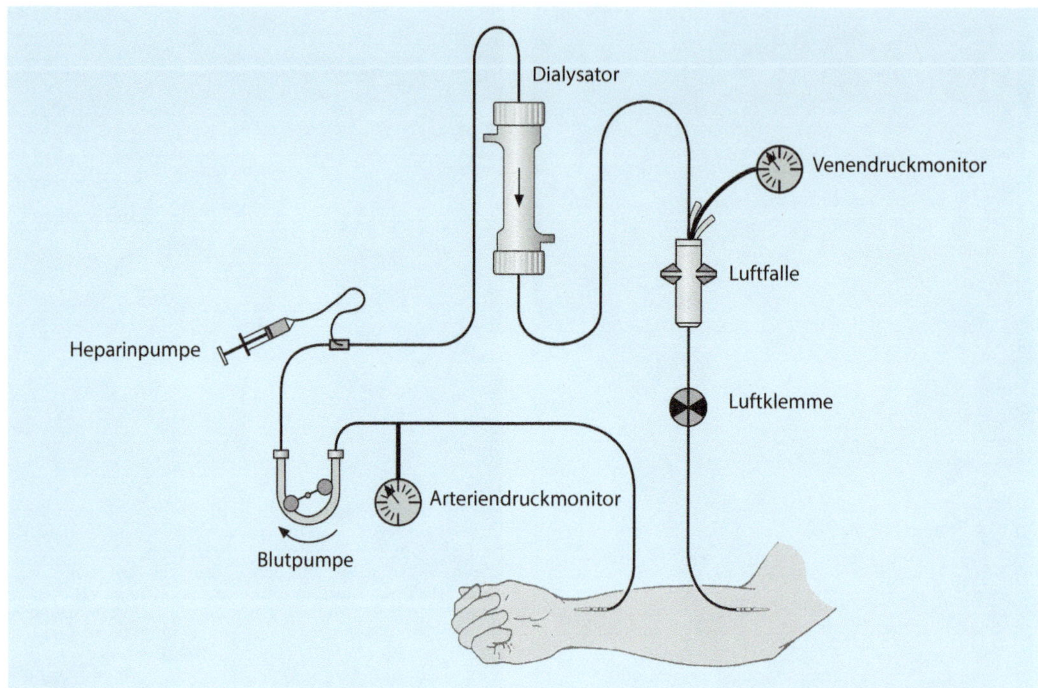


**Abb. 6.7** Schematische Darstellung des Blutkreislaufes mit arteriellem Schlauchsystem, Dialysator und venösem Schlauchsystem

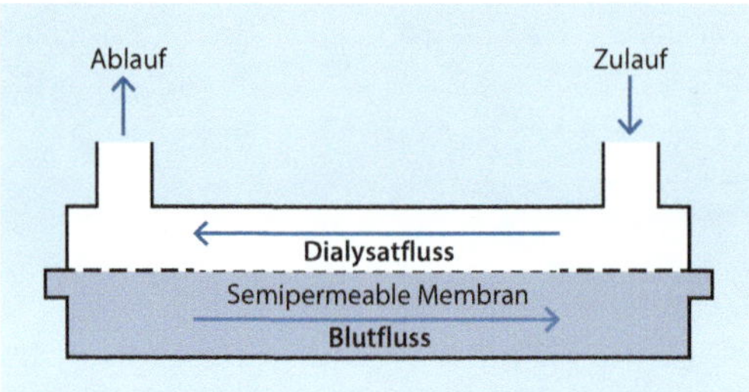


**Abb. 6.8** Gegenstromprinzip von Blutfluss und Dialysatfluss

Anschließend wird das gereinigte Blut im venösen Schenkel des Schlauchsystems wieder zum Patienten zurückgeführt. Arteriendruckmonitor sowie Venendruckmonitor und eine Luftfalle sind technische Komponenten, die der Überwachung des extrakorporalen Kreislaufs dienen. Über eine Heparinpumpe wird ein intravenös applizierbares Antikoagulans zugeführt, um eine Thrombosierung des Blutes an den extrakorporalen Oberflächen zu verhindern (Ggf. andere intravenöse Antikoagulatien bei Heparinallergie).

## Dialysator

Bei der Dialyse findet die Filtration des Blutes nach Vorbild des Glomerulus statt. Während das Blut physiologischerweise durch einen Druckgradienten über die glomerulären Basalmembran filtriert wird, wird das Blut bei der Dialyse durch einen speziellen Dialysefilter im Dialysator gereinigt.

Der Dialysefilter wird heutzutage aus biokompatiblen Materialien, zumeist aus Kunststoffen wie Polyamid, Polysulfon oder Polyacrylnitril hergestellt. Im Filter sind bis zu 14.000 Hohlfasern mit Poren gebündelt, sodass eine sehr große Membranoberfläche (1–2 $m^2$) geschaffen wird, an der das Blut vorbeiströmt. Die Materialien (Dialysefilter) variieren in der Oberflächengröße und Porengröße.

Um einen höheren Konzentrationsgradienten über die gesamte Fläche der Membran zu bekommen, verlaufen Blutfluss und Dialysatfluss entgegengesetzt (sog. **Gegenstromprinzip**, Abb. 6.8).

Entscheidend sind die semipermeablen Eigenschaften des Dialysefilters. Die Porengröße ermöglicht je nach Filter den Durchtritt von Molekülen mit einem Molekulargewicht bis 3000 D oder bis

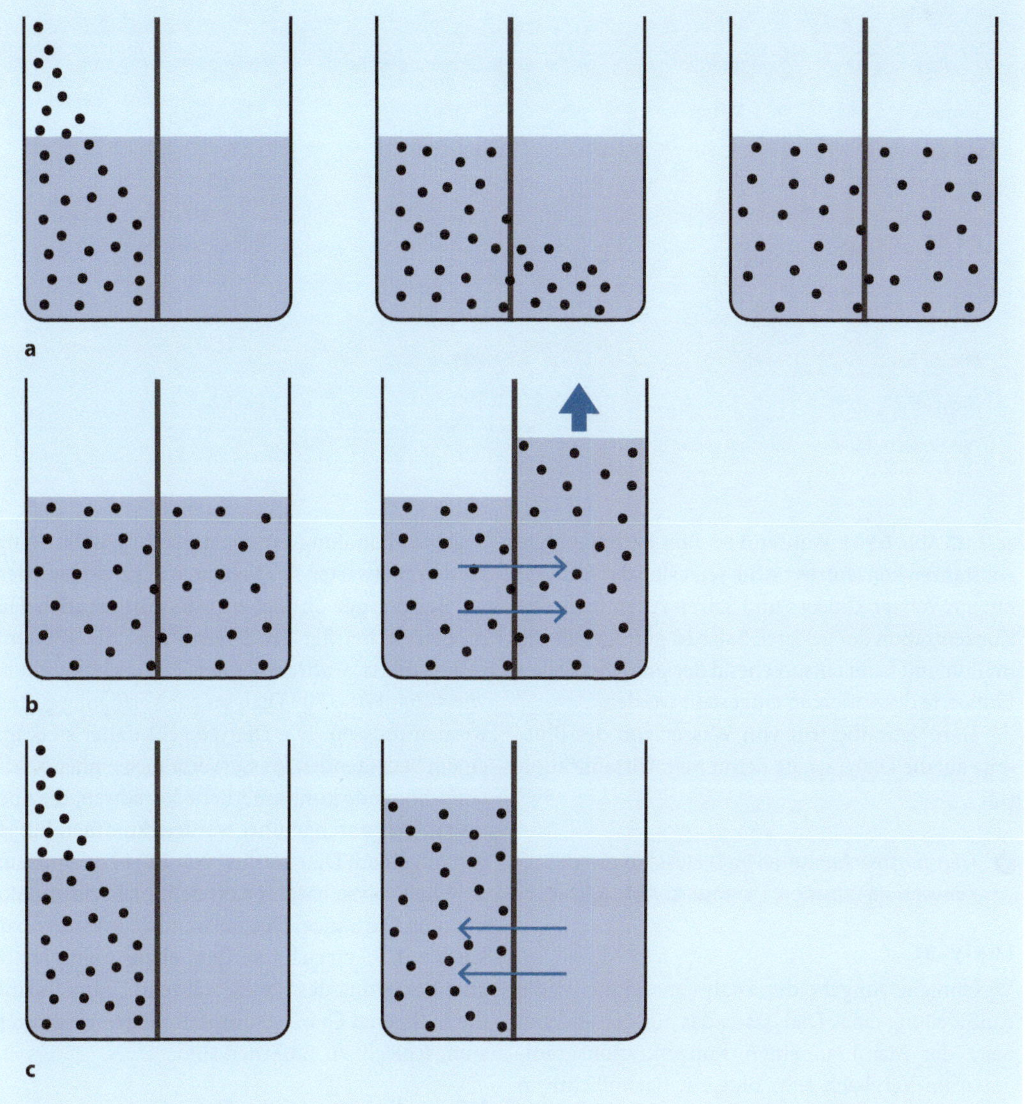


**Abb. 6.9a–c** **a Prinzip der Konvektion:** Übertritt von Wasser aufgrund einer Druckdifferenz bei dem gelöste Teilchen mitgerissen werden (*solvent drag*). **b Prinzip der Diffusion:** Übertritt von Stoffen vom Ort der höheren Konzentration zum Ort der niedrigeren Konzentration durch Brownsche-Molekularbewegung. **c Prinzip der Osmose:** Filtration von Flüssigkeit über eine semipermeable Membran von Ort der niedrigeren zum Ort der höheren Konzentration.

25.000 D. So können neben Wassermolekülen und gelösten Salzen ($Na^+$, $K^+$, $Mg^+$, $Cl^-$ etc.) auch kleinmolekulare Substanzen wie Harnstoff und Kreatinin (MG 60 D und 113D) und Mittelmoleküle wie Vitamin $B_{12}$ und $\beta_2$-Mikroglobulin (MG 1355 Dalton und 11.800 Dalton) durch die Filterporen hindurchtreten. Große Plasmaproteine und zelluläre Blutbestandteile können hingegen die Poren nicht passieren.

Beim Übertritt von Wasser aufgrund des hydrostatischen Druckgefälles werden gelöste Substanzen mitgerissen und treten durch die Poren hindurch. Diesen Transportmechanismus nennt man **Konvektion** (Abb. 6.9a). Weiter findet ein Diffusionspro-

**Tab. 6.1** Dialysatzusammensetzung

| Parameter (mmol/l) | Azetatdialyse | Bikarbonatdialyse | Normwerte im Serum |
|---|---|---|---|
| Natrium | 132–145 | 137–144 | 135–145 |
| Kalium | 0–3 | 0–4 | 3,5–5 |
| Kalzium | 1,5–2 | 1,25–2 | 2,2–4 |
| Magnesium | 0,75 | 0,25–0,75 | 0,75 |
| Chlorid | 99–110 | 98–112 | 99–103 |
| Azetat | 31–45 | 2,5–10 | – |
| Bikarbonat | – | 27–35 | 24 |
| Glukose | 0–5,5 | 0–5,5 | 3,6–5,6 |

Aus Praxis der Dialyse, Springerverlag.



zess (Abb. 6.9b). Während im Blut harnpflichtige Substanzen konzentriert sind, setzt sich das Dialysat nur aus Wasser, Glucose und Salzen zusammen. Die Konzentration der gelösten Salze ist geringer als die im Blut und kann entsprechend der prädialytischen Blutwerte des Patienten eingestellt werden.

Den Nettoübertritt von Wasser von der Blutseite auf die Dialysatseite nennt man Ultrafiltration (UF).

> **Transportmechanismen im Dialysefilter sind: Konvektion, Diffusion, Osmose, Abb. 6.9a–c.**

## Dialysat

Wesentliche Aufgabe der Dialysemaschine ist die Aufbereitung eines Dialysates, das auf der anderen Seite der Membran einen Konzentrationsgradienten im Vergleich zum Blut mit harnpflichtigen Substanzen hat. Grundlage des Dialysates ist entmineralisiertes Wasser, dem Elektrolytkonzentrate ($Na^+$, $K^+$, $Mg^{2+}$, $Ca^{2+}$, $Cl^-$) sowie Glukose beigemischt werden (Tab. 6.1). Da die Entfernung von Säuren aus dem Blut über Diffusion und Konvektion nur in geringem Maße erfolgt, ist eine Pufferung über die Dialysemembran mit Bikarbonat notwendig. Auf Grundlage einer vorgefertigten Dialysatlösung (bzw. Substituatlösung) erfolgt eine Feineinstellung der Elektrolyt- und Pufferkonzentration entsprechend der Blutwerte des Patienten. Eine Blutgasanalyse ist vor jeder einzelnen Dialyse sinnvoll. Im Laufe der Dialysebehandlung kann je nach Verlauf das Dialysat den Blutwerten des Patienten angepasst werden.

Bei der gewöhnlichen intermittierenden Hämodialyse beträgt der Dialysatfluss 500–800 ml/min, sodass während einer Dialysebehandlung von 4–5 h 120–150 l Dialysat zur Verfügung gestellt werden müssen. Die Dialyse geht daher stets mit einem bedeutenden Wasserverbrauch einher. Kreislaufschonende kontinuierliche Verfahren, die über bis zu 24 h durchgeführt werden, kommen hingegen mit einem Dialysatfluss von 25–40 ml/min aus.

Die Dialysemaschine erreicht nicht die physiologische Clearance. Der notwendige Wasserentzug kann i. d. R. erreicht werden, ebenso eine relativ gute Reinigung des Blutes, während Urämietoxine, die in tieferen Gewebekompartimenten eingelagert sind, schlecht zu entfernen sind.

## Hämodialyse, Hämofiltration und Hämodiafiltration

Je nach technischer Beschaffenheit der Dialysemaschine lassen sich unterschiedliche Transportmechanismen zum Flüssigkeitsentzug und zur Entgiftung nutzen. Hier führt der sprachliche Gebrauch der Begriffe zur Verwirrung. Während mit der Hämodialyse allgemein das Verfahren der Blutwäsche mit der Dialysemaschine bezeichnet wird, unterscheidet die Dialysemaschine selbst die Techniken der Hämodialyse, Hämofiltration und Hämodiafiltration.

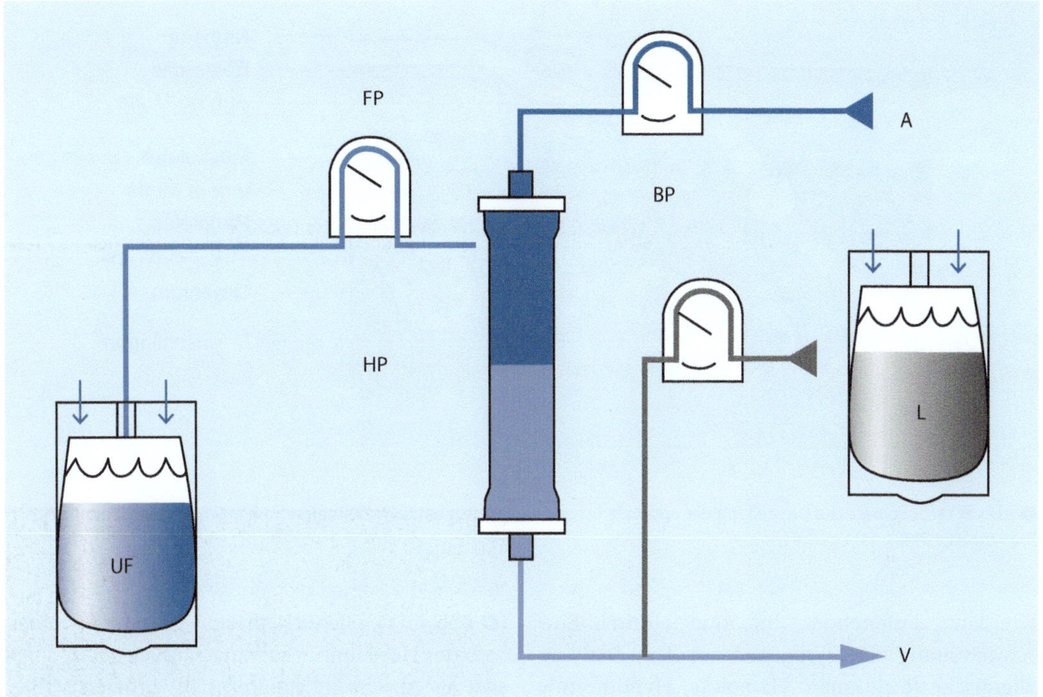


**Abb. 6.10** Schematische Darstellung der kontinuierlichen veno-venösen Hämofiltration (CVVH). Der Stoffaustausch bei der pumpenunterstützten CVVH basiert auf Konvektion. Eine hohe Ultrafiltrationsrate wird durch die Infusion der sterilen Substitutionslösung vor oder nach dem Hämofilter (Prä- oder Postdilution) ermöglicht. *V* Vene (vom Dialysator zum Patienten führender Blutschlauch), *HF* Hämofilter, *BP* Blutpumpe, *FP* Filtratpumpe, *UF* Ultrafiltrat, *L* Substitutionslösung

Bei der Technik der **Hämodialyse** erfolgt die Entgiftung überwiegend über den Mechanismus der Diffusion, die gleichzeitige Entwässerung über das Prinzip der Filtration.

Ein anderes technisches Verfahren ist die **Hämofiltration**, bei der die Entgiftung ausschließlich über das Prinzip der Konvektion stattfindet. Hierfür sind spezielle hochdurchlässige Filter (Cut-off der Porengröße 40–60 kD) zu verwenden. Für die Technik der Hämofiltration ist kein Dialysat notwendig, da allein ein Druckgradient ausgenutzt wird. Die entzogene Flüssigkeit der Blutseite mit den harnpflichtigen Substanzen muss jedoch durch eine Substitutionslösung ersetzt werden, die im Wesentlichen die Elektrolytkonzentrationen des Plasmas aufweist.

Die **Hämodiafiltration** kombiniert das Prinzip der Diffusion der Hämodialyse mit dem Prinzip der Konvektion bei der Hämofiltration (Abb. 6.10).

### 6.1.3 Dialyseeffektivität

Parameter der Dialyseeffektivität ist das **Kt/V**. Dieser Quotient ist dimensionslos und beschreibt den Plasmaanteil, der während der Dialyse von Harnstoff gereinigt wird, im Vergleich zum Harnstoffverteilungsvolumen. K gibt die Clearance für Harnstoff in ml/min an, V den Körperwassergehalt in ml (ca. 60 % des Körpergewichts) und t die effektive Dialysezeit in Minuten. Hier sollte für die Hämodialyse ein Wert von >1,3/Dialyse angestrebt werden. Bei der Peritonealdialyse liegt das Kt/V-Ziel bei >2,2/Woche.

### 6.1.4 Komplikationen der Dialysebehandlung

Zu den technischen Komplikationen während der Dialysebehandlung gehören Blutdruckabfall und Schock, Thrombosierung des extrakorporalen

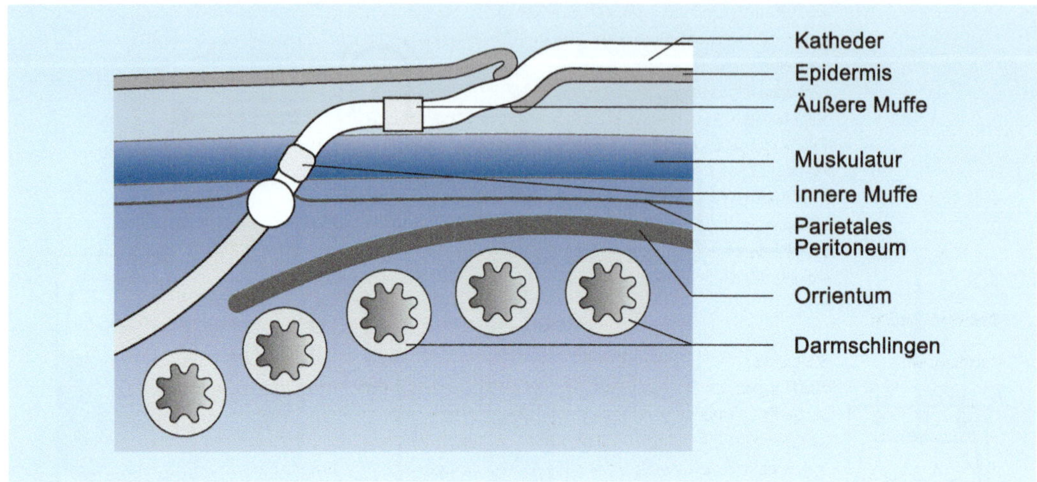


**Abb. 6.11** Schematische Darstellung der optimalen Lage eines Peritonealdialysekatheters im Bereich der Bauchwand. (Aus Brunkhorst 1999)

Kreislaufs, Luftembolie, Infektionen durch Einschwemmung von Pyrogenen aus dem Dialysat, allergische Reaktionen, Hämolyse, Hypothermie und chronischer Blutverlust durch Abhängen der extrakorporalen Schlauchsysteme.

## 6.2 Peritonealdialyse

Die Peritonealdialyse nutzt das Bauchfell als semipermeable Membran. **Drei verschiedene Arten** von Poren bedingen die Semipermeabilität:

1. Ultrakleine Poren (= Aquaporine, Radius 0,5 nm)
2. Kleine Poren (Radius 5 nm)
3. Große Poren (Radius 25 nm)

Individuell sind Vorkommen der Poren sowie die Kapillarisierung des Bauchfells unterschiedlich und Entgiftung und Ultrafiltration daher von Patient zu Patient unterschiedlich.

**Allgemein wird für eine Peritonealdialyse eine renale Restausscheidung empfohlen.**

### 6.2.1 Der peritoneale Zugang

Für die Peritonealdialyse ist ein Zugang zur Bauchhöhle über einen Kunststoffkatheter notwendig (Abb. 6.11). Dieser Katheter wird operativ oberhalb des Hosenbunds subkutan ausgeleitet und besitzt als Abschnitte äußeren Exit, äußeren Muffe, Tunnel, inneren Muffe und inneren Exit.

### 6.2.2 Technik der Peritonealdialyse

Über den PD-Katheter (Abb. 6.12) kann die Bauchhöhle mit einer Dialyselösung befüllt werden. Die Dialyselösung ist frei von Urämietoxinen, sodass diese über das semipermeable Peritoneum nun aufgrund eines Konzentrationsgradienten (Diffusion) entfernt werden. Durch Zusatz von osmotisch wirksamen Substanzen zur Dialyselösung (Glucose, Glucosepolymere, Aminosäuren) erfolgt eine Ultrafiltration von Wasser. Anschließend wird das Dialysat mit den harnpflichtigen Substanzen abgelassen, und eine frische Dialyselösung kann zur Fortführung erneut in die Bauchhöhle eingeleitet werden.

Es sind unterschiedliche Zusammensetzungen von Dialyselösungen im Handel. Sie unterscheiden sich in der Konzentration der Elektrolyte sowie für Puffer und im pH-Wert. Durch Unterschiede in der Glucosekonzentration sowie der Verwendung von Glucosepolymeren und Aminosäuren lässt sich die Ultrafiltration individuell steuern.

Da über das Peritoneum eine Rückresorption von Glucose der Dialyselösung möglich ist, sollte

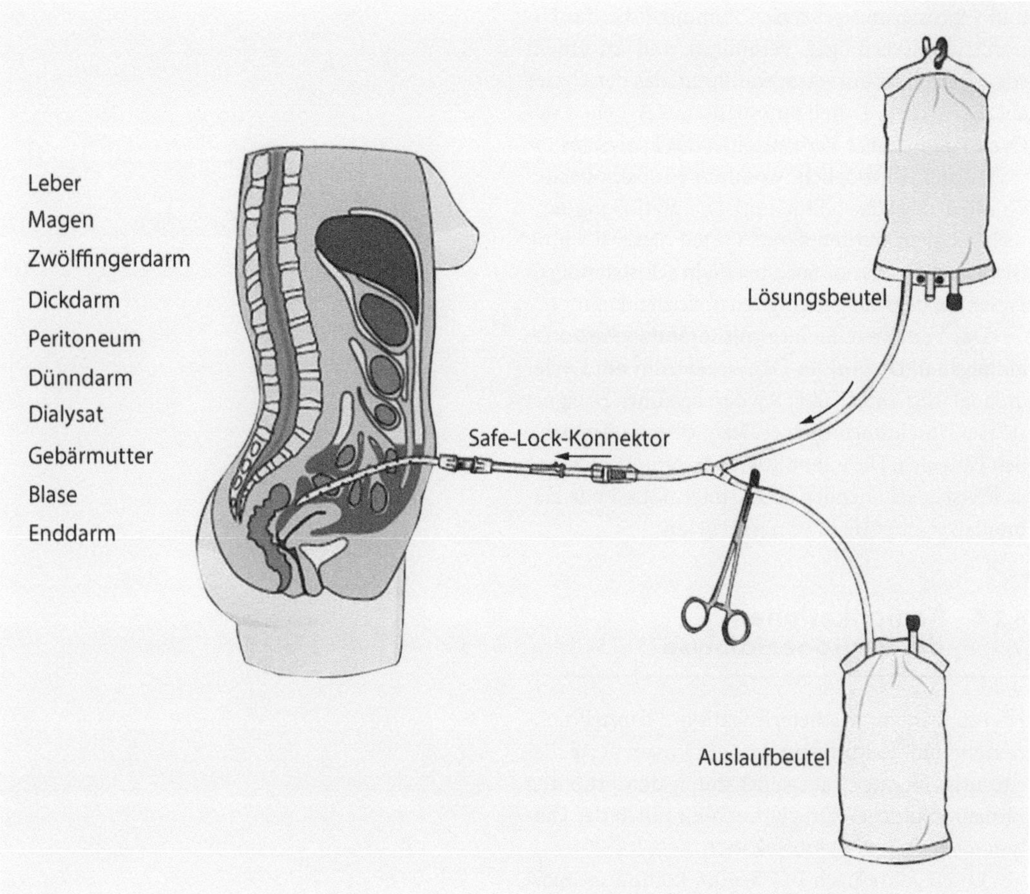

Leber
Magen
Zwölffingerdarm
Dickdarm
Peritoneum
Dünndarm
Dialysat
Gebärmutter
Blase
Enddarm
Lösungsbeutel
Safe-Lock-Konnektor
Auslaufbeutel

■ **Abb. 6.12** Schema der PD-Katheteranlage. (Mit freundlicher Genehmigung von Fresenius Medical Care)

dies in der Ernährung, insbesondere bei Diabetikern, beachtet werden.

### 6.2.3 CAPD, APD, IPD

Möglich ist die Technik der Peritonealdialyse als **kontinuierliche ambulante Peritonealdialyse (CAPD)** durchzuführen. Hier wechselt der Patient nach einem Training zu Hause selbstständig Auslauf und neuen Einlauf. Für eine adäquate Entgiftung und Ultrafiltration werden pro Tag 4 Beutelwechsel durchgeführt.

Bei der **automatisierten Peritonealdialyse (APD)** steuert eine Maschine, der sog. Cycler (■ Abb. 6.13), Einlauf, Verweildauer und Auslauf der Dialysatlösungen. Durch das häufige Befüllen des Bauchraums mit stark osmotisch wirksamen Lösungen kann es am Bauchfell zu Sklerosierungs-

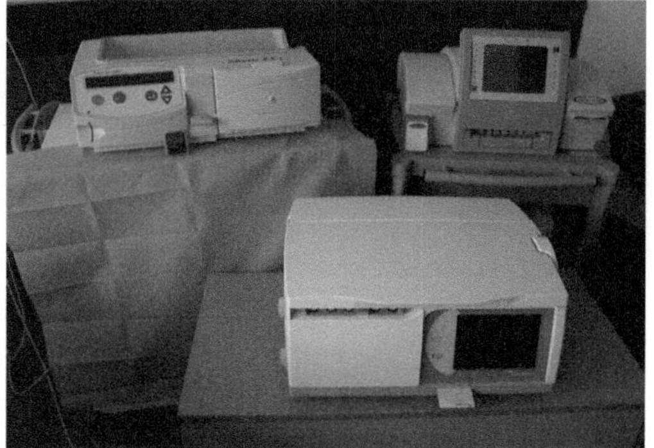

■ **Abb. 6.13** Moderne Cycler-Geräte (Firmen Baxter, Fresenius, Gambro) mit der mit verschiedenen Behandlungsregimen zu programmierenden Chipkarte zur Durchführung der APD

und Fibrosierungsprozessen kommen, die das Ultrafiltrationsvermögen verändern und zu einem sog. Ultrafiltrationsversagen führen, das der Cycler abfangen kann. Durch automatisches Arbeiten des Cyclers sind kurze Verweilzeiten des Dialysates intraabdominell möglich, wodurch ein osmotischer Gradient zwischen Blut und Dialysatlösung aufrechterhalten werden kann. Vorteil dieser Technik ist weiterhin, dass sie auch bei nicht selbstständigen Patienten oder nachts eingesetzt werden kann.

Das Verfahren der **intermittierenden Peritonealdialyse (IPD)** wird im Dialysezentrum am Cycler dreimal wöchentlich über 8 h durchgeführt. Es eignet sich zu Durchführung einer Dialyse bei multimorbiden Patienten. Die intermittierende Peritonealdialyse ist kreislaufschonender, als die intermittierende Hämodialyse, aber sie ist weniger effektiv.



### 6.2.4 Komplikationen der Peritonealdialyse

Hierzu zählen: Katheterinfektion (Tunnelinfektionen und Exitinfektionen), PD-assoziierte Peritonitis, Hernien (ausgelöst durch den erhöhten intraabdominellen Druck durch Einfüllen der Dialysatlösung), Katheterdislokation

Einige Jahre nach PD-Beginn kommt es meist zu einer Reduktion der Clearance und zum Ultrafiltrationsversagen, sodass, falls keine Nierentransplantation stattfindet, auf die Hämodialyse gewechselt werden muss.

## 6.3 Hämodialyse versus Peritonealdialyse

Die beiden Nierenersatzverfahren sollten, komplettiert durch die Möglichkeit einer Nierentransplantation, Patienten ergebnisoffen dargestellt werden. Während die Peritonealdialyse beim akuten Nierenversagen der Hämodialyse unterlegen ist, sind Peritonealdialyse und Hämodialyse für die terminale Niereninsuffizienz nach derzeitiger Datenlage vermutlich gleichwertig gute Verfahren.

# Nierentransplantation (NTX)

*K. Segerer, C. Wanner*



J. Steffel, T. Lüscher (Hrsg.), *Niere und Ableitende Harnwege,* Springer-Lehrbuch,
DOI 10.1007/978-3-642-28236-2_7, 

Die Nierentransplantation als Nierenersatzverfahren führt zu einer verlängerten Lebenserwartung und besserer Lebensqualität im Vergleich zur Dialyse. Daher sollte die Möglichkeit einer Nierentransplantation mit allen terminal-niereninsuffizienten Patienten ausführlich besprochen und die Möglichkeit dieser Therapie evaluiert werden.

## 7.1 Epidemiologie

Durch die Nierentransplantation erhöht sich die **Lebenserwartung** von ca. 10 Jahren bei dialysepflichtigen Patienten, die auf ein Transplantat warten, auf ungefähr 20 Jahre in der Gruppe der nierentransplantierten Patienten.

7

Untersuchungen zeigen, dass ein Jahr nach Nierentransplantation 90 % der Transplantate noch eine lebenserhaltende Therapie ermöglichen, nach 5 Jahren verbleiben noch 75 % der funktionsfähigen Transplantate.

Die **Wartezeit auf ein Organ** ist bei postmortaler Nierenspende abhängig von verschiedenen Allokationskriterien (z. B. Blutgruppe). Insbesondere Empfänger mit Blutgruppe 0 haben hier eine längere Wartezeit.

Durchschnittlich beträgt die Wartezeit in Deutschland aktuell etwa **sieben Jahre**.

Die **Zahl der Organspenden** geht in Deutschland zurück. Die Deutsche Stiftung Organtransplantation (DSO) registrierte 2011 7,4 % weniger Transplantationen als im Vorjahr. Aktuelle Zahlen der Bundeszentrale für gesundheitliche Aufklärung ergeben, dass 74 % der Deutschen zur Organspende bereit wären, jedoch besitzen nur 25 % einen Organspendeausweis. Laut der DSO liegen nur in 7 % der Fälle schriftliche Entscheidungen zur Organspende vor. Somit werden nach DSO Angaben derzeit in Deutschland in neun von zehn Fällen Angehörige über eine Organspende befragt und entscheiden hierüber. Aufgrund einer Diskrepanz zwischen potentieller Spendebereitschaft und tatsächlicher Anzahl von Organspenden, erfolgten in Deutschland 2012 Änderungen des Transplantationsgesetzes mit zukünftiger regelmäßiger Befragung alle Bürger ab 16 Jahren.

## 7.2 Transplantationsimmunologie

Das körpereigene Immunsystem erkennt transplantierte Organe über die sog. **Alloantigene** als „fremd". Es reagiert mit einer Immunantwort, die zur Transplantatabstoßung führt. Neben dem Vorhandensein von **Allogenen** führen auch **Alloantikörper** zur Transplantatabstoßung.

### 7.2.1 Alloantigenerkennung und Transplantatabstoßung

Zu den Alloantigenen gehören der Major Histocompatibility (MHC)-Komplex mit den Klassen der HLA-I-Moleküle (HLA-A, HLA-B, HLA-C) und HLA-II-Moleküle (HLA-DP, HLA-DQ, HLA-DR) sowie Minor Histocompatibility Antigene, wie beispielsweise Y-chromosomal kodierte Proteine oder mitochondriale DNA.

Beim direkten Aktivierungsweg erkennen Empfänger T-Lymphozyten Alloantigene von Spenderzellen. Spenderzellen sind zum einen Zellen der Spenderniere als auch nicht ortsständige Leukozyten des Spenders, die das Transplantatorgan verlassen haben und deren Zahl als sog. *„passenger leucocytes"* im zeitlichen Verlauf kontinuierlich abnimmt.

Beim indirekten Aktivierungsweg werden fremde Spendereiweiße von HLA-II positiven Antigen präsentierenden Zellen (APCs) des Empfängers erkannt. Diese APCs nehmen die Spendereiweiße auf und präsentieren sie im Lymphknoten den Empfänger-Lymphozyten, die im Verlauf eine Eliminierung der fremden Spenderzellen auslösen.

Die Erkennung von Spenderzellen bzw. präsentierten Spendereiweißen erfolgt für beide Aktivierungswege durch Bindung des T-Zell-Rezeptors an fremde HLA-Moleküle bzw. an HLA-gebundene Alloantigene der APCs. Nun erfolgt eine über einen zweiten Rezeptor der Zelle eine Kostimulation der T-Zelle, welche zur Aktivierung der T-Zelle, deren klonalen Expansion, Stimulation von B-Zellen, Immunglobulinproduktion und dadurch zur Elimination des „Fremden" führt.

**Vor allem T-Zellen spielen bei der alloantigenvermittelten Abstoßung eine Rolle. Jedoch sind sekundär auch B-Zellen involviert.**

**Therapeutischer Ansatz ist der Einsatz von Immunsuppressiva mit Wirkung auf die T-Zell-Funktion. Neuerdings kommen auch monoklonalen Antikörpern (AK) gegen T-Zell-Aktivierungsprozesse zur Anwendung.**

### 7.2.2 Alloantikörper und Transplantatabstoßung

Zu den Allo-AK gehören die **Blutgruppen-AK anti-A und anti-B**. Außerdem gehören dazu **HLA-AK**, die wie folgt erworben werden können:

- Durch Zellen des Spenders bei Bluttransfusion
- Bei einer Schwangerschaft durch väterliche HLA-Antigene des Fetus
- Durch bereits stattgefundene Transplantationen

Die genauen Mechanismen der Transplantatabstoßung durch Vorkommen von Alloantikörpern sind kaum bekannt. Wesentliche Effektoren der Alloantikörper-vermittelten Transplantatabstoßung sind das Komplementsystem, B-Zellen (die die AK-Produktion unterhalten) sowie möglicherweise auch T-Zellen.

**Bei der Alloantikörper-vermittelten Transplantatabstoßung spielen Komplementsystem und B-Zellen eine entscheidende Rolle! Therapeutisch kann hier neuerdings durch Elimination von Alloantikörpern, z. B. durch Immunadsorption oder Plasmapherese bzw. B-Zell-depletierende Therapien und zukünftig ggf. durch Komplementfaktoren-Blockade, eingegriffen werden.**

## 7.3 Immunologische Evaluation vor NTX

### 7.3.1 ABNull-Blutgruppen

Da eine ABNull-Inkompatibilität von Spender und Empfänger zur hyperakuten, antikörpervermittelten Transplantatabstoßung führt, erfolgt die postmortale Nierentransplantation nur blutgruppenkompatibel.

Für den Bereich der Lebendnierentransplantation sind durch vorherige medizinische Vorbereitung über einige Wochen mithilfe von Plasmapherese, Immunadsorption sowie spezieller immunsupprimierender Therapie auch ABNull-inkompatible Transplantationen möglich geworden.

Da eine postmortale Nierentransplantation lediglich mit einer Ischämiezeit von idealerweise unter 24 h erfolgreich ist, ist eine ABNull-inkompatible Übertragung nicht möglich.

### 7.3.2 HLA-Typisierung und HLA-Match

Die Übereinstimmung der Allele HLA-A und HLA-B sowie des HLA-DR-Allels wird vor postmortalen Transplantationen überprüft, da sie mit einer längeren Überlebenszeit von Transplantat und Patient einhergeht. Somit ergibt sich eine minimale Anzahl von 0 Mismatches (umgangssprachlich *Full-House*-Niere) sowie eine maximale Anzahl von 6 Mismatches.

### 7.3.3 Crossmatch

Die **Crossmatch-Untersuchung** wird routinemäßig unmittelbar vor jeder Transplantation durchgeführt (Empfängerserum wird auf präformierte HLA-AK – ***panel reactive antibodies*, PRA** – gegen Lymphozyten des Organspenders geprüft). Ein positives Ergebnis ist eine absolute Kontraindikation zur NTX, da eine hyperakute Rejektion auftreten wird. Beim Crossmatch wird unmittelbar vor der Transplantation im Empfängerserum nach präformierten HLA-Antikörpern gegen Lymphozyten des konkreten Organspenders gesucht.

**Positives Crossmatch ist absolute Kontraindikation für eine Nierentransplantation!**

### 7.3.4 Screening auf präformierte Antikörper

Beim **Screening auf präformierte Antikörper (*panel reactive antibodies*, PRA)** wird Plasma des Patienten auf der Warteliste mit einer repräsentativen Auswahl von Lymphozyten der Allgemeinbevölkerung verglichen und hieraus eine Wahrscheinlichkeit für ein positives Crossmatch abgeleitet. Diese Wahrscheinlichkeit ist ein Kriterium der Organallokation.

## 7.4 Chirurgische Transplantationstechnik

**Nierentransplantation**

Die Transplantation erfolgt in Intubationsnarkose extraperitoneal in die kontralaterale Fossa iliaca. Es erfolgt eine Anastomose des proximalen Transplantaturethers in die Blase sowie meist eine Anastomosierung mit der A. und V. iliaca externa.

Bei Kindern bzw. kindlichen Spendernieren erfolgt die Anastomosierung ggf. direkt mit der V. cava und der Aorta abdominalis.



## 7.5 Immunsuppressive Therapie

Nach allogener Nierentransplantation ist **lebenslang eine immunsuppressive Therapie** notwendig. In den ersten 3 Monaten nach NTX ist eine Abstoßung häufiger, sodass in der Initialphase eine intensivere Immunsuppression verabreicht wird (s. u.). Nach 6–12 Monaten erfolgt eine schrittweise Reduktion der intensiven immunsuppressiven Therapie.

Sowohl für die Initialtherapie als auch für die Erhaltungstherapie sind unterschiedliche Protokolle veröffentlicht.

### 7.5.1 Initialtherapie

Ohne deutlich erhöhtes Abstoßungsrisiko werden Erwachsene meist nach Protokoll mit Cortison, Ciclosporin oder Tacrolimus sowie Mycophenolsäure therapiert. Bei erhöhtem immunologischen Risiko wird eine **Induktionstherapie** mit zusätzlicher Gabe von monoklonalen Antikörpern (z. B. Lymphozyten-AK) durchgeführtErhaltungstherapie

Hierfür wird i. d. R. ein individuelles Protokoll, abhängig von z. B. Infektionsstatus, immunologischen Risiko etc. mit 2–3 Medikamenten verwendet. Hier kommen Calcineurin-Inhibitoren, Mycophenolsäure, Steroide sowie neuerdings auch Antikörper zum Einsatz.

## 7.6 Frühe Komplikationen nach NTX

### 7.6.1 Akutes Transplantatversagen

Durch hämodynamische Faktoren, Infektionen, vaskuläre (venöse und arterielle Thrombosen der Transplantatgefäße) und operative Komplikationen (Lymphozelen, Urinleckage und Verlegung des Transplantatureterlumens) sowie Transplantatabstoßungen, kann in der ersten Phase nach NTX ein akutes Transplantatversagen eintreten. Klinisch nimmt häufig die Urinausscheidung ab, laborchemisch findet sich ein Kreatininanstieg, und im Ultraschall sind morphologische Veränderungen (z. B. eine hilusnahe Lymphozele) im Gebiet um die Transplantatniere und eine veränderte Durchblutung (Hinweis auf eine Abstoßungsrektion) sichtbar.

### 7.6.2 Transplantatabstoßung

Die Nierentransplantatabstoßung wird einerseits zeitlich eingeteilt in hyperakute Abstoßung (Auftreten innerhalb von Stunden bis Tagen), akute (über Tage bis Wochen) sowie chronische (d. h. über Jahre meist subklinische Abstoßung, abhängig vom zeitlichen Verlauf) Abstoßung.

**Immunologisch** wird die hyperakute Abstoßung durch Alloantikörper vermittelt, während akute und chronische Abstoßung sowohl durch Alloantigene als auch -antikörper vermittelt sein können.

Die klinische Manifestation umfasst Fieber, Schmerzen über dem Transplantat, laborchemisch das akute Transplantatversagen sowie häufig ein deutlicher Rückgang der Diurese. Für die **Diagnose der Nierentransplantatabstoßung** ist aktuell eine **Nierentransplantatbiopsie** notwendig. Leider zeigt sich laborchemisch nur ein unspezifischer Kreatininanstieg, sodass eine histologische Diagnostik aktuell notwendig ist. Der Einsatz von Biomarkern ist seit über 30 Jahren Forschung noch nicht gelungen.

**Tab. 7.1** Beispiele für absolute medizinische Kontraindikationen für NTX

| | |
|---|---|
| Empfänger | Fortgeschrittene, nicht heilbare Tumorerkrankungen, nicht ausreichend behandelte Infektionen, schwere psychiatrische Erkrankungen, ggf. Kontraindikation, die sich durch vorherige misslungene NTX/renale Grunderkrankung ergeben |
| Postmortaler Spender | Fehlende Zustimmung zur Organentnahme, Infektionen, wie beispielsweise HIV, Masern, Tollwut, Parvoviren, Prionenerkrankungen |
| Lebendnierenspende | Eingeschränkte Nierenfunktion, bestehende maligne Erkrankungen, Schwangerschaft des potentiellen Spenders |

Die Therapie erfolgt je nach Histologie möglichst spezifisch durch Intensivierung der Immunsuppression und ist weiterhin Gegenstand intensiver Forschung.

## 7.7 Langzeitkomplikationen und Prognose nach NTX

### 7.7.1 Chronische Transplantatdysfunktion

Der Begriff der chronischen Transplantatdysfunktion beschreibt eine zunehmende, multifaktoriell bedingte Verschlechterung der Funktion der Transplantatniere. Eine sichere kausale Therapie der chronischen Transplantatdysfunktion ist heutzutage nicht möglich. Für die chronische Transplantatfunktion spielen immunologische Faktoren wie HLA-Matches und Abstoßungen eine Rolle. Ebenso sind auch nicht-immunologische Faktoren wie Ischämiezeiten zum Zeitpunkt der Transplantation, Medikamententoxizität und -compliance, sowie kardiovaskuläre Vorerkrankungen des Nierenspenders entscheidend.

### 7.7.2 Prognose nach NTX

Für postmortale Nierentransplantate wird derzeit eine Halbwertszeit von 10–12 Jahren, für eine Nierentransplantation nach Lebendspende von mehr als 20 Jahren angegeben.

Im Vergleich zu gleichaltrigen nierengesunden Menschen haben nierentransplantierte Menschen weiterhin eine erhöhte Mortalitätsrate. Obwohl sich das kardiovaskuläre Risiko nach der Transplantation erheblich reduziert, sterben fast 50 % der Patienten mit erhaltener Transplantatfunktion an kardiovaskulären Erkrankungen. Eine weitere Ursache der erhöhten Sterblichkeit ist bei jeweils 1/6 der Patienten der Tod an Malignomen (insbesondere Hauttumore und Lymphome) sowie an Infektionen.

## 7.8 Rechtliche Grundlagen

Das Transplantationsgesetz regelt in Deutschland seit 1997 verbindlich Organspende, Organentnahme sowie Vermittlung und Übertragung von Organen. Das deutsche Transplantationsgesetz verpflichtet die deutsche Bundesärztekammer (BÄK) zur Richtlinienerstellung nach aktuellem medizinischem Wissensstand.

Neben einer rechtlichen Evaluation erfolgt vor NTX eine medizinische Evaluation, um Kontraindikationen oder Risiken auszuschließen.

### 7.8.1 Voraussetzungen des Empfängers

Laut aktuellen Richtlinien der BÄK sollte eine Organtransplantation durchgeführt werden, wenn dadurch eine Lebensverlängerung und Verbesserung der Lebensqualität erwartet werden kann. Kontraindikationen sind in Tab. 7.1 dargestellt.

### 7.8.2 Rechtliche Voraussetzungen der postmortalen Organspende

Hierzu zählen Diagnose des Hirntodes von zwei unabhängigen und darin erfahrenen Ärzten, Zustimmung zur Organspende des Spender oder dessen Angehörigen nach mutmaßlichem Willen des Hirntoten.

### 7.8.3 Rechtliche Voraussetzungen der Lebendspende

Zeitgleich darf kein postmortales Organ zur Verfügung stehen. Volljährigkeit des potenziellen Spenders und zweifelsfreie Freiwilligkeit zur Spende müssen gesichert sein. Der Spender muss Verwandter 1. bzw. 2. Grades oder eine „in besonderer Weise emotional nahe stehende" Person sein. Es darf keinen Anhalt für Organhandel geben.

### 7.8.4 Kriterien der Organallokation



Für die Länder Deutschland, Niederlande, Belgien, Luxemburg, Österreich und Slowenien organisiert die Vermittlungsstelle Eurotransplant die Organallokation. Die Organverteilung erfolgt nach Kriterien der Dringlichkeit, Wartezeit, räumlicher Distanz zwischen Transplantationszentren, Alter (Kinder unter 15 Jahren erhalten besondere Dringlichkeitspunkte, ab 65 Jahren erfolgt die Vermittlung nach Regelungen des ESP-Programms (European Senior Programm), Übereinstimmung der Gewebegruppen (HLA-Match), Zusatzpunkten, um nationale Unterschiede der Transplantationsbereitschaft auszugleichen.

# Glomerulonephritiden

*K. Segerer, C. Wanner*



J. Steffel, T. Lüscher (Hrsg.), *Niere und Ableitende Harnwege*, Springer-Lehrbuch,
DOI 10.1007/978-3-642-28236-2_8, 

Bei den Glomerulonephritiden handelt es sich um entzündliche Erkrankungen der renalen Glomeruli. Als Ursache wird eine autoimmunologische Reaktion vermutet. Die entzündlichen Veränderungen betreffen variabel das Mesangium, glomeruläre Kapillaren, die glomeruläre Basalmembran sowie Podozyten.
Die klinische Symptomatik der Glomerulonephritiden ist vielfältig, geht mit oligosymptomatischer Manifestation, Proteinurie, Mikro- oder Makrohämaturie einher und prägt sich als nephritisches oder nephrotisches Syndrom mit leichter bis stark eingeschränkter Nierenfunktion aus.

## 8.1 Definition

Glomerulonephritiden sind durch entzündliche histologische Veränderungen definiert. Diese betreffen in unterschiedlicher Ausprägung das Mesangium, glomeruläre Kapillaren und Basalmembran sowie die Podozyten.

Ablagerung von Immunglobulinen und -komplexen können im Bereich der Glomeruli vorkommen, ebenso wie ein Nachweis von Auto-AK gegen spezifische Strukturen des Glomerulus. Es kann auch lediglich eine glomeruläre Inflammation vorliegen. Oftmals findet sich eine Infiltration von Makrophagen und Lymphozyten in den glomerulären Strukturen und im Interstitium. In der Folge entsteht die abakterielle Entzündung mit Schädigung des glomerulären Filters. Bei Durchtritt von Erythrozyten durch den geschädigten Filter werden diese zu sog. Akantozyten verformt (◘ Abb. 8.1a–c).

**Das Auftreten von Akantozyten im Urin ist pathognomonisch für Glomerulonephritiden. Weitere häufige Merkmale einer Glomerulonephritis sind Proteinurie, nephrotisches Syndrom, renaler Hypertonus sowie eine Abnahme der glomerulären Filtrationsrate.**

## 8.2 Einteilung

Spezifische Histologie und klinische Parameter teilen die Glomerulonephritiden in primäre und sekundäre Formen ein (◘ Tab. 8.1).

Bei den **primären Glomerulonephritiden** handelt es sich um isoliert renale Erkrankungen. Bei den **sekundären Glomerulonephritiden** liegen Systemerkrankungen vor, die einerseits in den Nieren eine Glomerulonephritis auslösen können andererseits gleichzeitig weitere Strukturen, wie Haut, Augen, Gelenke oder innere Organe betreffen können.

Weiterhin ist klinisch eine Einteilung in **5 klinische Syndrome** gebräuchlich (abnorme Urinbefunde, nephritisches Syndrom, nephrotisches Syndrom, rasch progrediente Glomerulonephritis, chronische Glomerulonephritis, ◘ Tab. 8.2), anhand derer eine Differentialdiagnose erfolgt (▶ Abschn. 8.5).

## 8.3 Epidemiologie

IgA-Nephritis, membranöse Glomerulonephritis, minimal-change-Glomerulonephritis und die fokalsegmentale Glomerulonephritis stellen die häufigsten Glomerulonephritiden dar. Glomerulonephritiden können kongenital auftreten, wie beispielsweise eine fokal-segmentale Glomerulonephritis, oder aber im höheren Erwachsenenalter manifest werden. Chronische Glomerulopathien sind in 35–55 % Ursache einer terminalen Niereninsuffizienz.

## 8.4 Ätiologie und Pathogenese

Die histologischen Veränderungen deuten darauf hin, dass immunologische Störungen für das Auftreten der verschiedenen Glomerulonephritiden ursächlich sind. Häufig ist die genaue Pathogenese der jeweiligen Glomerulonephritis bis heute nicht genau verstanden.

Beispielswiese ist die Ablagerung von Immunglobulinen oder -komplexen ein relevanter Pathomechanismus, der eine Aktivierung des Komplementsystems sowie von Entzündungszellen auslöst. Eine Ablagerung von Immunglobulinen oder -komplexen kann durch Medikamente, Bakterien oder Tumorantigene ausgelöst werden. Ebenfalls wird vermutet, dass strukturelle Störungen des Aufbaus von Immunglobulinen deren Abbau verhindern, und so eine glomeruläre Ablagerung auftritt.

Auch die Bindung von Auto-AK an der glomerulären Basalmembran kann Glomerulonphritiden auslösen (rapid progressive Glomerulonephritis).

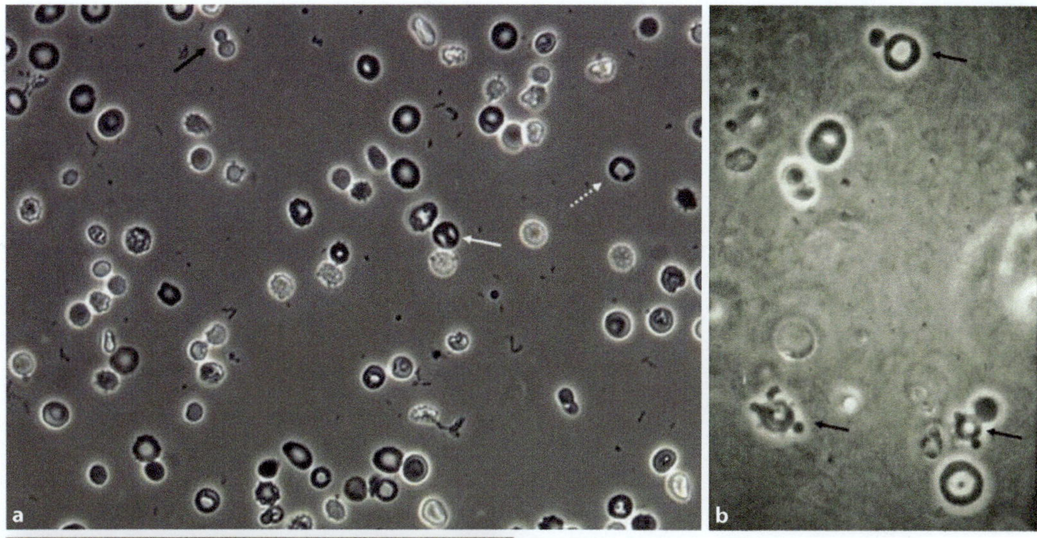

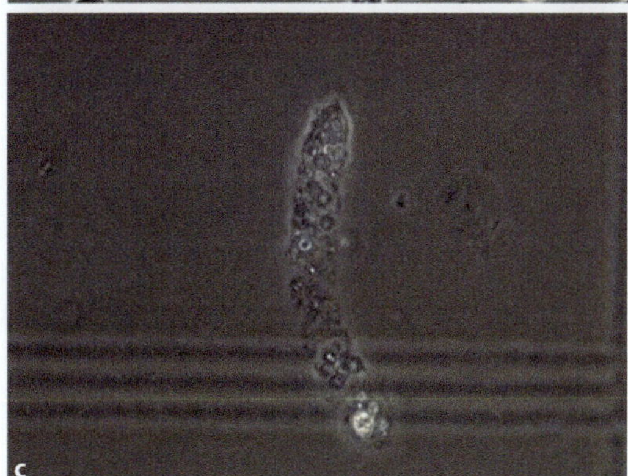

**Abb. 8.1a–c** Akantozyten. Urinsediment und Erythrozytenmorphologie mit Urin. **a** Phasenkontrastmikroskopie (Vergr. 400 : 1): dysmorphe Erythrozyturie als Hinweis auf renale Mikrohämaturie, Nachweis von Akanthozyten (*schwarzer Pfeil*). Knizozyten (*weißer Pfeil*), Kodozyten (weißer punktierter Pfeil) haben keine Bedeutung. **b** Phasenkontrastmikroskopie (Vergr. 1000 : 1): Akanthozyturie (*Pfeile*), charakteristischer Marker für eine renale Mikrohämaturie. **c** Lichtmikroskopie nach Papanicolaou-Färbung (Vergr. 1000 : 1): nicht-glomeruläre postrenale Erythrozyturie. **c** Phasenkontrastmikroskopie (Vergr. 400 : 1): Erythrozytenzylinder als Hinweis auf schwere Glomerulonephitis. (**a, c**: Margit Schmude, Dialyselabor, Universität Mainz; **b**: Dr. Ines Rathert, Institut für Urinzytologie Düren)

**Tab. 8.1** Einteilung in primäre und sekundäre Glomerulonephritiden

| | |
|---|---|
| Primäre Glomerulonephritiden | IgA-Nephritis (Nephropathie)<br>mesangioproliferative Glomerulonephritis<br>IgA-Nephritis (Nephropathie) oder Mesangioproliferative Glomerulonephritis)<br>Postinfektiöse Glomerulonephritiden (poststreptokokken Glomerulonephritis, Glomerulonephritis bei bakterieller Endokarditis)<br>Anti-glomeruläre-Basalmembran-Nephritis<br>Minimal-change-Glomerulonephritis<br>Fokal-segmentale Glomerulosklerose<br>Membranöse Glomerulonephritis<br>Membranoproliferative Glomerulonephritis |
| Sekundäre Glomerulonephritiden | **Vaskulitiden der kleinen und mittelgroßen Gefäße:** ANCA-assoziierte Vaskulitiden (mikroskopische Polyangiitis, Granulomatose mit Polyangiitis (früher Wegener Granulomatose), eosinophile Granulomatose mit Polyangiitis (früher Churg-Strauss-Syndrom), Polyarteriitis nodosa<br>**Kollagenosen:** systemischer Lupus erythematodes, Sklerodermie, renale Beteiligung bei rheumatoider Arthritis<br>Sarkoidose<br>Hepatitis B/Hepatitis C oder HIV-assoziierte Glomerulonephritis |

**Tab. 8.2** Renale Symptomkomplexe der Glomerulonephritiden und ihre Differentialdiagnose

| Renaler Symptomkomplex | Definition | Differentialdiagnose |
|---|---|---|
| **Abnormer Urinbefund** | Variable Proteinurie, Akantozyten | IgA-Nephritis<br>Membranoproliferative GN |
| **Nephritisches Syndrom** | Plötzliches Auftreten von Proteinurie und Akantozyten im Urin. Variabel mit arterieller Hypertonie, Ödemen, variable Nierenfunktionseinschränkung | **Primäre Glomerulonephritiden**<br>IgA-Nephritis, membranoproliferative GN, rasch progressive GN, Poststreptokokken-GN, GN bei bakterieller Endokarditis |
| | | **Sekundäre Glomerulonephritiden**<br>Vaskulitiden, Kollagenosen, Purpura Schönlein-Henoch, Kyroglobulinämie, Goodpasture-Syndrom, Hepatitis B/Hepatitis C oder HIV-assoziierte GN |
| **Nephrotisches Syndrom** | Auftreten von Ödemen, Proteinurie von > 3 g/Tag, Hypalbuminämie und Hyperlipidämie, variable Nierenfunktionseinschränkung | **Primäre Glomerulonephritiden**<br>Minimal-change-GN, fokal-segmentale GN, membranoproliferative GN, Poststreptokokken-GN, GN bei Endokarditis |
| | | **Sekundäre Glomerulonephritiden**<br>GN bei Hepatitis B/C, HIV, Mononukleose, Malaria, Kollagenosen, Vaskulitiden |
| **Rasch-progressive Glomerulonephritis (RPGN)** | Aggressivste Verlaufsform der GN mit rasch progredientem Nierenversagen über Tage bis Wochen mit Nierenfunktionseinschränkung von > 50 %. Zeitgleich Auftreten von Akantozyten und Erythrozytenzylindern im Urin | Goodpasture-Syndrom, infektiöse und postinfektiöse GN (Poststreptokokken-GN, GN bei Endokarditis), Purpura Schönlein-Henoch, Kryoglobulinämie, IgA-Nephritis, membranoproliferative GN, ANCA-assoziierte Vaskulitiden |
| **Chronische Glomerulonephritis** | Chronische Niereninsuffizienz | Die chronische GN ist als Endstadium aller primären und sekundären Glomerulonephritiden zu verstehen, wenn eine Remission der GN durch Therapie nicht gelingt. |

*GN* = Glomerulonephritis

Hierdurch kommt es ebenfalls zur Aktivierung von Komplement und Proteasen.

Ebenfalls wird vermutet, dass erworbene, möglicherweise entzündlich getriggerte bzw. genetische Funktionsstörungen der Podozyten sowie eine Schädigung glomerulärer Endothelzellen Glomerulonephritiden auslösen können. Hierbei Fehlen histologisch Immunkomplexablagerungen bzw. der Nachweis von Auto-Antikörpern.

## 8.5 Klinik

Neben einer renalen Symptomatik (abnormer Urinbefund, nephritisches Sediment, nephrotisches Syndrom, RPGN) muss klinisch auf Zeichen einer Systemerkrankung geachtet werden (Tab. 8.2). Hierzu gehören Veränderungen der Augen (Konjunktivitis, Iritis), der Haut (Schmetterlingserythem der Wangen, leukozytoklastische Vaskulits an den Unterschenkeln) und der Gelenke (Arthritis mit Rubor, Dolor, Calor, Tumor). Ebenfalls können bei pulmonaler Manifestation im Rahmen einer sekundären

Glomerulonephritis eine Dyspnoe und Hämoptysen vorliegen. Eine B-Symptomatik ist sehr häufig.

**Die Glomerulonephritiden zeigen sehr variable klinische Manifestationsformen!**

**Bei der *Rapid progressiven* GN (RPGN) finden sich histologisch charakteristischerweise eine glomeruläre Halbmondbildung (extrakapilläres Proliferat) sowie glomeruläre Schlingennekrosen.**

## 8.6 Diagnostik

Die Anamnese sollte Fragen zu Urinauffälligkeiten (Blutbeimengung, Schäumen), Wassereinlagerungen, Hypertonie, Familienanamnese sowie Hinweise auf rheumatische Beschwerden (Augen, Haut, Gelenke) ebenso erfassen, wie vorausgegangene Infektionen (insbesondere respiratorischer Infekte in Kombination mit blutigem Urin) und chronische Erkrankungen, wie Hepatits, HIV.

Die Urinuntersuchung erfolgt durch Mikroskopie des Urinsediments (Akantozyten, Erythrozytenzylinder). Zudem sollte im zweiten Morgenurin eine Proteinurie erfasst, differenziert und quantizifiert werden (z. B. Albumin/Kreatininquotient im Spontanurin).

Hinzu kommt eine Labordiagnostik bestehend aus Differentialblutbild, Kreatinin, Harnstoff, Elektrolyten, Lipidstatus, Transaminasen, Gesamteiweiß und Eiweißelektrophorese, C3-Komplement und CRP. Falls möglich wird ein Kreatininverlauf (Vorwerte Hausarzt) erfasst., durch Vorwerte z. B. vom Hausarzt. Weiterhin sind je nach Klinik verschiedene immunologische und virologische Parameter zu bestimmen.

**C3-Erniedrigung ist als Hinweis auf eine postinfektiöse Glomerulonephritis, Lupus-Nephritis, membranoproliferative Glomerulonephritis zu werten.**

Mithilfe des Ultraschalls wird die Größe der Nieren erfasst, die auf einen chronischen oder akuten Krankheitsverlauf hindeutet (verkleinerte Nieren = chronische Glomerulonephritis).

Die genaue Diagnose einer spezifischen Glomerulonephritis erfolgt letztlich wesentlich durch die Histologie, für die eine Nierenbiopsie notwendig ist.

**Nierenbiospie**

**Die Indikation und Durchführung erfolgt durch nephrologische Fachärzte, da asymptomatische abnorme Urinbefunde nicht immer eine Punktionsindikation darstellen. Bei Vorliegen einer isolierten nicht-nephrotischen Proteinurie sollte bei Kindern und jungen Erwachsenen eine orthostatische Proteinurie ausgeschlossen worden sein (gesammelter Tag/Nacht Urin)!**

**Eine isolierte glomeruläre Mikrohämaturie erfordert i. d. R. keine Nierenbiospie, aber die sichergestellte nephrologische Nachkontrolle, um bei ggf. Symptomprogress frühzeitig zu erfassen.**

Die Lichtmikroskopie zeigt oftmals ein gleiches histologisches Grundmuster glomerulärer Läsionen. Erst ergänzende immunologische und immunhistologische Untersuchungen (Tab. 8.3, Tab. 8.4) sowie Elektronenmikroskopie ermöglichen eine definitive Diagnose

## 8.7 Therapie

Allgemein erfordern Glomerulonephritiden aufgrund der vermuteten Pathogenese meist eine immunsuppressive Therapie. Hierfür liegen teilweise sehr komplexe und durch aktuelle Studien immer wieder ergänzte Therapieprotokolle vor. Trotz ihrer Anwendung im Alltag kann therapeutisch häufig keine dauerhafte Remission der jeweiligen Glomerulonephritis erzielt werden. Grundsätzlich werden auch die Begleiterscheinungen und Progressionsfaktoren behandelt, wie z. B. die Hypertonie und Proteinurie.

Die Prognose der jeweiligen Glomerulonephritis ist abhängig von der genauen Form und der Intensität der Nierenschädigung.

**Persistierende Proteinurie sowie abnehmende Nierenfunktion haben eine schlechte renale Langzeitprognose.**

**Tab. 8.3** Relevante immunologischer Parameter

| Immunologischer Parameter | Klinische Assoziation mit folgenden Erkrankungen |
|---|---|
| Anti-glomeruläre Basalmembran Antikörper | Anti-glomeruläre-Basalmembran-Antikörper-GN, Goodpasture-Syndrom |
| p-ANCAs | Mikroskopische Polyangiitis, Churg-Strauss-Syndrom |
| c-ANCAs (= Antikörper gegen Proteinase 3) | Granulomatöse Polyangiitis, Churg-Strauss-Syndrom |
| ANAs, Anti-Doppelstrang-DNA-Antikörper | Systemischer Lupus erythematodes |
| Scl-70 (Anti-DNA-Topoisomerase 1), Zentromerantikörper | Sklerodermie |
| Anti-CCP-Antikörper | Rheumatoide Arthritis |
| Antiphospholipid-Antikörper | Systemischer Lupus erythematodes, rheumatoide Arthritis, systemische Vaskulitiden |
| Kryoglobuline | Nierenbeteiligung bei essentieller/sekundärer Kryoglobulinämie |

8

**Tab. 8.4** Relevante serologische und virologische Parameter bei postinfektiösen und virusassoziierten Glomerulonephritiden

| | |
|---|---|
| Anti-Streptolysin-Titer, Anti-DNAse-B-Titer | Postinfektiöse GN |
| Hepatitis B Serologie | Hepatitis B assoziiierte GN |
| Hepatitic C Serologie | Hepatitis C assoziierte GN |
| HIV-Serologie | HIV-assoziierte GN |

### 8.7.1 Besonderheiten der IgA-Nephritis (Synonym: Mesangioproliferative Glomerulonephritis)

#### Klinisch relevante Besonderheiten

Betroffen sind in Europa vor allem Männer zwischen dem 20.–40. Lebensjahr (Geschlechtsverhältnis 2 : 1).

Die klinische Manifestation variiert von asymptomatischen abnormen Urinbefunden, über nephrotisches Syndrom bis zur rapid progressiven Glomerulonephritis.

**Sehr häufig findet sich eine Manifestation mit rezidivierender, schmerzloser Makrohämaturie nach Infektion der oberen Atemwege oder nach körperlicher Anstrengung.**

Bei ca. 30–50 % der Patienten liegen erhöhte IgA-Spiegel im Serum vor.

#### Diagnosestellung

Die Diagnose wird anhand der Nierenbiopsie gestellt. Die Histologie (Abb. 8.2) zeigt typischerweise mesangiale IgA-Ablagerungen, wobei es sich fast ausschließlich um polyklonales IgA1 handelt. Knochenmarksveränderungen als Auslöser für diese polyklonale IgA Synthese liegen nicht vor. Neben einer quantitativ erhöhten IgA-Synthese, findet sich auch eine qualitative Abnormalität des synthetisierten IgA1, das möglicherweise als Antigen wirkt bzw. schlechter abgebaut werden kann und sich somit als Ablagerung glomerulär ansammelt. Im Mesangium wird durch die Ablagerung eine Sekretion von proinflammatorischen Mediatoren ausgelöst (z. B. IL-6, PDGF).

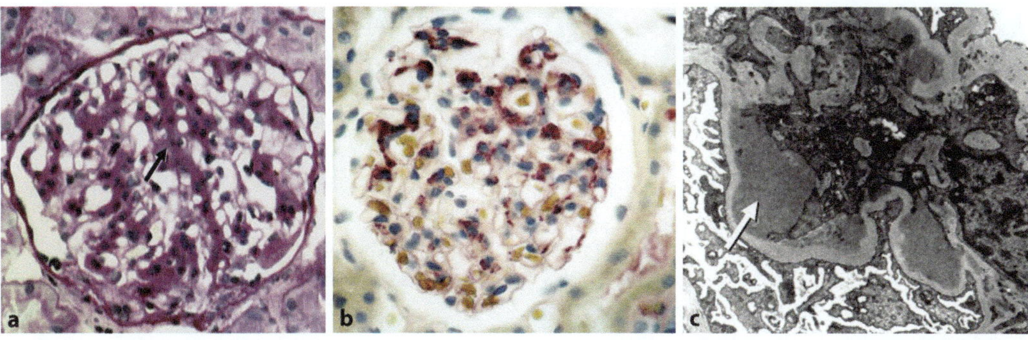


**Abb. 8.2** Histologie der IgA-Nephritis. (Aus Floege 2008)

**Tab. 8.5** Therapiestrategien bei IgA-Nephritis nach aktuellen klinischen Surrogatparemetern für die renale Langzeitprognose

| Surrogatparameter für Langzeitprognose | Therapeutische Maßnahmen |
|---|---|
| **Patienten mit guter Langzeitprognose**: Proteinurie < 0,5–1 g/die, keine GFR Einschränkung, keine arterielle Hypertonie | **Nephrologische Kontrollen**, RAS-Blockade mit dem Ziel Proteinurie < 0,5 g/Tag zu senken, optimale Blutdruckeinstellung (< 125/75 mmgHg), sonst keine Therapie |
| **Risiko für Nierenfunktionsverschlechterung:** Proteinurie > 1 g/die, renale Hypertonie, eingeschränkte GFR | **Supportive Therapie** (gute Datenlage):<br>RAS Blockade mit Ziel RR < 125/75 mmHg und Proteinurie < 1 g/d, Nikotinabstinenz, Therapie mit Statinen bei Hyperlipidämie |
| **Patienten mit Risiko für eine Nierenfunktionsverschlechterung:**<br>bei denen die Zielwerte durch supportive Therapiemaßnahmen nicht erreicht werden | Unklare Datenlage:<br>- Ggf. immunsuppressive Therapie, z. Bsp. Steroidtherapie bei eGRF > 70 ml/min/1,73 m², <br>- Ggf. erneute Nierenbiopsie bei nephrotischem Syndrom zur Differenzierung IgA-Nephritis mit focal sclerosierenden morphologischen Veränderungen.<br>- Ggf. erneute Nierenbiopsie bei Kreatintinanstieg mit der Frage schubweiser Verlauf im Sinne einer RPGN (dann ggf. Cyclophosphamid/Azathioprin/Steroide) |

*RAS* = Renin-Angiotensin-System

Immunkomplexe entlang der Basalmembran zeigen eine floride IgA-Nephritis und sind vermutlich prognostisch ungünstig.

### Grundzüge der Therapie und Prognose

Ältere Beobachtungen zeigen, dass bei 25 % der bioptisch gesicherten IgA-Nephritiden ein terminales Nierenversagen innerhalb der folgenden 10–20 Jahre auftritt. Andererseits fand sich zeitgleich in ca. 10 % eine Spontanremission. Daher kommt klinischen Surrogatparametern (Tab. 8.5) für eine Progression der Nierenschädigung im Rahmen der IgA-Nephritis eine wesentliche Bedeutung zu.

## 8.7.2 Besonderheiten der Purpura Schönlein-Henoch (PSH)

### Klinische Besonderheiten

Die Purpura Schönlein-Henoch (PSH) ist die häufigste Vaskulitis im Kindesalter und betrifft die kleinen Gefäße. Meist sind Kinder im 6./7. Lebensjahr betroffen. Eine Häufung findet sich in der kalten Jahreszeit sowie nach vorangegangener A-Streptokokken-Infektion. Die Purpura Schönlein-Henoch Vaskulitis ist meist selbstlimitierend, jedoch werden Rezidive in bis zu 30 % beobachtet. Bei Erwachsenen tritt die Erkrankung sehr viel seltener auf und geht mit einer schlechteren Prognose einher.

**Tab. 8.6** Übersicht der Häufigkeit der Organmanifestationen

| | |
|---|---|
| Hautmanifestation | 100 % |
| Arthritische Beschwerden | 40–60 % |
| Gastointestinale Beschwerden | 30–70 % |
| Renale Manifestation | 6–50 % |

Klinisch finden sich charakteristische Manifestationen an der Haut (**palpable Purpura**, typischerweise der unteren Extremität, Tab. 8.6). Ebenfalls sind Gelenke (flüchtige Arthritis v. a. der Kniegelenke und Sprunggelenke) und der Gastrointestinaltrakt von dieser Immunkomplexvaskulitis betroffen (kolikartige Bauchschmerzen, Blutnachweis im Stuhl, Ulcus, Invagination, Ileus). Sehr selten, jedoch gefährlich, ist eine gastrointestinale Hämorrhagie, die zu einem hämorrhagischen Schock führen kann.

8

Ebenfalls kann eine renale Manifestation der Schönlein-Henoch-Vaskulitis vorkommen. Hierbei kommt es zur Ablagerung von IgA-haltigen Immunkomplexen im Glomerulus. Klinisch zeigt sich eine variable renale Symptomatik von Makro- oder Mikrohämaturie, Proteinurie, arterielle Hypertonie, bis hin zum nephrotischen Syndrom oder Nierenversagen.

**Renale Manifestation als Erstsymptom ist ungewöhnlich, typischerweise Beginn mit Symptomatik der Haut (!), gastrointestinalen Beschwerden sowie Gelenkschmerzen.**

### Diagnosestellung

Zur Diagnosestellung werden die Diagnosekriterien des ACR (*American College for Rheumatology*) herangezogen. Eine Hautbiospie wird durchgeführt und zeigt eine leukozytoklastische Vaskulits. Auch eine Nierenbiopsie muss bei Nierenfunktionseinschränkung zur sicheren Differentialdiagnose erwogen werden (Abb. 8.3a–c).

### Grundzüge der Therapie und Prognose

Häufig kommt es zur Spontanremission der Vaskulitis innerhalb von 4 Wochen. Bei gastrointestinaler sowie renaler Symptomatik sind Steroide indiziert. Bei ausgeprägter renaler Beteiligung wird auch eine Therapie mit Steroidpuls oder Cyclosporin A eingesetzt. Für diese Therapiestrategie gibt es jedoch keine klare Datenlage.

Für die Langzeitprognose ist insbesondere die Nephritis in Verbindung mit dem Ausmaß der Proteinurie relevant, sodass in ca. 20–40 % eine chronische Niereninsuffizienz auftritt. In Deutschland sind 1,7 % der dialysepflichtigen Kinder der PSH-Nephritis zuzuschreiben.

## 8.7.3 Besonderheiten der postinfektösen Glomerulonephritis

### Klinisch relevante Besonderheiten

Die Pathophysiologie der postinfektiösen Glomerulonephritis (GN) ist unklar. Auslösende Erreger sind A-Streptokokken (Scharlach), Hautinfektionen (Post-Streptokokken-GN, Staphylokokken, Endokarditis, Mycobakterien, Parasiten sowie selten auch Pilze und Viren.

Während die postinfektiöse GN in Entwicklungsländern häufig ist und vor allem Kinder betrifft, ist sie in Industrienationen selten und findet sich eher bei älteren Menschen.

Klinisch präsentiert sich die postinfektiöse GN nach einem symptomfreien Intervall von 7–14 Tagen nach stattgehabter Infektion zumeist als klinische Trias von **nephritischem Syndrom, Ödemen** und **arterieller Hypertonie (Volhard Trias)**. Seltener sind auch nephrotisches Syndrom oder RPGN klinische Präsentationsformen. Bei Hypertonie klagen Kinder häufig über Kopfschmerzen oder gelegentlich Sehstörungen.

### Diagnosestellung

Die Diagnose erfolgt anhand von Klinik und Laborparametern. Wegweisend sind die klinische Trias sowie ein Urinbefund mit Akantozyten oder Erythrozytenzylindern. Ebenfalls findet sich eine variable Proteinurie.

Serologisch können bei der Poststreptokokken-GN ein erhöhter ASL-Titer (v. a. bei Pharyngitis) oder Anti-DNAse-Titer (v. a. bei Streptokokkeninfektion der Haut) gefunden werden. Ebenfalls kann bei der postinfektiösen GN der Komplementfaktor C3 im Serum erniedrigt sein (v. a. während der

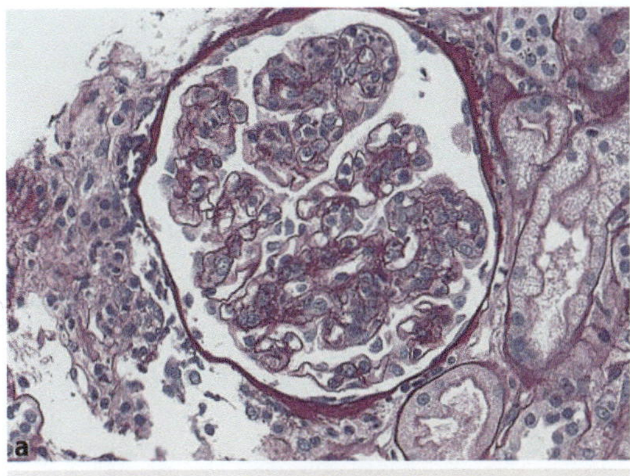
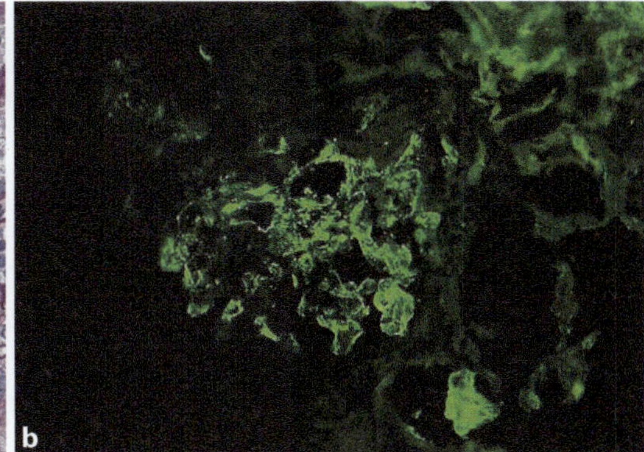
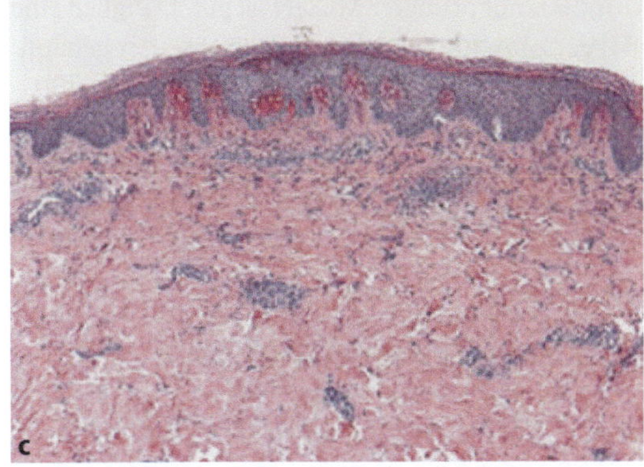

**Abb. 8.3a–c** Nierenbiopsie ggf. zur differentialdiagnostischen Diagnosesicherung. Purpura Schönlein-Henoch und Hautbiopsie. **a** Diffuse mesangial und endokapillär proliferative Glomerulonephritis (PAS, Vergr. 400 : 1). **b** Mesangiale IgA-Ablagerungen (Anti-IgA-Immunfluoreszenz, Vergr. 200 : 1). **c** aus Oberflächliche leukozytoklastische Vaskulitis mit ausgeprägten Erythrozytenextravasaten im Bereich der Papillenspitzen.

ersten Woche, normalerweise im Verlauf wieder normwertig).

Eine Nierenbiopsie zur Diagnose ist bei typischer klinisch-serologischer Präsentation i. d. R. nicht notwendig solange die Nierenfunktion normal ist.

Falls durchgeführt zeigt die Immunhistologie eine charakteristische Ablagerung von Immunkomplexen, meist IgG, seltener IgM sowie Ablagerungen des Komplementfaktors C3 in den Glomeruli. Begleitend treten eine diffuse Proliferation sowie Exsudate aus Neutrophilen und Monozyten auf.

### Grundzüge der Therapie und Prognose

Entscheidend ist die Prophylaxe der postinfektiösen GN durch antibiotische Therapie der auslösenden Infektion. Die postinfektöse GN wird lediglich symptomatisch mit Salzrestriktion und Flüssigkeitsrestriktion zur Therapie des Bluthochdrucks behandelt. Zur gelegentlich angewandten Steroidtherapie, v. a. bei nephrotischem Syndrom und RPGN, liegen keine randomisiert kontrollierten Studien vor.

## 8.7.4 Besonderheiten der minimal-change-Glomerulonephritis (MCGN)

### Klinisch relevante Besonderheiten

**Die minimal-change-Glomerulonephritis (MCGN) ist die häufigste Ursache des nephrotischen Syndroms im Kindesalter (90 % bei Kindern bis zum 10. Lebensjahr).**

Bei Erwachsenen ist eine MCGN in 15–25 % der Fälle Ursache des nephrotischen Syndroms (Bei 90 % als primäre Form, bei 10 % als sekundäres Phänomen im Rahmen einer hämato-onkologischen oder autoimmunen Grunderkrankung, Tab. 8.7).

**Die Unterscheidung zwischen primärer und sekundärer minimal-change-Glomerulonephritis ist histologisch nicht möglich und muss durch den Kliniker erfolgen!**

**Tab. 8.7** Minimal-change-Glomerulonephritis (MCGN)

| | |
|---|---|
| Primäre MCGN | Häufigste Ursache des nephrotischen Syndroms bei Kindern, gute Langzeitprognose, häufig Spontanremission, jedoch auch Rezidive mit meist guten Therapieoptionen |
| Sekundäre MCGN Glomerulonephritis | Vorkommen bei Lymphomen und Leukämien, SLE, atopischen Erkrankungen, medikamentenassoziiert (NSAR, Lithium) |

Klinisch charakteristisch für Kinder und Erwachsene ist das **plötzliche Auftreten eines nephrotischen Syndroms**. Gelegentlich geht die MCGN beim Erwachsenen mit einem akuten prärenalen Nierenversagen einher, insbesondere bei ausgeprägter Proteinurie und Hypalbuminämie, bedingt durch intravasalen Volumenmangel.

### Diagnosestellung

Bei Kindern erfolgt bei nephrotischem Syndrom i. d. R. keine Nierenbiospie. Hingegen wird, weil die MCGN eine Häufigkeit von 90 % hat, direkt eine Steroidtherapie begonnen, und die Diagnose gilt bei gutem Therapieansprechen als klinisch gesichert. Erst bei fehlendem Ansprechen wird bei Kindern eine Punktion zur Differenzierung von einer fokal-segmentalen Glomerulosklerose angestrebt.

Beim Erwachsenen erfolgt bei nephrotischem Syndrom immer eine Nierenbiopsie, und die Diagnose wird elektronenmikroskopisch gestellt.

Die Lichtmikroskopie bei MCGN zeigt einen normalen Befund mit lediglich geringer mesangialer Zellvermehrung. Charakteristisch sind Minimalläsionen, die sich in der Elektronenmikroskopie zeigen (Abb. 8.4b). Hierzu gehört ein Verlust der Fußfortsätze viszeraler Deckzellen (Podozyten). Immunhistologisch kann sich eine geringgradige IgG und IgM-Ablagerung nachweisen lassen. Die Pathogenese der MCGN ist bisher wenig verstanden. Möglicherweise spielt eine gestörte T-Zell-Funktion eine Rolle zu einer komplexen Immundysregulation mit dominantem TH2 Zytokinprofil, was vermutlich auch eine klinische Assoziation zu Atopie bei MCGN erklären könnte.

### Grundzüge der Therapie und Prognose

Die MCGN lässt sich meist sehr gut durch hochdosierte Steroidtherapie behandeln. Eine komplette Remission mit Reduktion der Urin Protein/Kreatinin-Ratio auf < 0,2 g/g gelingt meist innerhalb von 4 Wochen. Bei Rezidiv wird die Steroidtherapie wiederholt. Bei Steroidresistenz stehen zur weiteren Therapie Ciclosporin A und Cyclophosphamid zur Verfügung.

Die Langzeitprognose von Erwachsenen und Kindern mit primärer MCGN ist gut. Lediglich eine Hypertonie findet sich bei Erwachsenen gehäuft. Die Entwicklung einer terminalen Niereninsuffizienz ist selten. Jedoch ist auch eine Transformation in eine fokal segmentale Glomerulosklerose sowie die Entwicklung einer terminalen Niereninsuffizienz möglich.

## 8.7.5 Besonderheiten der membranösen Glomerulonephritis (MGN)

### Klinisch relevante Besonderheiten

Die MGN geht oft mit einem nephrotischen Syndrom einher und betrifft etwas häufiger erwachsene Männer. Die MGN tritt in ca. 80 % als primäre Form auf (Tab. 8.8).

**! 10 % der Patienten > 65 Jahre mit sekundärer MGN haben zum Diagnosezeitpunk eine Karzinomerkrankung bzw. entwickeln diese klinisch innerhalb des folgenden Jahres!**

Neben der klinischen Manifestation als nephrotisches Syndrom des Erwachsenen kommt bei der MGN auch eine Präsentation mit alleiniger Proteinurie und Mikrohämaturie vor. 10–30 % der Patienten weisen zum Erstmanifestationszeitpunkt eine arterielle Hypertonie und/oder Nierenfunktionseinschränkung auf.

Laborchemisch können sich neben den Veränderungen des nephrotischen Syndroms (Abb. 8.5), ein Immunglobulinmangel und AT III-Mangel zeigen.

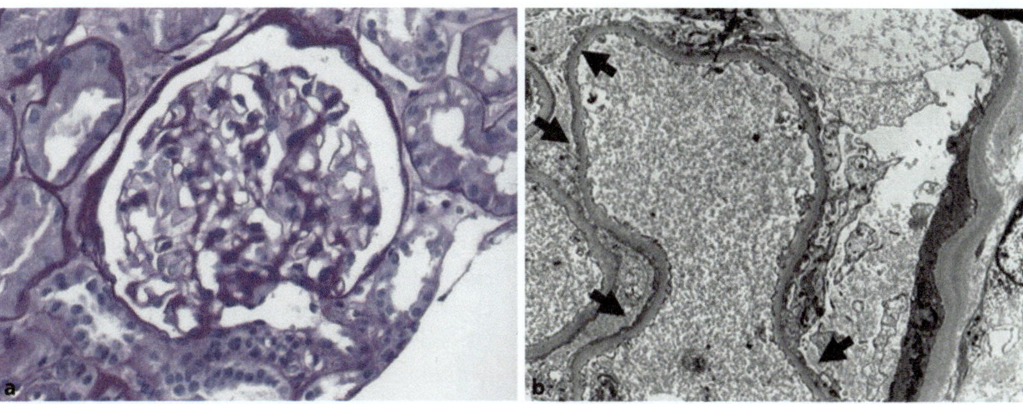

**Abb. 8.4a,b** Minimal-Change-Erkrankung: *a* PAS-Färbung, unauffälliger histologischer Befund; *b* Elektronenmikroskopie (Pfeile verschmolzene Fußfortsätze)

**Tab. 8.8** Primäre und sekundäre membranöse Glomerulonephritis

| | |
|---|---|
| Primäre MGN (ca. 80 %) | Diagnosestellung nach Ausschluss sekundärer Ursachen! |
| Sekundäre MGN (ca. 20 %) | - Infektionen (Hepatitis B/C, HIV, Malaria)<br>- Medikamente: Gold, Penicillinamin, NSAR<br>- Tumorerkrankungen: Magen-, Kolon-, Bronchial- und Prostatakarzinom<br>- Autoimmunerkrankungen: SLE, Sjögren-Syndrom, Hashimoto-Thyreoditis, primär biliäre Zirrhose<br>- Seltene Ursachen: M. Crohn, Sarkoidose, Myasthenia gravis, Sichelzellanämie, Dermatitis herpetiformis |

## Diagnosestellung

Die Diagnose erfolgt durch die Nierenpunktion. Wie auch bei der minimal change Glomerulonephritis ist eine histologische Differenzierung zwischen primärer und sekundärer Form nur klinisch, nicht jedoch histologisch möglich.

Lichtmikroskopisch imponierte eine Verdickung der Basalmembran ohne Zeichen der Proliferation. Immunhistochemisch und elektronenmikroskopisch lassen sich IgG und C3-Immunkomplexablagerungen subepithelial entlang der glomerulären Kapillarschlingen darstellen. Durch das Ausmaß der Immunkomplexablagerungen erfolgt eine Stadieneinteilung. Die Pathogenese der membranösen Glomerulonephritis ist weiterhin wenig verstanden. Möglicherweise induziert ein glomeruläres Autoantigen die eine in situ Immunkomplexbildung. Ein Phospholipase-$A_2$-Rezeptor Typ M dessen Antigen auf Podozyten exprimiert wird kann im Serum nachgewiesen werden.

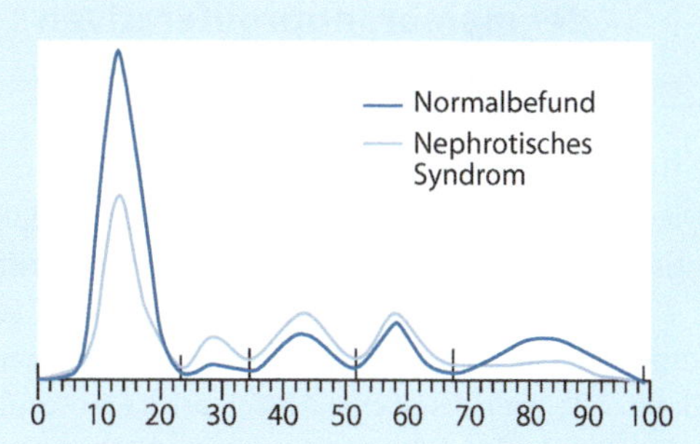


**Abb. 8.5** Typische Veränderungen der Serumelektrophorese bei nephrotischem Syndrom: absolute Erniedrigung des Albumins und der γ-Globuline bei relativer oder absoluter Erhöhung der $\alpha_1$-, $\alpha_2$- und β-Globuline

## Grundzüge der Therapie und Prognose

**Bei sekundärer membranöser Glomerulonephritis steht die Therapie der Grunderkrankung im Vordergrund!**

Entsprechend der „*rule of thirds*" kommt es bei ca. einem Drittel der Patienten zur Spontanremission, ein Drittel der Patienten weist eine persistierende Proteinurie bei stabiler Nierenfunktion auf, und bei einem weiteren Drittel kommt es zur fortschreitenden Niereninsuffizienz.

Daher sollte initial der Spontanverlauf über 6 Monat beobachtet, und in dieser Zeit lediglich eine symptomatische Therapie eines nephrotischen Syndroms durchgeführt werden. Danach empfiehlt sich bei fehlender Spontanremission eine immunmodulatorische Therapie nach Risikostratifizierung, wobei die aktuelle Studienlage hierzu nicht befriedigend ist. Grundsätzlich wird eine symptomatische Therapie bei nephritschen Syndrom, Therapie der Proteinurie mit ACE-Hemmer und eine diätatische Salzrestiktion sowie Blutdruckeinstellung mit Ziel < 130/80 mmHg begonne. Beispielsweise kommt dann ein immunsuppressives Schema nach Ponticelli dann zum Einsatz.

8

**Vor Beginn einer immunsuppressiven Therapie bei membranöser Glomerulonephritis muss eine sekundäre Ursache sicher ausgeschlossen sein!**

### 8.7.6 Besonderheiten der membranoproliferativen Glomerulonephritis (MPGN)

#### Klinisch relevante Besonderheiten

Die MPGN ist eine seltene Form der Glomerulonephritis, die meist Kinder und junge Erwachsene betrifft.

Die MPGN tritt in primären Formen und sekundären Formen auf (▣ Tab. 8.9). Die primäre Glomerulonephritis ist eine Ausschlussdiagnose und kommt allein durch Immunkomplexablagerung zustande. Histologisch werden Typ I-III unterschieden.

Eine sekundäre MPGN findet sich vor allem bei Erwachsenen und kann durch Immunkomplexablagerung, jedoch auch im Rahmen einer thrombotischen Mikroangiopathie sowie Paraproteinablagerungen auftreten.

Die MPGN manifestiert sich klinisch mit nephrotischem Syndrom oder nephritischem Sediment, asymptomatischer Proteinurie und Hämaturie oder seltener mit rezidivierenden Episoden einer Makrohämaturie. Häufig weisen Patienten eine arterielle Hypertonie sowie Nierenfunktionseinschränkung auf. Laborchemisch findet sich häufig eine Komplementverbrauch (C3, C4).

#### Diagnosestellung

Die Diagnose wird durch histologische Untersuchung einer Nierenbiopsie gestellt.

Lichtmikroskopie zeigt bei MPGN eine Verdickung der glomerulären Basalmembran sowie die charakteristische diffuse mesangiale Proliferation (▣ Abb. 8.6a,b). Immunhistochemie und Elektronenmikroskopie lassen teilweise eine Differenzierung zwischen primärer und sekundärer Form zu.

Die Pathogenese ist unklar, vermutlich spielt das Komplementsystem als Teil der angeborenen Immunität eine entscheidende Rolle.

#### Grundzüge der Therapie und Prognose

**Die primäre MPGN ist eine Ausschlussdiagnose, bei sekundärer MPGN sollte zunächst die zugrunde liegende Erkrankung behandelt werden.**

Neben einer symptomatischen Therapie von Proteinurie, arterieller Hypertonie sowie nephrotischem Syndrom, ist die Steroidtherapie bei Kindern mit nephrotischen Syndrom am besten in Studien untersucht. Für Erwachsene ist die Datenlage ungenügend, obwohl eine Spontranremission der primären MPGN selten ist, und bei der Hälfte der Patienten innerhalb von 10–15 Jahren eine dialysepflichtige Niereninsuffizinez auftritt. Meist wird nach Vorliegen von Risikofaktoren für einen Nierenfunktionsverlust eine Therapie mit Thrombozytenaggregationshemmer sowie Immunsuppressiva begonnen

### 8.7.7 Besonderheiten der fokal-segmentalen Glomerulosklerose (FSGS)

#### Klinisch relevante Besonderheiten

Die FSGS ist eine histologisch definierte Glomerulonephritis, bei der fokal- und segmental sklerosierende Veränderungen der Glomeruli auftreten. Es erfolgt eine Einteilung in primäre und sekundäre FSGS (▣ Tab. 8.10), deren Pathogenese unterschied-

**Tab. 8.9** Primäre und sekundäre membranoproliferative Glomerulonephritis

| | |
|---|---|
| **Primäre MPGN** | **Typ I**<br>Ca. 80 %, subepitheliale und mesangiale Immunkomplexablagerungen<br>**Typ II**<br>Ca 10–20 %, fortlaufende dichte Immunkomplexablagerungen der Basalmembran („dense deposit disease")<br>**Typ III**<br><5 %, dominieren von subendothelialen und subepithelialen Immunkomplexablagerungen |
| **Sekundäre MPGNs** | **Immunkomplexvermittelt:** Autoimmunerkrankungen (SLE, Sjögren, rheumatoide Arthritis), chronische Infektionen (v. a. Hepatitis C, B, Kryoglobulinämie, Endokarditis, Abszesse, Malaria), chronische Lebererkrankungen<br>**Begleitend bei chronischen und abheilenden thrombotischen Mikroangiopathien:** HUS/TTP, Antiphospholipidsyndrom, nach Knochenmarkstransplantation, Sichelzellänämie und Polycytämiea vera.<br>**Begleitend bei Paraproteinablagerungen:**<br>Kryoglobulinämie, Leichkettenablagerung bei Plasmozytom |

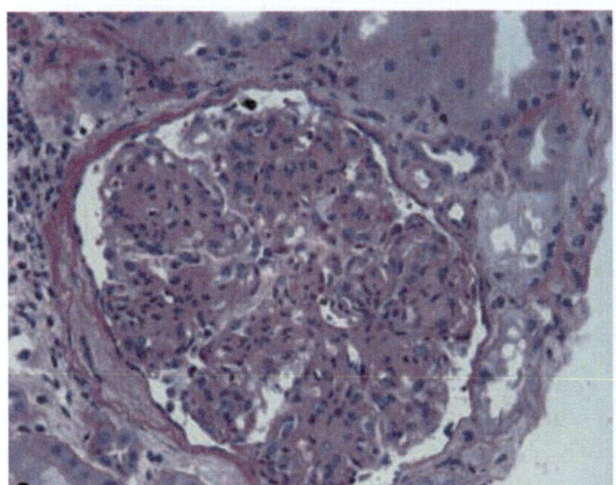


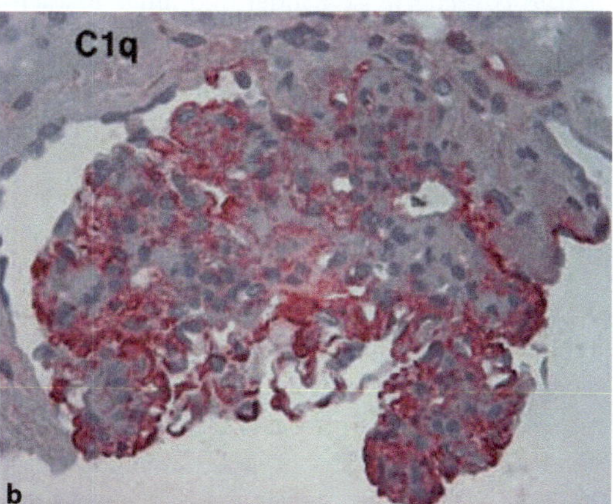


**Abb. 8.6a,b** Membranoproliferative Glomerulonephritis. Verbreiterte mesangiale Felder mit deutlich erhöhter Zellzahl und dadurch lobuliert erscheinendem glomerulärem Schlingenkonvolut. Periphere Basalmembranen verbreitert (PAS-Färbung, Vergr. 400 : 1) **b** MPGN. Immunhistochemische Reaktion auf Komplementfaktor C1q mit kräftiger Positivität in peripheren Basalmembranen sowie segmental granulär mesangial. (APAAP-Technik, Vergr. 630 : 1)

**Tab. 8.10** Primäre und sekundäre FSGS mit Ätiologie

| | |
|---|---|
| **Primäre FSGS** | Ätiologie weitestgehend unklar. Bekannt sind einige genetische Defekte mit Synthesestörungen von Proteinen, wie Podocin, Nephrin und α-Aktinin-IV, die für eine intakte Podozytenfunktion notwendig sind.<br>Ebenfalls sind möglicherweise Immundysregulationen der T-Zellen auslösend.<br>Tiermodelle sowie die Rekurrenz der primären FSGS in 30 % der Nierentransplantate macht das Vorliegen einer löslichen „Permeabilitätsfaktors" wahrscheinlich, der Auslöser der massiven Proteinurie sein könnte. |
| **Sekundäre FSGS** | Unterschiedliche Erkrankungen, die mit einer glomerulären Hyperfiltration einhergehen (Übergewicht, arterielle Hypertonie, Refluxnephropathie, unilaterale Nierenagenesie). Ebenfalls kann eine sekundäre FSGS medikamentös toxisch (Heroin, hochdosierte Pamidronattherapie), virusbedingt (HIV, Hepatitis B, Parvovirus B19) sowie durch multiples Myelom und MGUS auftreten. |

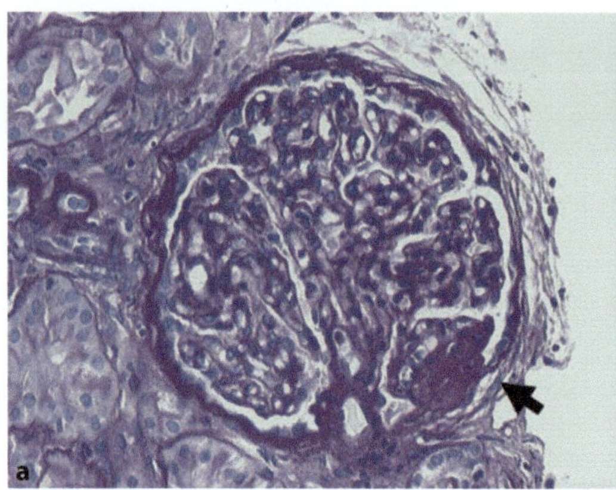


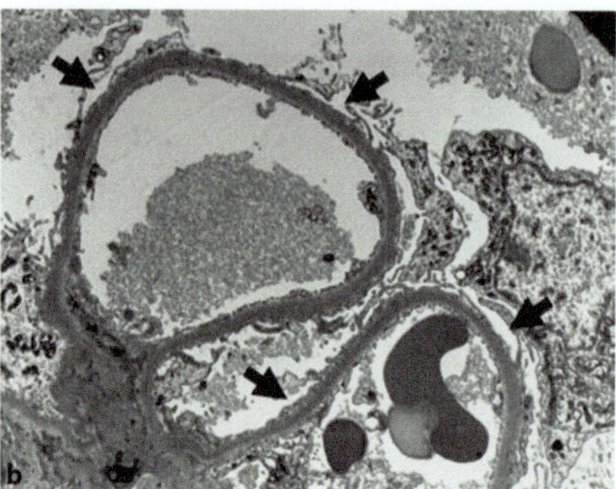


■ **Abb. 8.7a,b** FSGS: **a** PAS-Färbung (Pfeil segmentale Sklerose); **b** Elektronenmikroskopie (*Pfeile* verschmolzene Fußfortsätze)



lich vermittelt ist (■ Abb. 8.6). Die primäre FSGS betrifft typischerweise Kinder und junge Erwachsene.

Aus ungeklärten Ursachen nimmt die Prävalenz der primären FSGS in den Industrieländern zu. Dies ist insbesondere fatal, da gute Therapieoptionen häufig fehlen, und bei 30–50 % der Patienten mit primärer FSGS eine Rekurrenz im Transplantat vorkommt, sodass diese jungen Patienten häufig dauerhaft dialysepflichtig bleiben.

Neben der minimal-change Glomerulonephritis ist die FSGS klinisch klassischerweise mit einem **nephrotischen Syndrom** assoziiert (bei 70–80 % der Patienten die klinische Manifestationsform). 20–30 % der Patienten weisen lediglich ein asymptomatische Proteinurie, Hämaturie und Hypertonie auf.

### Diagnosestellung

Die Diagnose wird durch die Nierenbiospie gestellt (■ Abb. 8.7a,b). Diese zeigt fokal- und segmental sklerosierende glomeruläre Veränderungen sowie kollabierte Kapillaren und Adhäsionen zwischen den Kapillarschlingen und der Bowman-Kapsel.

### Grundzüge der Therapie und Prognose

Zunächst steht eine **renoprotektive Therapie** bei FSGS an erster Stelle. Hierzu gehören Gewichtsnormalisierung, Nikotinabstinenz sowie eine konsequente Blutdruckeinstellung auf Zielwerte von < 120/75 mmg möglichst in Kombination mit ACE-Hemmern oder AT1-Blockern. Zur Reduktion der Proteinurie ist ebenfalls eine ACE-Therapie notwendig sowie eine eiweißarme Ernährung. Bei Hyperlipidämie ist eine Statintherapie notwendig. Bei aufgetretener Thrombembolie ist eine dauerhafte therapeutische Antikoagulation einzuleiten.

Bei histologisch gesicherter FSGS wird initial bei erhaltener Nierenfunktion eine immunsuppressive Therapie für insgesamt 6 Monate empfohlen bzw. bis zur Remission, definiert als Proteinurie < 300 mg/Tag. Diese Therapie führt jedoch lediglich bei 20–30 % der Patienten zur Remission. Bei Steroidunverträglichkeit sowie Steroidabhängigkeit ist Ciclosporin A eine Alternativoption. Bei persistierender Proteinurie werden Tacrolimus oder Mycophenolat versuchsweise eingesetzt, wodurch in 70 % der Fälle eine komplette oder partielle Remission erzielt werden kann. Bei fortgesetzter Proteinurie sind Rituximab und Plasmapherese als individuelle Heilversuche eingesetzt worden.

Die FSGS findet sich bei ca. 2 % der terminal niereninsuffizienten Patienten in den USA als Ursache der Dialysepflichtigkeit. Bei den Patienten unter 24 Jahre beträgt der Anteil bei ca. 10 %.

## 8.7.8 Besonderheiten der Lupus-Nephritis

### Klinisch relevante Besonderheiten

Die Lupus-Nephritis umscheidet 6 verschiedene, nach WHO-Kriterien unterteilte histologische Formen der Glomerulonephritis. Eine Lupus-Nephritis tritt im Verlauf bei 30–90 % der Patienten mit systemischem Lupus erythematodes (SLE) auf.

Der SLE selbst ist eine systemische Autoimmunerkrankung, die meist zwischen dem 15.–30. Lebensjahr beginnt, gehäuft Frauen betrifft und eine Prävalenz von 1 : 2000 aufweist.

Die Pathophysiologie ist nur bruchstückhaft verstanden. Von Bedeutung sind verschiedene Autoantikörper, die alle gegen Zellkernbestandteile gerichtet sind. Möglicherweise ist eine gestörte Phagozytose von nukleären Apoptosepartikeln mitverantwortlich für die Ausbildung dieser antinukleären Autoantikörper. Auch eine genetische Prädisposition durch das HLA-DR2 und HLA-DR3 wird vermutet. Auslöser der Autoantikörperbildung sind u. a. Infektionen, Stress sowie UV-Licht. Durch die Autoantikörper kommt es zur Ausbildung von Immunkomplexen, die sich speziell in Haut, ZNS, Herz und Nieren ablagern.

Die Klinik ist variabel: initial bestehen häufig unspezifische Beschwerden, wie Müdigkeit, Arthralgien, Appetitlosigkeit, Gewichtsabnahme und unklares Fieber. Erst im Verlauf treten die typischen Hautmanifestationen, wie das Schmetterlingserythem sowie diskoide Veränderungen der Schleimhäute und Veränderungen des Blutbildes auf.

**Häufig wird die Diagnose eines SLE erst 2 Jahre nach Auftreten erster klinischer Manifestationen gestellt!**

Als Screening eignet sich die Bestimmung der **antinukleären Antikörper (ANA)** im Serum. Bei positivem Befund ist die Bestimmung der Anti-Doppelstrang-DNA-AK sinnvoll, die wiederum eine hohe Spezifität von 80–100 % aufweisen. Zur Diagnosestellung des SLE dienen die 11 Kriterien des *American Collage of Rheumatology* (**ACR-Kriterien**), von denen 4 erfüllt sein müssen (s. u.).

Im Verlauf der Erkrankung kann es zur prognostisch ungünstigen Organbeteiligung kommen. Hierzu zählen vor allem Lungen und Nieren.

Die renale Symptomatik ist variabel und reicht von asymptomatischer Proteinurie und Mikrohämaturie über nephritisches Sediment oder nephrotisches Syndrom bis zur rapid-progressiven Glomerulonephritis.

**Wichtig ist, dass nach Diagnose eines SLE alle 3–6 Monate Urinsediment sowie Nierenfunktion kontrolliert werden sollten um eine renale Beteiligung möglichst frühzeitig zu erfassen. Bereits bei geringer Proteinurie von ≥0,5 g/24 h oder einer leichten Nierenfunktionseinschränkung besteht die Indikation zur Nierenpunktion. Hierbei muss jedoch ein eingeschränkter Gerinnungsstatus (Thrombozytopenie) beachtet werden.**

**Diagnosestellung anhand der ACR-Kriterien**

- Gesichtserythem/Schmetterlingserythem
- Lupus discoides
- Fotosensibilität
- Ulzeration der Mundschleimhaut oder Nasenschleimhaut
- Arthritis
- Neurologische Symptomatik: Krampfanfall, Psychose
- Serositis: Pleuritis oder Perikarditis
- Nierenbeteiligung: Proteinurie ≥ 0,5 g/24 h, zelluläre Zylinder im Urinsediment
- Hämolytische Anämie, Thrombopenie, Leukopenie, Lymphopenie
- Anti-Doppelstrang-DNA-Antikörper (Anti-ds-DNA-Ak)
- Anti-nukleäre Antikörper (ANA)

Die Organbeteiligungen von Lunge, Herz, ZNS oder Nieren sind von Bedeutung für die Prognose der Erkrankung. In der Niere stehen die glomerulären Veränderungen bei der Lupus-Nephritis im Vordergrund, jedoch kommt es beim SLE auch zu vaskulären und tubulointerstitiellen Pathologien.

Die Klassifikation der Lupus-Nephritis erfolgt histologisch nach WHO-Kriterien in 6 Klassen (Tab. 8.11). Hierzu ist eine lichtmikroskopische, immunhistochemische sowie elektronenmikroskopische Aufarbeitung der Nierenbiospie notwendig. Die Zusätze A oder C beschreiben aktive bzw. chronisch inaktive Läsionen, die Buchstaben S und G segmentale oder globale Veränderungen.

Bei biopsierten Patienten finden sich am häufigsten eine fokal proliferative (Klasse III) sowie diffus proliferative (Klasse IV) Lupusnephritis.

**Tab. 8.11** WHO Klassifikation der Lupus-Nephritis anhand histologischer Veränderungen der Glomeruli

| WHO-Klasse | Histologie | mögliche klinische Präsentation | Verlauf |
|---|---|---|---|
| I | Minimale mesangiale Lupusnephritis | Mikrohämaturie und oder Proteinurie | Früheste und mildeste renale Beteiligung. I. d. R. mit guter renaler Prognose ohne Therapie. Therapie orientiert sich an extrarenalen Manifestationen |
| II | Mesangioproliferative Lupusnephritis | Mikrohämaturie und oder Proteinurie | Beschränkte Ablagerung von Immunkomplexen weitgehend ohne schwere Entzündungszeichen. I. d. R. gute renale Prognose. Therapie orientiert an extrarenaler Manifestation |
| III | Fokal proliferative Lupusnephritis | Nephritisches Sediment, variable Proteinurie, evt. mit GFR-Abfall | Immundepos subendothelial, intramembranös sowie subepithelial und mesangial. Befall von < 50 % der Glomeruli. Renale Prognose eingeschränkt, Indikation zur immunsuppressiven Therapie aufgrund des renalen Befalls |
| IV | Diffus proliferierende Lupusnephritis (Abb. 8.8) | Nephritisches Sediment, variable Proteinurie, evt. mit GRF-Abfall | Histologische Veränderungen wie bei Klasse III Lupus-Nephritis, jedoch Befall von ≥ 50 % der Glomeruli.<br>Indikation zur immunsuppressiven Therapie aufgrund des renalen Befalls |
| V | Membranöse Lupus-Nephritis | Meist ausgeprägte Proteinurie, nephrotisches Syndrom, evtl. mit GRF-Verminderung | Subepitheliale Immunkomplexablagerungen. Lupus-Nephritis Klasse V nimmt meist nur langsam progredienten Verlauf.<br>Möglicherweise allein symptomatische, progressionshemmende Therapie möglich |
| VI | Fortgeschrittene sklerosierende Lupus-Nephritis | GRF-Verminderung | Histologisch globale Glomerulosklerose von mind. 90 % der Glomeruli. Keine immunsuppressive Therapie erforderlich |

## Grundzüge der Therapie und Prognose

Ein allgemein gültiges Therapieprinzip des SLE ist, dass Erkrankungsaktivität und Schaden differenziert werden müssen, und nur eine durch Krankheitsaktivität bedingte Beschwerdesymptomatik Zielscheibe einer immunmodulatorischen Therapie sein kann, während Schäden eine rein symptomatische Therapie benötigen.

Bei SLE ohne Organmanifestationen werden Antimalariamittel sowie bedarfsorientiert NSAR und Steroide verabreicht. Bei hoher Krankheitsaktivität werden bislang eher empirisch Immunsuppressiva, wie Azathioprin, MTX oder Mycophenolat eingesetzt.

Die Therapie der Lupusnephritis richtet sich nach der histologisch definierten Lupusnephritis-Klasse. So benötigen die minimal mesangiale **(Klasse I)** Lupusnephritis und die mesangioproliferative **(Klasse II)** Lupusnephritis entsprechend aktueller Empfehlungen keine Therapie. Hier erfolgt eine Therapie orientiert an extrarenalen Manifestationen.

Die fokal proliferative **(Klasse III)** Lupusnephritis und die diffus proliferative **(Klasse IV)** Lupusnephritis hingegen erfordern wegen einer ungünstigen renalen Prognose eine immunsuppressive Therapie. Eine frühzeitige Therapie ist bei Klasse III und IV der Lupusnephritis vermutlich günstig um den Langzeitverlauf positiv zu beeinflussen. Prognostisch günstig ist zudem das frühzeitige Erreichen einer Remission innerhalb der ersten Monate nach Therapiebeginn. Die immunsuppressive Therapie bei Klasse III und IV der Lupusnephritis besteht aus einer Induktionstherapie und Erhaltungstherapie. Während der Induktionsphase kommt eine niedrig dosierte Cyclophosphamid-

Bolustherapie in Kombination mit Steroiden oder alternativ als *off lable use* Mycophenolat zum Einsatz. Für die folgende Erhaltungstherapie werden wahlweise Azathioprin oder Mycophenolat eingesetzt.

In der Therapie der membranösen **(Klasse V)** Lupusnephritis steht zunächst eine symptomatische progressionshemmende Therapie mit Blockade des Renin-Angiotensin-Systems im Vordergrund. Da die membranöse Lupusnephritis klinisch meist mit einem nephrotischen Syndrom einhergeht, erfolgt hier ebenfalls eine symptomatische Therapie der Hyperlipidämie. Bei einer ausgeprägten Hypalbuminämie kann eine Antikoagulation erwogen werden. Für eine immunsuppressive Therapie ist die Datenlage schlecht. Individuell kommen Steroide, Cyclophosphamid, Cyclosporin oder auch Azathioprin und Mycophenolat zum Einsatz.

Bei der fortgeschrittenen sklerosierenden **(Klasse VI)** Lupusnephritis steht die eine symptomatische Therapie zur Progressionshemmung der chronischen Niereninsuffizienz im Vordergrund.

Zahlen aus dem Zeitraum 1960–1988 zeigen, dass damals ca. 20 % der Patienten mit einer Lupusnephritis eine terminale Niereninsuffizienz entwickelten. Neuere Daten lassen vermuten, dass neuere Therapiestrategien diesen hohen Prozentsatz deutlich reduzieren. Nach einer Nierentransplantation treten bei bis zu 50 % der Lupus-Patienten Rezidive der Lupusnephritis im Transplantat auf, jedoch sind diese Rezidive milde und führen nur selten zu einem Transplantatverlust, sodass insgesamt die Prognose nierentransplantierter Lupus-Patienten nicht schlechter ist, als die Prognose von nierentransplantierten Patienten mit anderer renaler Grunderkrankung.

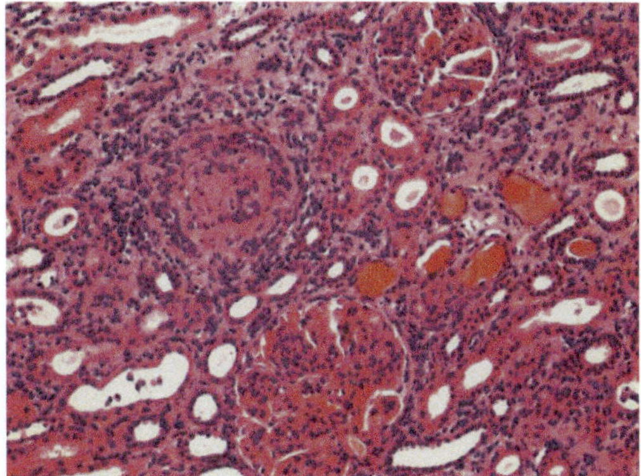

**Abb. 8.8** Diffuse proliferative Lupusnephritis (Klasse IV Lupus Nephritis). Lupus-Nephritis Klasse IV: Man sieht eine diffuse Glomerolonephritis mit mesangialer Zellvermehrung und Entzündungsinfiltration der Glomerulumschlingen. Im Glomerulum zeigen sich fokal bis mäßig dichte dargestellte PAS-positive Ablagerungen sowie hyaline Thromben. Fokal erkennt man eine Halbmondbildung. Im Interstitium variable granulozytäre und monozytären Infiltration. Blutgefäße mit z. T. angedeuteter Vermehrung der Wanddicke. Die Lumina sind frei von fibroproliferativen Veränderungen. In den Tubuli sind abgeschilferte Zellen zu sehen. Es liegt keine interstitielle Sklerose vor

## 8.8 Glomerulonephritiden bei ANCA-assoziierten Vaskulitiden

Allgemein werden die primären Vaskulitiden seit 1992 nach Festlegungen der Chapel-Hill-Konsensus-Konferenz in Vaskulitiden der kleinen, der mittelgroßen und der großen Gefäße eingeteilt (Abb. 8.9). Definierend für die Einteilung ist hierbei das histologisch kleinste betroffene Gefäß. Das heißt für die Klinik, dass im Rahmen der Vaskulitiden der kleinen Gefäße auch größere Gefäße von der Erkrankung betroffen sein können.

Die ANCA-Vaskulitiden stellen eine Untergruppe der primären Vaskulitiden der kleinen Gefäße dar (Abb. 8.10). Diese Untergruppe kann in den Nieren eine Glomerulonephritis auslösen. Zur Untergruppe der ANCA-Vaskulitiden gehören die Granulomatose mit Polyangiitis (bis 2011 Wegener Granulomatose), die mikroskopische Polyangiitis, die eosinophile Granulomatose mit Polyangiitis (früher Churg-Strauss-Syndrom) sowie die allein die Nieren betreffende ANCA-assoziierte nekrotisierende extrakapillär proliferierende Glomerulonephritis.

Charakteristisch für die ANCA-assoziierten Vaskulitiden ist histologische eine nekrotisierende Entzündung der kleinen Blutgefäße distal der Arteriolen. Zusätzlich ist das Auftreten von Autoantikörpern im Serum, die sog. antineutrophilen-zytoplasmatischen Antikörper (ANCA) typisch. Hierbei finden sich c-ANCA, die meist gegen das Zielantigen Proteinase 3 (PR3) sowie p-ANCA, die meist gegen das Zielantigen Myeloperoxidase (MPO) gerichtet sind. c-ANCAs finden sich charakteristi-

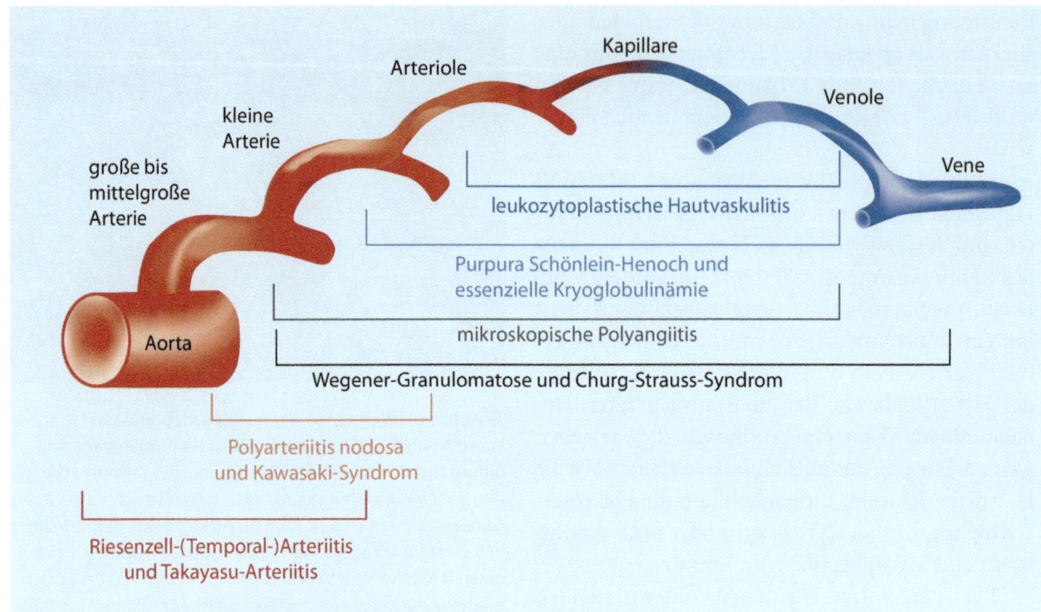


**Abb. 8.9** Chapel-Hill-Klassifikation primär systemischer Vaskulitiden

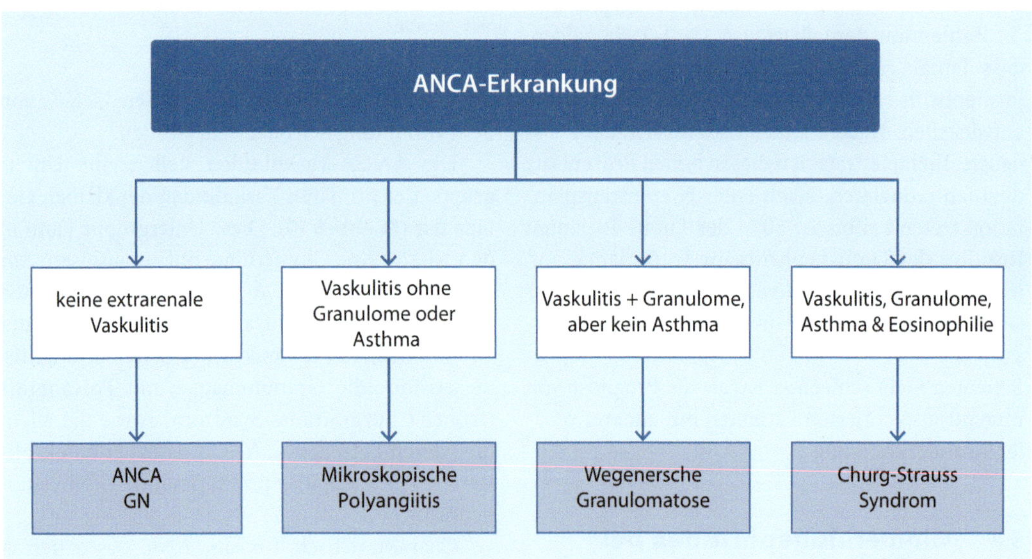


**Abb. 8.10** Algorithmus zur Unterteilung der verschiedenen ANCA-Vaskulitiden. (Nach Kettritz 2009)

scherweise bei der Granulomatose mit Polyangiitis (früher Wegener Granulomatose), p-ANCA sind charakteristisch für die mikroskopische Polyangiitis, bei der eosinophilen Granulomatose mit Polyangiitis (früher Churg Strauss Syndrom) findet sich ein variabler Nachweis von c- und p-ANCA.

Die Entstehung der ANCA ist wenig verstanden. Vermutlich spielen genetische Prädisposition, Umweltfaktoren sowie Infektionen, die allgemein als Trigger der ANCA-Vaskulitiden bekannt sind, eine Rolle. PR3 und MPO sind lysosomale Proteine der Neutrophilen und Monozyten, die ebenfalls durch ein sog. Priming durch einwirkende Faktoren, wie TNF, Interleukin 8 oder LPS in die Zellmembran der Neutrophilen und Monozyten eingebaut werden können. Die Interaktion der ANCA mit den zellmembranständigen PR3 führt zur Aktivierung der Granulozyten, wodurch eine Endothelzellschädigung sowie Gewebsschädigung ausgelöst wird. Klinisch können ANCA-Vaskulitiden verschiedenste Organe befallen (häufig: Nieren, HNO-Trakt, Lunge, Gelenke, Augen und Haut).

Die klinische Symptomatik der renalen Manifestation von ANCA-assoziierten Vaskulitiden reicht vom nephritischen Sediment bis zur rapid progressiven Glomerulonephritis, einem nephrologischen Notfall. Eine renale Manifestation der ANCA-Vaskulitiden findet sich vor allem bei der Granulomatose mit Polyangiitis, seltener bei der mikroskopischen Polyangiitis und sehr selten im Rahmen einer eosinophilen Granulomatose mit Polyangiitis.

Weitere Begleitsymptome dieser Systemerkrankungen sind neben der renalen Manifestation häufig B-Symptomatik, Hautausschlag, Augenentzündungen, chronische Nasennebenhöhlenentzündungen, andauernder, borkiger, blutiger Schnupfen, Ulzerationen im Mundbereich, blutiger Husten, seltener auch rezidivierende Bauchschmerzen, Taubheitsgefühle und evtl. sogar Lähmungen.

### 8.8.1 Besonderheiten der Granulomatose mit Polyangiitis (GPA)

#### Klinisch relevante Besonderheiten

Die GPA ist eine granulomatöse c-ANCA-assoziierte Vaskulitis und betrifft meist Patienten zwischen dem 40. und 60. Lebensjahr.

Das Krankheitsbild manifestiert sich klinisch im Frühstadium im oberen und unteren Respirationstrakt. Typische klinische Beschwerden der Patienten sind eine chronische blutig-borkige Rhinitis, rezidivierende Sinusitiden sowie eine Mastoiditis oder Mittelohrbelüftungsstörungen mit konsekutivem Hörverlust. Die GPA kann über einen langen Zeitraum auf den HNO-Trakt begrenzt bleiben. Im Verlauf kann es durch Zerstörung des Knorpels zu Defekten der Nasenscheidewand sowie Sattelnase kommen.

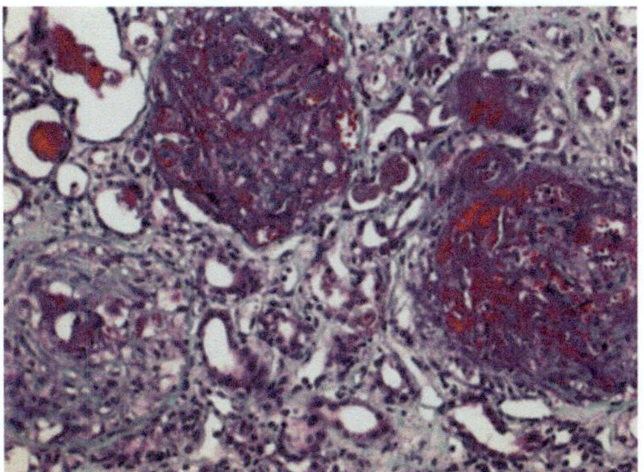

**Abb. 8.11** Histopathologie der Niere bei GPA: diffuse extrakapillare nekrotisierende Glomerulonephritis mit nekrotisierender Arteriolitis (Masson-Trichromfärbung, Vergr.: 100 : 1)

Die Ausbildung eines Generalisationsstadiums ist möglich. Hier sind alle Organe von der Vaskulitis betroffen (Abb. 8.11).

Die Klinik des renalen Befalls ist variabel und reicht über für den Patienten selbst asymptomatischer glomerulärer Erythrozyturie und Proteinurie über nephritisches Sediment bis hin zur rapid progressiven Glomerulonephritis mit Verschlechterung der Nierenfunktion um mindestens 50 % innerhalb von Tagen bis Wochen. Ein pulmonaler Befall führt klinisch zu Dyspnoe sowie gelegentlich Hämoptysen. Jedoch kann auch der rein röntgenologische Nachweis eines pulmonalen Rundherds eine Aktivität darstellen. Hier ist eine differentialdiagnostische Abgrenzung zum malignen Rundherd von Bedeutung.

Allgemeinsymptome des Generalisationsstadiums können Fieber, Abgeschlagenheit und Gewichtsverlust darstellen. Ebenfalls finden sich gelegentlich eine dermatologische sowie eine okuläre Beteiligung.

#### Diagnosestellung

Diagnostischer Goldstandard ist der histologische Nachweis durch eine Biopsie. Charakteristisch ist hierbei der Nachweis einer transmuralen Gefäßwandentzündung mit Granulomen sowie Nekrosen.

### Grundzüge der Therapie und Prognose

Die Therapie der GPA erfolgt allgemein adaptiert an das Krankheitsstadium. Hierfür wird als gemeinsam erarbeitete Empfehlung der *European League Against Rheumatism* (EULAR) sowie der *European Vasculitis Group* (EUVAS) eine Stadieneinteilung in lokalisierte, frühsystemische, generalisierte sowie schwere und refraktäre Erkrankung empfohlen.

Entsprechend dieser Einteilung gibt es von der EULAR/EUVAS Empfehlungen zur stadienadaptierten Therapie. Zudem sollte die Therapie durch ein Schwerpunktzentrum betreut werden.

Im Frühstadium der GPA, in dem die Erkrankung auf den Respirationstrakt beschränkt ist, wird häufig mit Cotrimoxazol, begleitet von einer symptomatische Therapie der Rhinitis mit fettenden Salben oder Nasenöl sowie Kochsalzspülungen, behandelt.

8

Das Generalisationsstadium der Erkrankung, so zeigten erste Studien von Friedrich Wegener aus dem Jahre 1967, verlief ohne Therapie tödlich. Heutzutage kommt daher entsprechend eine immunsuppressive Therapie mit einer Induktions- und einer Erhaltungstherapie zum Einsatz.

In der Induktionsphase werden Steroide sowie eine Cyclophosphamidstoßtherapie, zur Erhaltungstherapie Azathioprin und Methotrexat eingesetzt. Eine neuere Option ist der *off lable use* von Rituximab zur Remissionsinduktion sowie auch Erhaltungstherapie.

Im Rahmen einer rapid progressiven Glomerulonephritis mit erhöhtem Serum-Kreatinin kommt eine Plasmapheresetherapie zum Einsatz.

## 8.8.2 Besonderheiten der Anti-glomeruläre Basalmembran-Antikörper (Anti-GBM-AK) Glomerulonephritis und des Goodpasture-Syndroms

Anti-GBM-AK sind Autoantikörper, die gegen die α3-Kette des Kollagen IV gerichtet sind und hier eine nekrostisierende Glomerulonephritis auslösen können. Da Kollagen IV auch in der Lunge vorhanden ist, ist eine pulmonale Mitbeteiligung möglich. Dann liegt ein pulmorenales Syndrom, das sog. Goodpasture-Syndrom vor.

Anti-GMB-Nephritis und Goodpasture-Syndrom sind sehr seltene Erkrankungen. Die meisten Patienten erkranken in der 3. und 6. Lebensdekade.

### Klinisch relevante Besonderheiten

Klinisch präsentiert sich die Erkrankung zumeist als rapid progressive Glomerulonephrits, bei pulmonaler Beteiligung sind zusätzlich Hämoptysen möglich.

### Diagnosestellung

Die Diagnose erfolgt durch den Nachweis zirkulierender Antikörper und abschließend durch die Nierenbiopsie.

### Grundzüge der Therapie

Entscheidend für eine effektive Therapie ist die frühzeitige Diagnose. Durch Einsatz von Immunsuppression (hochdosierte Steroide, Cyclophosphamid i. v.) und ggf. Erweiterung der Therapie durch Plasmapherese, hat sich die Prognose der Erkrankung deutlich verbessert. Trotzdem bleibt das Goodpasture-Syndrom eine Erkrankung mit einer Letalität von bis zu 10 % in der Akutphase. Die renale Prognose ist weiterhin schlecht. Besonders bei initial erhöhten Kreatininwerten, Nachweis einer Fibrose oder > 50 % Halbmondbildung ist eine Dialysepflichtigkeit häufig.

# Akute und chronische interstitielle Nephritis

*K. Segerer, C. Wanner*



J. Steffel, T. Lüscher (Hrsg.), *Niere und Ableitende Harnwege,* Springer-Lehrbuch, DOI 10.1007/978-3-642-28236-2_9, © Springer-Verlag Berlin Heidelberg 2014

Die interstitielle Nephritis definiert sich durch typische histologische Veränderungen. Die Diagnose ist oft nicht einfach, da die klinische Symptomatik wenig ausgeprägt ist und zudem unterschiedlichste Auslöser zu diesem Krankheitsbild führen können.

## 9.1 Einteilung

Die Einteilung erfolgt aufgrund der histologischen Veränderungen, welche die akute interstitielle Nephritis von einer chronischen unterscheiden.

Die **akute interstitielle Nephritis** zeigt in der Histologie charakteristischerweise eine inflammatorische Reaktion des renalen Interstitiums mit Zellinfiltration durch T-Lymphozyten und Ödemausbildung (◘ Abb. 9.1).

Die **chronische interstitielle Nephritis** geht ebenfalls mit einer Inflammation des renalen Interstitiums einher und zeigt zusätzlich eine interstitielle Fibrose und Tubulusatrophie. Charakteristischerweise fehlt bei der chronischen Verlaufsform ein Ödem.

9

## 9.2 Epidemiologie

Biopsiestudien zeigen eine akute interstitielle Nephritis in 2–3 % als Ursache eines akuten Nierenversagens.

Da die chronisch interstitielle Nephritis initial subklinisch verläuft, und zum klinischen Manifestationszeitpunkt eine Biopsie vermutlich nicht mehr erfolgt, liegen hierfür in der Literatur keine Angaben zur Häufigkeit vor. Die Analgetikanephropathie als häufigste Ursache der chronisch interstitiellen Nephritis zeigte 1990 eine Häufigkeit von ca. 3 % der Dialysepatienten in Deutschland.

Bei Persistenz der auslösenden Ursache ist zudem ein Übergang der akuten interstitiellen Nephritis zur chronischen Nephritis möglich. Zusätzlich ist eine sekundäre chronische tubulointerstitielle Schädigung bei primären glomerulären Erkrankungen sowie bei der Refluxnephropathie möglich.

## 9.3 Akute interstitielle Nephritis

### 9.3.1 Ätiologie

Die häufigsten Ursachen für eine akute interstitielle Nephritis zeigt ◘ Tab. 9.1.

### 9.3.2 Anamnese

Evaluiert werden sollte ein Zusammentreffen von Nierenversagen und neuer Medikamentenexposition bzw. Infektionen in den letzten Wochen.

### 9.3.3 Klinik

Die klinische Symptomatik ist stark variabel. Die renale Symptomatik umfasst ein akutes Nierenversagen, Hämaturie, Polyurie, Flankenschmerzen sowie gelegentlich auch Urämiesymptome und arterielle Hypertonie. Bei medikamenteninduzierter akuter interstitieller Nephritis zeigen sich subklinische Verläufe bis ausgeprägte Hypersensitivitätsreaktionen mit Fieber und Exanthem.

### 9.3.4 Diagnostik

Hierzu zählt:
- Labor mit Anstieg der Retentionsparameter, Elektrolytstörungen
- Eosinophilie im Differentialblutbild
- Metabolische Azidose in der Blutgasanalyse
- Sterile Leukozyturie, Leukozytenzylinder, Mikro- und Makrohämaturie, tubuläre Proteinurie (meist < 1–1,5 g/die), Eosinophilurie, Bikarbonaturie und Glukosurie
- Vergrößerte, inhomogen echoreiche Nieren in der Sonographie, typischer Biospiebefund (Goldstandard)

> **Differentialdiagnose der Eosinophilurie! Vorkommen bei akuter interstitieller Nephritis, rapid progressiver Glomerulonephritis, akuter Prostatitis, Zystitis, chronischen Harnwegsinfektionen, Tumor der Blase, vaskulär-embolischen Nierenerkrankungen**

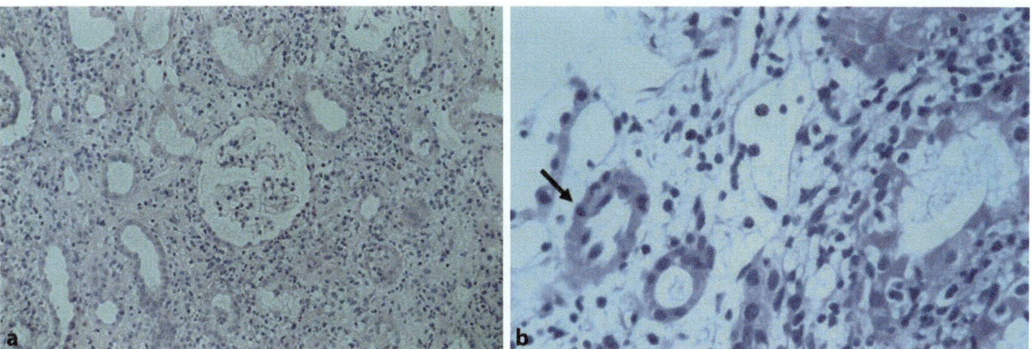


**Abb. 9.1a,b** **a** Akute interstitielle Nephritis mit interstitiellem Ödem und vorwiegend lymphozytärer interstitieller Zellinfiltration. **b** Tubulitis als Eindringen von Lymphozyten in das Tubulusepithel ausgehend vom Interstitium (Pfeil)

**Tab. 9.1** Ursachen der akuten interstitiellen Nephritis

| | |
|---|---|
| **Medikamente** | **Antibiotika:** Methicillin, β-Laktam-Antibiotika (Penicilline, Cephalosporine), Rifampicin, Vancomycin, Gentamycin, Tetrazycline, Ciprofloxacin, Contrimoxazol<br>**Virostatika**<br>**Analgetika:** NSAR, Paracetamol, MetamizolProtonenpumpeninhibitoren, Allopurinol, $H_2$-Rezeptorantagonisten, Antikonvulsiva, Röntgenkontrastmittel, |
| **Akute Infektionen/parainfektöse Auslöser** | **Viren:** *Hantaviren, CMV, EBV, Polyomavirus, HIV, Masernvirus*<br>**Bakterien:** *Streptokokken, Scharlach, Diphterie, Legionellen, Brucellen, Leptospiren, Mykoplasmen, Tuberkulose* |
| **Systemerkrankungen** | Systemischer Lupus erythematodes, Granulomatose mit Polyangiitis, Sarkoidose |
| **Sonstige** | Akutes tubulointerstitielle Nephritis und Uveitis-Syndrom |

**Hantanephritis**
**Häufig in Süddeutschland, Übertragung eines RNA-Virus über Urin und Kot von Nagetieren welche als Aerosole eingeatmet werden. Typische Klink mit Fieber, Rückenschmerzen, Übelkeit, Blutdruckerhöhung sowie Thrombozytopenie, ggf. Blutungsneigung, Hämolyse**

## 9.3.5 Therapie

Es erfolgt eine allgemein symptomatische Therapie des akuten Nierenversagens.

### Medikamentöse akute interstitielle Nephritis

Diese besteht im Absetzten des mutmaßlichen Medikamentes. Bei Persistenz des akuten Nierenversagens nach 3 Tagen erfolgt eine frühzeitig Steroidtherapie, z. B. 3 Tage Prednisolon i. v. 250 mg/Tag, danach 1 mg/kg oral für 8 Wochen.

### Infektiöse/parainfektiöse interstitielle Nephritis

Hier wird eine Antibiotikatherapie, im Regelfall keine Steroidtherapie, durchgeführt, zusätzlich meist eine symptomatische/spezifisch antivirale Therapie bei viraler Genese.

## 9.3.6 Prognose

Die Prognose ist abhängig von der Klinik (schlechtere Prognose bei subklinischem Verlauf, wenn auslösendes Medikament weiter verabreicht wird und Übergang in chronische interstitielle Nephritis stattfindet) und der Ätiologie.

Eine Aufarbeitung von 68 bioptisch gesicherten Fällen einer akuten interstitiellen Nephritis zeigte

Tab. 9.2 Ursachen der chronischen interstitiellen Nephritis

| | |
|---|---|
| Medikamente | NSAR (Analgetikanephropathie), Lithium, Calcineurininhibitoren (z. B. nach NTX), Chemotherapeutika |
| Toxine | Blei, Cadmium, Aristocholsäure (enthalten in chinesischen Kräutern) |
| Endemisch | Balkannephropathie |
| Systemerkrankungen | Sjögren-Syndrom, Systemischer Lupus erythematodes, Sarkoidose, Morbus Behçet |
| Neoplasien | Multiples Myelom, Sichelzellämie, lymphoproliferative Erkrankungen |
| Idiopathisch | |
| Sekundär | Sekundär bei renaler Grunderkrankung der Gefäße, Glomeruli etc. |
| Sonstiges | Strahlennephropathie, Uratnephopathie, Hyperkalziämie |

bei ca. 79 % eine reversible, in ca. 10 % eine teilreversible und in ca. 20 % der Fälle eine irreversible Niereninsuffizienz.

**Die in Süddeutschland verbreiteten Hantanephritis heilt zumeist ohne funktionellen Schaden aus.**

9

## 9.4 Chronische interstitielle Nephritis

### 9.4.1 Ätiologie

Auslöser der chronischen interstitiellen Nephritis sind, ähnlich den Auslösern der akuten interstitiellen Nephritis, primär Toxine und idiopathische Erkrankungsformen sowie sekundär beinahe alle chronischen Nierenerkrankungen (Tab. 9.2).

### 9.4.2 Klinik

Initial ist der Verlauf subjektiv meist subklinisch, gelegentlich kommt es zur arteriellen Hypertonie.

### 9.4.3 Diagnostik

Relativ früh finden sich Hinweise auf eine tubuläre Dysfunktion, wie z. B. tubuläre Proteinurie, sterile Leukozyturie. Es kommt zu einer progredienten Nierenfunktionseinschränkung. Gelegentlich zeigt sich eine Nierenkolik ohne Steinnachweis bei Analgetikanephropathie (Abb. 9.2) sowie Symptome im Rahmen von Grunderkrankungen. Ein typischer Befund mit Papillennekrosen zeigt sich im Nativ-CT bei Analgetikanephropathie.

### 9.4.4 Therapie

Die Therapie besteht in der Beseitigung des auslösenden Medikaments/Toxins. Ggf. erfolgt eine antimikrobielle Therapie oder Therapie der Systemerkrankung.

### 9.4.5 Prognose

Die Prognose ist abhängig von spezifischer Ätiologie und Ausmaß der Schädigung. Gelegentlich ist diese Erkrankung Ursache einer terminalen Niereninsuffizienz (Analgetikanephropathie).

**Analgetikanephropathie**

**Definition**
Typische Histologie mit tubulointerstitieller Fibrose, zusätzlich charakteristischen Papillennekrosen und einer Kapillarsklerose (Abgrenzung zur „Analgetika bedingten Nierenschädigung", bei der Papillennekrosen fehlen und lediglich ein Analgetikaabusus zur Progression einer Niereninsuffizienz führt).

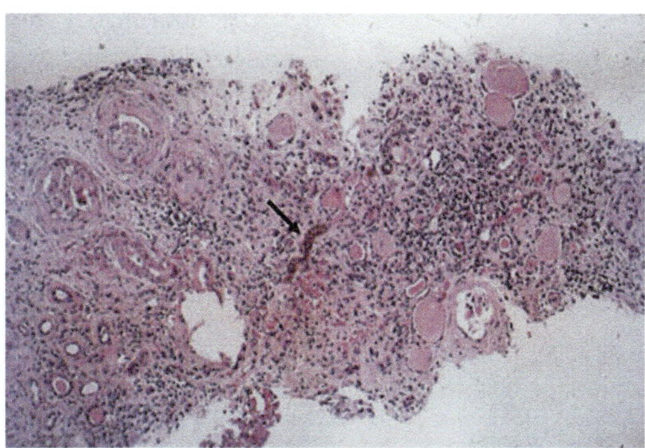

**Abb. 9.2** Endstadium der chronischen interstitiellen Nephritis bei Analgetikanephropathie durch phenacetinhaltige Schmerzmittel (*Pfeil:* lipofuszinhaltiger brauner Tubulus)

### Pathogenese

Phenacetin, Paracetamol und ihre Metaboliten wirken nephrotoxisch, Schädigung vor allem bei Kombinationspräparaten von Phenacetin und Aspirin

### Abgrenzung zur reversiblen Analgetika bedingte Nierenschädigung

Durch Prostaglandinsynthesehemmung der NSAR kommt hier es zur Vasokonstriktion der afferenten und efferenten Gefäße der Nieren (afferent >> efferent).

### Prophylaxe

Wahrnehmung eines unkontrollierten Arzneimittelkonsums und differenzierte, ärztlich begleitete Schmerztherapie

### Anmerkung

Phenacetin ist in Deutschland mittlerweile verboten, möglicherweise führt jedoch auch eine Monotherapie mit NSAR oder Paracetamol zur relevanten Nierenfunktionseinschränkung.

# Diabetische Nephropathie

K. Segerer, C. Wanner



J. Steffel, T. Lüscher (Hrsg.), *Niere und Ableitende Harnwege,* Springer-Lehrbuch,
DOI 10.1007/978-3-642-28236-2_10, 

Der Begriff diabetische Nephropathie beschreibt alle Formen der Nierenschädigung, die sich im Rahmen von Diabetes mellitus Typ 1 und 2 nachweisen lassen. Bei Diabetes mellitus Typ 1 muss je nach Stoffwechseleinstellung nach ca. 5–10 Jahren mit einer renalen Schädigung gerechnet werden (▪ Tab. 10.1), beim Typ 2, der lange klinisch asymptomatisch bleibt, schon zum Diagnosezeitpunkt.

## 10.1 Definition

Klinisch ist die diabetische Nephropathie definiert durch das Auftreten einer initialen Hyperfiltration und im Verlauf durch Albuminurie (Mikro- und Makro), Proteinurie, evtl. nephrotisches Syndrom und terminaler Niereninsuffizienz.

Die diabetische Nephropathie ist histologisch definiert durch typische Veränderungen, wie eine Verdickung der glomerulären Basalmembran, Proliferation der mesangialen Zellen und Matrixbildung mit diffuser oder nodulbildende Glomerulosklerose, Tubulusatrophie und interstitieller Fibrose sowie einer Gefäßwandhyalinose (▪ Abb. 10.1).

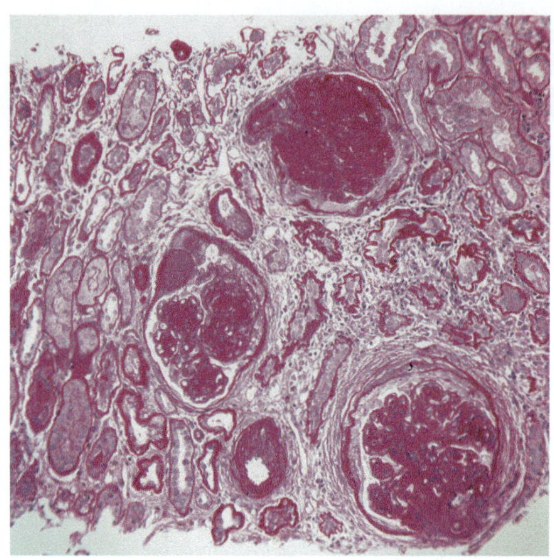

▪ **Abb. 10.1** Übersicht: diabetische Nephropathie mit nodulärer Glomerulosklerose im Endstadium, PAS, Vergr. 360:1

> **Charakteristischerweise sind die histologischen Veränderungen bei Typ 2 Diabetes mellitus heterogener. So kann trotz klinischer diabetischer Nephropathie eine normale glomeruläre Struktur gefunden werden.**
> **Bei Typ 1 Diabetes mellitus findet sich die historisch beschriebene noduläre Glomerulosklerose, die Kimmelstiel-Wilson Glomerulosklerose.**

## 10.2 Einteilung

siehe ▪ Tab. 10.1

## 10.3 Epidemiologie

Die diabetische Nephropathie entwickelt sich bei 25–40 % der Patienten mit Diabetes mellitus Typ 1 und 2. Es besteht eine familiäre Häufung. Aktuell sind bis zu 40 % der neuen Dialysepatienten bedingt durch eine diabetische Nephropathie terminal niereninsuffizient. Der Diabetes mellitus stellt damit eine wichtige Erkrankung im Kollektiv der Dialysepatienten dar.

> **Die diabetische Nephropathie ist eine häufige Ursache der Dialysepflichtigkeit!**

## 10.4 Ätiologie und Pathogenese

Die renale Schädigung beim Diabetes mellitus wird durch metabolische und hämodynamische Faktoren vermittelt. Zusätzlich spielen vermutlich genetische Polymorphismen der ACE-Insertions-Deletion eine Rolle, die zur Entwicklung einer diabetischen Nephropathie prädestinieren.

Die Hyperglykämie führt zu erhöhter Synthese von Angiotensin II und bedingt hierdurch neben anderen Faktoren das Entstehen einer Hyperfiltration. Als Folge der Hyperglykämie kommt es auch zur gesteigerten Freisetzung von reaktiven Sauerstoffmetaboliten, worüber zytotoxische Effekte sowie Inflammation und Fibrose induziert werden.

Veränderungen der glomerulären Hämodynamik führen zu erhöhten intraglomerulären Druckverhältnissen und mechanischen Stress (erhöhter Druck auf die Gefäße). Hierdurch entstehen struk-

**Tab. 10.1** Stadien der diabetischen Nephropathie bei Typ 1 Diabetikern

| Stadium | GFR | Albuminurie | Blutdruck | Erkrankungsdauer |
|---|---|---|---|---|
| Hyperfiltration | 25–50 % erhöht | Keine | Normal | 0–5 Jahre |
| Mikroalbuminurie | Normal bis leicht erniedrigt | Mikroalbuminurie 30–300 mg/g Kreatinin | Leichter Anstieg | 5–15 Jahre |
| Manifeste diabetische Nephropathie | Erniedrigt, chronische Niereninsuffizienz | Makroalbuminurie (>300 mg/g Kreatinin) bzw. nephrotisches Syndrom | Erhöht | 10–30 Jahre |
| Terminale Niereninsuffizienz | GRF <15 ml/min | Evtl. weniger werdend | Erhöht | 20–40 Jahre |

turelle Veränderungen der Mesangiumzellen und Podozyten mit Entwicklung einer Glomerulosklerose.

**Genetische Prädisposition durch genetische Polymorphismen der ACE-Insertions-Deletion, hämodynamische und metabolische Veränderungen bei Hyperglykämie bedingen die Entstehung der diabetischen Nephropathie.**

## 10.5 Klinik

Die Klinik ist meist wenig auffällig. Erst arterielle Hypertonie, nephrotisches Syndrom oder Symptome der chronischen Niereninsuffizienz führen zur Wahrnehmung einer klinischen Symptomatik.

**Da die Mikroalbuminerie meist unbemerkt bleibt, muss bei Verdacht gezielt nach diesem Symptom gesucht werden!**

## 10.6 Diagnostik

Für Diagnostik und Therapie der diabetischen Nephropathie liegt seit 2011 eine nationale Versorgungsleitlinie vor. Sie besteht unter anderem aus einen **Diagnostik-Algorithmus**, der bei Erstdiagnose eines Typ 2 Diabetes mellitus sowie nach einer Erkrankungsdauer von > 5 Jahren bei Typ 1 Diabetes mellitus durchgeführt werden sollte und bei unauffälligen Befunden jährlich zu wiederholen ist.

Grundlage hierfür ist, dass eine Hyperfiltration klinisch bisher nicht zu erfassen ist und dass das erste Zeichen der diabetischen Nephropathie, die Mikroalbuminurie, vom Patienten oder Arzt ohne weitere Laboruntersuchungen nicht wahrgenommen werden kann.

Die **Nierensonographie** zeigt initial meist lediglich echogene, leicht vergrößerte Nieren, und selbst bei fortgeschrittener Niereninsuffizienz stellen sich die Nieren häufig noch normal groß dar.

Die Diagnose der diabetische Nephropathie erfordert i. d. R. keine Nierenpunktion, da sie mit 95 % Wahrscheinlichkeit die Ursache einer chronischen Niereninsuffizienz bei langjährigem Typ 1 Diabetes mellitus ist und mit einer Wahrscheinlichkeit von 70 % bei Typ 2.

## 10.7 Therapie

Die Therapie der diabetischen Nephropathie besteht in der Einstellung der diabetischen Stoffwechselentgleisung, Blutdruckkontrolle, Therapie der Proteinurie sowie der Begleiterkrankungen der chronischen Niereninsuffizienz

Praxistipp

**Einstellung des Diabetes mellitus bei diabetischer Nephropathie**

- $HbA1_c$ <7,0 % zur Verhinderung der Progression der diabetischen Nephropathie
- $HbA1_c$ 7,0–7,5 % bei Vorliegen von makroangiopathischen Komplikationen

**Einstellung des Blutdrucks bei diabetischer Nephropathie**

- Ziel-RR <140/80 mmHg bzw. < 130/80 mmHg
- 1. Wahl sind ACE-Hemmer und AT1-Rezeptorantagonisten
- Kombinationstherapie mit langwirksamen Calciumantagonisten, dann Diuretika und Betablocker

**Orale Antidiabetika und Niereninsuffizienz!**
**Orale Antidiabetika sollten bei Kontraindikation abgesetzt bzw. bei Niereninsuffizienz in der Dosierung angepasst werden!**



## 10.8 Prognose

Patienten mit Mikroalbuminurie entwickeln 5mal häufiger, Patienten mit Makroalbuminurie 10–30mal häufiger eine terminale Niereninsuffizienz. Gleichzeitig sind glomeruläre und tubulointerstitielle Schäden nach Korrektur der Hyperglykämie teilweise reversibel.

## 10.9 Prävention der diabetischen Nephropathie

Die wichtigsten Maßnahmen zur Prävention der diabetischen Nephropathie bestehen in konsequenter Einstellung der diabetischen Stoffwechsellage, Blutdruckeinstellung auf Zielwerte sowie gesunder proteinreduzierter, salzarmer Ernährung, körperlicher Aktivität und einer Nikotinkarenz des diabetischen Patienten.

# Hypertensive Nephropathie

K. Segerer, C. Wanner



J. Steffel, T. Lüscher (Hrsg.), *Niere und Ableitende Harnwege,* Springer-Lehrbuch,
DOI 10.1007/978-3-642-28236-2_11, 

Endorganschäden bei arterieller Hypertonie können neben Gefäßen, Augen und Gehirn unter anderem die Nieren mit einer hypertensiven Nephropathie betreffen. Synonym wird der Begriff der hypertensiven Nephroangiosklerose verwendet.

## 11.1 Einteilung

Klinisch und pathologisch sind **zwei Formen** zu unterschieden:

1. Zum einen existiert die **maligne Nephrosklerose**, eine renale Schädigung durch exzessive arterielle Hypertonie, die histologisch durch fibrinoide Nekrosen und myointimale Hyperplasie charakterisiert ist. Auch lässt sich histologische eine thrombotische Mikroangiopathie finden. Diese Form ist durch frühzeitiges, breites Screening auf arterielle Hypertonie heutzutage selten und betrifft dann jedoch häufig junge Menschen, die sich mit terminaler Niereninsuffizienz präsentieren.
2. Als häufigere Form wird die **(benigne) Nephrosklerose** beschrieben, die histologisch durch mikrovaskuläre Veränderungen, wie Hyalinose der glomerulären Arteriolen, Intimaverdickung und Verbreiterung der Lamina elastica interna der Aa. arcuatae und Interlobulararterien charakterisiert wird (◘ Abb. 11.1).

11

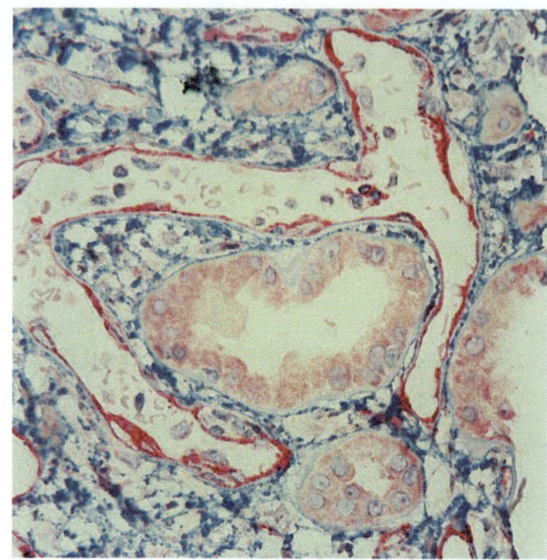

◘ **Abb. 11.1** Hypertensive präglomeruläre Vaskulopathie (sog. benigne Nephrosklerose oder Arteriolohyalinose) in den inneren und mittleren Schichten einer peripheren Interlobulararterie und eines Vas afferens. PAS, Vergr. 1:1140

**Risikofaktoren für die Entwicklung einer hypertensiven Nephropathie**

- Afrikanische Vorfahren
- Langjährige arterielle Hypertonie
- Positive Familienanamnese für eine hypertensive Nephropathie
- Mikroalbuminurie
- Diabetes mellitus
- Linksventrikuläre Hypertrophie
- Alter

## 11.2 Epidemiologie

Die hypertensive Nephropathie stellt nach der diabetischen Nephropathie die **zweithäufigste Ursache einer terminalen Niereninsuffizienz** dar. Verschiedene Faktoren erhöhen das Risiko, eine hypertensive Nephropathie zu entwickeln. Vermutlich bedingt bereits eine **langjährige milde arterielle Hypertonie** ein erhöhtes Risiko für eine terminale Niereninsuffizienz. Jedoch tritt die hypertensive Nephropathie als Endorganschaden bei arterieller Hypertonie seltener auf, als Endorganschäden, wie beispielsweise Schlaganfall oder Myokardinfarkte.

## 11.3 Ätiologie und Pathogenese

Für die histologische Entität der malignen Nephrosklerose besteht ein klarer ursächlicher Zusammenhang mit der **arteriellen Hypertonie.**

Für eine milde bis moderate arterielle Hypertonie als besteht keine völlige Einigkeit, da die histologischen Veränderungen der benignen Nephrosklerose auch mit **zunehmendem Alter** assoziiert sind.

Klarer ist, dass vermutlich eine genetische Prädisposition sowie eine reduzierte Zahl von Nephronen die Progression einer hypertensiven Nephropathie mit bedingt.

Pathogenetisch führt die arterielle Hypertonie zur Intimaverdickung und versteift dadurch strukturell die Gefäßwände.

Hierdurch wird unter anderem eine Pulswelle verursacht, die mit einer Mikroalbuminurie assoziiert ist, da sich die erhöhten Druckverhältnisse bis in die glomerulären Kapillaren übertragen.

Im Bereich der verjüngten Media entstehen Hyalinablagerungen und Mikroaneurysmen.

## 11.4 Klinik

Die hypertensive Nephropathie ist für den Patienten selbst meist kaum wahrnehmbar. Gelegentlich ist die Verschlechterung der vorbestehenden arteriellen Hypertonie ein Hinweis auf einen hypertensiven renalen Endorganschaden.

**Meist ist eine Mikroalbuminurie erster Hinweis für die hypertensive Nephropathie, sodass hiernach gesucht werden sollte.**

## 11.5 Diagnostik

I. d. R. ist die hypertensive Nephropathie bei Vorliegen von Risikofaktoren eine klinische Diagnose. Auch ein Alter > 55 Jahren sowie männliches Geschlecht machen eine hypertensive Nephropathie wahrscheinlicher. Gleichzeitig sollte nach anderen hypertensiven Endorganschäden gesucht werden (linksventrikuläre Hypertrophie, hypertensive Retinopathie), die bei Nachweis die klinische Diagnose stützen.

Da eine Nierenbiopsie meist nicht durchgeführt wird, sollte zum Ausschluss anderer Nierenerkrankungen zumindest eine umfassende nicht-invasive Diagnostik mit **Nierensonographie** und **Urinsediment** durchgeführt werden.

Meist findet sich eine geringe Proteinurie/Albuminurie bis zu 0,5 g/24 h. Zahlen zeigen, dass die Fehldiagnose eine hypertensiven Nephropathie häufig ist (bis 50 %), sodass im Zweifel, gerade bei jungen Patienten, ein individuelle Abwägung zur Biopsie erfolgen sollte.

## 11.6 Therapie

Aktuell umfasst die Therapieempfehlung bei hypertensiver Nephrosklerose lediglich die Blutdruckeinstellung, bevorzugt mit einem RAS Blocker (z. B. ACE-Hemmer). Hiermit kann die Progression der Nephrosklerose verlangsamt werden. Gleichzeitig sollte eine Therapie der sekundären Begleiterkrankungen erfolgen.

## 11.7 Prognose

Wenn eine optimierte Blutdruckkontrolle gelingt, bleibt die chronische Nierenfunktionseinschränkung bei hypertensiver Nephropathie häufig über längere Zeit auf stabilem Niveau. Jedoch zeigen Zahlen von Patienten mit histologisch gesicherter benigner Nephrosklerose, dass ca. 30 % innerhalb der nächsten 13 Jahre eine terminale Niereninsuffizienz entwickelten. Meist kommt bei älteren Menschen ein weiteres Ereignis hinzu, das zur fortschreitenden Reduktion von Nephronen führt (Röntgenkontrastmittel, NSAR).

# Hepatorenales Syndrom (HRS)

*K. Segerer, C. Wanner*



J. Steffel, T. Lüscher (Hrsg.), *Niere und Ableitende Harnwege,* Springer-Lehrbuch,
DOI 10.1007/978-3-642-28236-2_12, 

Das hepatorenale Syndrom (HRS) stellt eine schwerwiegende Komplikation der fortgeschrittenen Leberzirrhose dar und weist eine hohe Mortalität auf. Ursächlich sind vor allem die hämodynamischen Veränderungen im Rahmen einer fortgeschrittenen Leberzirrhose.

## 12.1 Definition

Das hepatorenale Syndrom ist definiert als funktionelles, potentiell reversibles, Nierenversagen bei Patienten mit fortgeschrittener Leberzirrhose. Es ist eine klinische Ausschlussdiagnose. Eine Nierenbiospie wird zur Diagnosestellung nicht durchgeführt, zeigt jedoch charakteristischerweise keine spezifische Pathologie.

Für das hepatorenale Syndrom sollen nach neuester Empfehlung die **RIFLE-Kriterien** benutzt werden, die für das akute Nierenversagen entwickelt wurden. Bei Patienten mit fortgeschrittener Leberzirrhose haben Kreatinin- und GFR-Veränderungen jedoch eingeschränkte Aussagekraft, da die Patienten häufig eine deutlich reduzierte Muskelmasse zeigen. Möglicherweise sind neuere Marker des Nierenversagens, wie Cystatin C oder NGAL, die aktuell für Patienten mit Leberzirrhose evaluiert werden, zukünftig hilfreich.

12

**Das hepatorenale Syndrom (HRS) ist eine Ausschlussdiagnose!**
**Der Ausschluss, vor allem eines prärenalen und intrarenalen Nierenversagens, ist zwingend notwendig!**

## 12.2 Einteilung

Entsprechend der Zeit, über die sich ein hepatorenales Syndrom entwickelt, werden ein Typ I HRS und ein HRS Typ II unterschieden (Tab. 12.1).

## 12.3 Epidemiologie

Ältere Daten beschreiben eine Wahrscheinlichkeit von bis zu 40 % für das Auftreten eines hepatorenalen Syndroms innerhalb von 5 Jahren bei Vorliegen einer fortgeschrittenen Leberzirrhose mit Aszites. Diese Daten sind lediglich als ungefähre Richtmarke zu verstehen, da die heutigen Diagnosekriterien nicht angewandt wurden.

## 12.4 Ätiologie/Pathogenese

Entstehungsgrundlage sind die komplexen Veränderungen der Hämodynamik bei fortgeschrittener Leberzirrhose. Die genaue Pathogenese des HRS ist noch nicht bis ins Detail verstanden, jedoch wird die *Underfill-theory* als am ehesten zutreffend angesehen.

Hierbei führt eine intensive Vasodilatation der mesenterialen Arterien, vermittelt über NO und Prostaglandine, zu effektiver **intravasaler Hypovolämie** und **reduziertem Herzzeitvolumen**. Als Kompensation dieses Zustandes kommt es zur exzessiven Erhöhung des Sympathikotonus sowie Aktivierung des Renin-Angiotensin-Aldosteron-Systems mit konsekutiver Natrium- und Wasserretention über die Nieren. Zunächst wird eine adäquate Nierenperfusion durch lokale renale Synthese von Vasodilatoren aufrechterhalten, im Verlauf ist dieser Kompensationsmechanismus nicht mehr ausreichend, und es kommt zum Nierenversagen. Gleichzeitig spielt eine **zirrhotische Kardiomyopathie** vermutliche eine wichtige Rolle.

## 12.5 Klinik

Die klinische Symptomatik ist initial wenig eindrücklich und umfasst Rückgang der Urinausscheidung und therapierefraktären Aszites. Später zeigen sich hydropische Dekompensation und evtl. Urämiesymptome.

## 12.6 Diagnostik

Die Diagnose erfolgt entsprechend der Kriterien des *International Ascites Club* von 2007.

Da das HRS eine Ausschlussdiagnose darstellt, geht es diagnostisch vor allem um Abgrenzen des HRS von prärenalem, intrarenalem und postrenalem Nierenversagen. Insbesondere ein prärenales

**Tab. 12.1** Definition HRS Typ I und HRS Typ II

| | |
|---|---|
| **HRS Typ I** | Akute Abnahme der GRF um mindestens 50 % bzw. mindestens 2-facher Kreatinin-Anstieg auf > 2,5 mg/dl über < **2 Wochen** |
| **HRS Typ II** | Langsame, meist progrediente Entwicklung eines Nierenversagens mit Kreatininanstieg auf 1,5–2,5 mg/dl über **Wochen bis Monate**, häufig klinisch begleitend refraktärer Aszites |

Nierenversagen ist bei Leberzirrhose häufig und kann im Rahmen dieser Grunderkrankung durch Volumenmangel bei intensiver Diuretikatherapie, Parazentese mit ungenügender Albuminsubstitution, intestinale Blutungen sowie Infektionen/Sepsis ausgelöst sein.

**Diagnosekriterien des hepatorenalen Syndroms (International Ascites Club 2007)**

- Leberzirrhose mit Aszites
- Serumkreatinin > 1,5 mg/dl
- Keine Verbesserung des Serumkreatinins nach 2 Tagen trotz Absetzen der diuretischen Therapie und Gabe von Albumin (1 g/kg KG pro Tag bis maximal 100 g/Tag)
- Abwesenheit eines Kreislaufschocks
- Keine aktuelle oder kürzliche Therapie mit nephrotoxischen Medikamenten
- Ausschluss einer parenchymatösen Nierenerkrankung (Proteinurie < 500 mg/24 h; Mikrohämaturie < 50 Erythrozyten/Gesichtsfeld)
- Keine auffällige Nierensonographie

## 12.7 Therapie

Die therapeutischen Empfehlungen für das HRS sind weiterhin intensiver Gegenstand medizinischer Forschung.

Zunächst sollte die Gabe von Humanalbumin begonnen werden (initial 1 g/kg KG pro Tag, max. 100 g pro Tag, danach ggf. Dosisreduktion auf 20–40 g pro Tag möglich). Begleitend wird die Therapie mit Terlipressin, einem vasokonstriktorischen Vasopressin-Analogon, empfohlen (1 mg alle 4–6 h i. v., ggf. Eskalation bis 12 mg Tagesdosis). Wichtig ist der weitere Verzicht auf Diuretika und nephrotoxische Medikamente. Ca. 40–60 % der Patienten zeigen auf die kombinierte Albumin/Terlipressin-Therapie ein Ansprechen. Synthetische Kolloide, wie Hydroxyethylstärke, zeigen keinen vergleichbaren Effekt. Vermutlich vermittelt Albumin eine besondere Bindungsfähigkeit von NO und inflammatorischen Mediatoren.

Der Einsatz eines Nierenersatzverfahrens wird wegen fehlender Prognoseverbesserung des HRS nicht empfohlen und sollte lediglich zur Überbrückung bis zur Lebertransplantation eingesetzt werden. Da das HRS bei Verbesserung der hepatischen Funktion reversibel ist, sollte die Möglichkeit einer Lebertransplantation als meist einzige kurative Therapie der fortgeschrittenen Leberzirrhose immer evaluiert werden.

## 12.8 Prognose

Die Prognose des HRS ist schlecht. Das mediane Überleben bei Typ I HRS beträgt einen Monat, bei Typ 2 HRS sechs Monate. Auch bei medikamentöser Therapie ist die definitive Therapie zur Verlängerung des Langzeitüberlebens des HRS eine Lebertransplantation. Hier zeigt die 3-Jahresüberlebensrate für Patienten mit HRS nach LTX keinen Unterschied verglichen mit lebertransplantierten Patienten ohne HRS.

# Nierenbeteiligung bei onkologischen Erkrankungen

*K. Segerer, S. Knop, C. Wanner*



J. Steffel, T. Lüscher (Hrsg.), *Niere und Ableitende Harnwege,* Springer-Lehrbuch,
DOI 10.1007/978-3-642-28236-2_13, 

Gelegentlich präsentieren sich maligne Erkrankungen mit akutem Nierenversagen, chronischer Nierenfunktionsverschlechterung oder als nephrotisches Syndrom mit unterschiedlichem Ausmaß einer Niereninsuffizienz. Teilweise ist die renale Symptomatik klinisch das führende Leitsymptom und maligne Erkrankungen sind Teil der Differentialdiagnose der renalen Symptomatik.
Daher sollen in diesem Kapital häufige Krankheitsbilder, die immer wieder Schnittstellen zwischen Onkologie und Nephrologie darstellen, thematisiert werden. Zu den häufigsten Erkrankungen, die eine gemeinsame onkologisch – nephrologische Therapie erfordern, gehören das Tumorlysesyndrom, das akute Nierenversagen durch nephrotoxische Chemotherapeutika sowie das multiple Myelom und die Amyloidose. Auch sekundäre Glomerulonephritiden wie beispielsweise sekundäre Minimial-Change Glomerulonephritis und sekundäre membranöse Glomerulonephritis sind können Epiphänomene eines Tumorleidens sein.

## 13.1 Tumorlysesyndrom

Das Tumorlysesyndrom ist eine lebensbedrohliche Komplikation sämtlicher maligner Erkrankungen. Typischerweise tritt es unter Therapie mit Zytostatika und „neueren Substanzen“ der Onkologie (wie monoklonalen Antikörpern) auf, seltener auch als spontanes Tumorlysesyndrom.

13

### 13.1.1 Definition

Das Tumorlysesyndrom ist charakterisiert durch einen **plötzlichen, massiven Zerfall maligner Zellen mit Freisetzung sämtlicher intrazellulärer Moleküle und Salze**. Die intrazellulären Bestandteile gelangen in kürzester Zeit in die Blutbahn.

Zu den laborchemisch erfassbaren Veränderungen im Serum gehören Hyperurikämie, Hyperkaliämie, Hyperphosphatämie, erhöhte LDH, sekundäre Hypokalziämie.

Begleitend kann es zu einer schwerwiegenden klinischen Manifestation mit akutem Nierenversagen, Lungenödem, lebensbedrohlichen Herzrhythmusstörungen, Krampfanfall, Bewusstseinsstörung oder plötzlichem Tod kommen.

### 13.1.2 Epidemiologie

Das Auftreten des Tumorlysesyndroms ist sehr variabel und abhängig von der onkologischen Grunderkrankung.

Am häufigsten tritt ein Tumorlysesyndrom bei Vorläuferzelllymphomen und -leukämien nach Beginn der zytostatischen Therapie auf. Genaue Zahlen zu Inzidenz und Prävalenz dieser onkologischen Komplikation sind schwierig zu benennen, da einerseits tumorspezifische Faktoren eine Rolle spielen andererseits heute eine risikoadaptierte Prophylaxe durchgeführt wird, wodurch ältere Zahlen zur Häufigkeit nicht mehr repräsentativ sind.

Ein spontanes Tumorlysesyndrom ohne vorausgegangene Zytostatikatherapie ist deutlich seltener und tritt bei fortgeschrittener Tumorerkrankung auf, gehäuft bei Burkitt-Lymphom und Leukämie. Meist liegt bei Diagnose ein akutes tumorlysebedingtes Nierenversagen vor.

**Risikofaktoren für Auftreten eines Tumorlysesyndroms**

- Große Tumormasse
- Hoher Tumorzellumsatz
- Schnelles Tumorwachstum
- Gutes Ansprechen auf Chemotherapie
- Erhöhte LDH zum Diagnosezeitpunkt vor Chemotherapiebeginn
- Exzessiver Knochenmarkbefall
- Nierenfunktionseinschränkung, Oligurie

### 13.1.3 Ätiologie/Pathogenese

Durch den zytostatikainduzierten oder spontanen, plötzlichen, massiven Tumorzellzerfall gelangen intrazelluläre Ionen, Proteine, Nukleinsäuren und weitere intrazelluläre Substanzen in die freie Blutbahn. Die physiologischen Kompensationsmechanismen dieser Veränderungen sind nicht ausreichend, um die Homöostase des Organismus zu erhalten (Abb. 13.1).

Die **Hyperkaliämie** ist meist erste und bedrohlichste Veränderung beim massiven Tumorzerfall. Sie kann innerhalb von 6 h nach Chemotherapiebe-

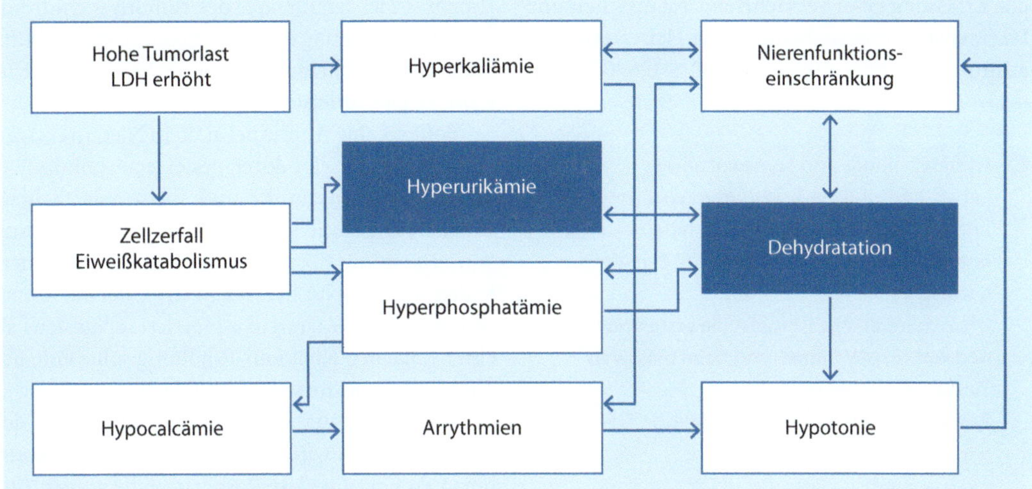


**Abb. 13.1** Pathophysiologie des Tumorlysesyndroms

ginn auftreten. Die Kompensation der Hyperkaliämie über $K^+/H^+$-ATPasen und $Na^+/K^+$-Austauscher ist zu langsam oder überlastet.

Die **Hyperurikämie** ist Konsequenz des gesteigerten Abbaus von Nukleinsäuren aus den zerfallenen Tumorzellen. Wird das Löslichkeitsprodukt der Harnsäure im Urin überschritten, kommt es zum Ausfall von Harnsäurekristallen. Dies passiert physiologischerweise vor allem im sauren Milieu der distalen Nierentubuli. Durch Uratkristalle kommt es zur Obstruktion renaler Tubuli und zum akuten Nierenversagen auf dem Boden einer Uratnephropathie.

Die **Hyperphosphatämie** ist bedingt durch einen deutlich erhöhten Phosphatgehalt der Tumorzellen. Die Nieren sind oft nicht in der Lage, diese große Phosphatmenge rasch auszuscheiden. Die **Uratnephropathie** begünstigt zudem nicht eine vermehrte renale Phosphatausscheidung. Die **Hypokalziämie** ist direkte Folge der Hyperphosphatämie, da es zum Ausfall/Präzipitation von Kalzium-Phosphat-Kristallen in Weichteilgeweben kommt. Die Präzipitation von Kalzium-Phosphat-Kristallen findet auch in den Nierentubuli statt, führt zu Nephrolithiasis und Nephrokalzinose und schränkt die Ausscheidungsfähigkeit der Nieren weiter ein.

**Risiko für Präzipitation von Kalzium-Phosphat-Kristallen, wenn Plasma Kalziumphosphat-Produkt ≥ 4,6 mmol/L.**

Neben Ausfall von Urat- und Kalzium-Phosphat-Kristallen mit Obstruktion der renalen Tubuli bedingen auch Nephrotoxizität der Chemotherapeutika eine Nierenfunktionsverschlechterung. Eine metabolische Azidose als Folge der eingeschränkten Nierenfunktion verschlechtert die Ausgangssituation, die Hyperkaliämie zu kompensieren und begünstigt weiter den Ausfall von Uratkristallen.

Es besteht das Risiko eines Multiorganversagens.

### 13.1.4 Klinik

Die Klinik ist meist wenig spezifisch. Es dominieren die laborchemischen Veränderungen. Jedoch kann sich das Tumorlysesyndrom durch Rückgang der Diurese bei meist oligurischem akuten Nierenversagen, Muskelkrämpfen bei sekundärer Hypokalziämie sowie Rhythmusstörungen klinisch bemerkbar machen. Die Hyperurikämie kann zu Übelkeit, Erbrechen, Lethargie sowie Oligurie führen.

### 13.1.5 Diagnostik

Die Diagnose wird laborchemisch anhand der **Cairo-Bishop-Kriterien** gestellt. Zusätzlich ermöglicht der **Harnsäure/Kreatinin-Quotient** im Spontanurin eine schnelle und diagnostisch einfache Erfassung einer vermehrten Uratausscheidung (vermehrte Uratausscheidung bei Harnsäure/Kreatinin-Quotient ≥ 1,0; Normwert ≤ 0,6–0,75 mg/mg).

**Hyperkaliämie und Hypokalziämie**
**Lebensbedrohliche Herzrhythmusstörungen und plötzlicher Herztod durch Hyperkaliämie und Hypokalziämie induzierte QT-Zeit-Verlängerung.**
**Die Hyperkaliämie ist meist die erste und bedrohlichste Veränderung beim massiven Tumorzerfall.**
**Auftreten der Hyperkaliämie innerhalb von 6 h nach Chemotherapiebeginn!**

**Cairo-Bishop-Diagnosekriterien**

- Harnsäure > 8 mg/dl oder Anstieg um 25 % des Ausgangswertes
- Kalium > 6mmol/L oder Anstieg um 25 % des Ausgangswertes
- Phosphat > 4,5 mg/dl beim Erwachsenen oder Anstieg um 25 % des Ausgangswertes
- Calcium <1,75 mmol/L oder Abfall um 25 % des Ausgangswertes

Diagnose bei Vorliegen von mindestens zwei der angeführten Kriterien und Auftreten der Veränderungen 3 Tage vor bis 7 Tage nach Beginn der Chemotherapie

**Diagnosekriterien des klinischen Tumorlysesyndroms**

- Serumkreatininanstieg auf 1,5fachen Wert des oberen Normwertes
- Herzrhythmusstörungen
- Krampfanfall

Diagnose bei Vorliegen der laborchemischen Kriterien + zusätzlich 1 klinisches Kriterium

13

### 13.1.6 Therapie

**Bei erhaltener Diurese sind bei Hyperkaliämie die sofortige Gabe von Flüssigkeit und Furosemid intravenös 40–80 mg ratsam.**

Primäres Ziel der Therapie des Tumorlysesyndroms ist neben Erhöhung der Ausscheidung von Kalium, auch die Ausscheidung von Phosphat und Harnsäure zu gewährleisten.

Sofern keine Anurie bei akutem Nierenversagen vorliegt, gelingt dies durch gesteigerte, kontinuierliche Flüssigkeitszufuhr und mehrmals tägliche Bilanzierung. Eine stündliche Urinausscheidung von >100 ml/m² Körperoberfläche sollte aufrechterhalten werden. Nur bei Gefahr der Überwässerung ist die Gabe von Diuretika indiziert. Spätestens ab einer 1,5fachen Kreatinin-Erhöhung sollte eine nephrologische Mitbetreuung erfolgen.

Ab Anstieg der Harnsäure auf über 25 % des Ausgangswertes wird die Therapie mit der rekombinanten Urat-Oxidase Rasburicase begonnen (intravenöse Gabe von 0,15–0,2 mg/kg KG pro Tag über 30 min als Infusion in 50 ml NaCl). Hierunter sollte die Harnsäure innerhalb von 6 Stunden sinken, sonst muss bei einem Serumharnsäurewert von > 17 mg/dl eine Dialyse erfolgen (Abb. 13.2).

Die rasche Kontrolle der Hyperphosphatämie gelingt nur durch Dialyse. Orale Phosphatbinder entfalten mit zeitlicher Latenz von 1–2 Tagen ihre Wirkung. Bei Hypokalziämie sollte eine EKG-Überwachung erfolgen, bei symptomatischer Hypokalziämie muss intravenös substituiert werden.

**Laborchemische Kontrolle der relevanten Parameter des Tumorlysesyndroms sollten alle 6–12 h erfolgen.**

Da der Beginn der Chemotherapie meist auslösend für das Tumorlysesyndrom ist, sollte diese Therapie für 24–48 h pausiert werden, bis die laborchemischen Veränderungen des Tumorlysesyndroms in weniger kritischen Bereichen liegen. Bei rasch progredienten hämatologischen Systemerkrankungen – beispielsweise Vorläuferzelllymphomen oder -Leukämien – wird grundsätzlich eine sog. „Vorphasetherapie“ der definitiven Chemotherapie vorgeschaltet, die zunächst nur Kortikosteroide enthält

Die definitive Therapie des unkontrollierten Tumorlysesyndroms ist die Dialyse. Sie kann bei Anurie täglich und über mehrere Wochen notwendig sein. Vermutlich verbessert eine frühzeitige Dialyse das *Outcome* von Tumorlysesyndrom-Patienten mit Multiorganversagen.

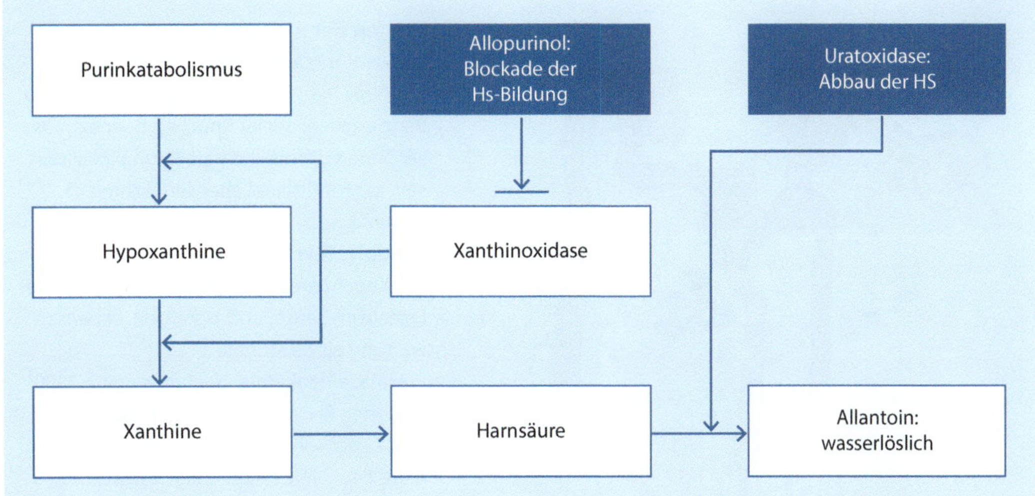


**Abb. 13.2** Angriffspunkte von Allopurinol und Uratoxidase (Rasburicase)

Die Urinalkalinisierung wird aktuell nicht mehr empfohlen.

### 13.1.7 Prognose

Zur Prognose eines Tumorlysesyndroms liegen keine genauen Daten vor, da jedoch lebensbedrohliche Veränderungen bis hin zu plötzlichem Tod durch Herzrhythmusstörungen und Multiorganversagen, weist diese Patientengruppe ohne Zweifel eine erhöhte Mortalität auf. Das Auftreten eines Nierenversagens mit Dialysepflichtigkeit erhöht nochmals Morbidität und Mortalität.

Der Prophylaxe des Tumorlysesyndromes kommt eine große Bedeutung zu. Hierfür liegen heute Vorschläge zur Risikostratifizierung vor, die eine risikoadaptierte Prophylaxe mit ausreichender Hydrierung, Gabe von Xanthinoxidasehemmern, rekombinanter Xanthinoxidase und Anpassung der Chemotherapie beschreiben (z. B. Risiko Klassifikation nach Cairo et al. 2010). Adäquate Flüssigkeitszufuhr, Allopurinol und Laborkontrollen sind hierfür wichtig Maßnahmen.

## 13.2 Multiples Myelom (MM)

Das multiple Myelom (MM) gehört zu den 20 häufigsten Tumorerkrankungen in Deutschland. Es wird gemäß der aktuellen WHO-Klassifikation den non-Hodgkin-Lymphomen zugeordnet und geht zum Diagnosezeitpunkt in bis zu 50 % der Fälle mit einer Niereninsuffizienz einher.

**Häufig tritt die Nierenfunktionsverschlechterung vor anderen Endorganschäden auf und kann erstes klinisches Symptom des multiplen Myeloms sein.**

Das multiple Myelom mit begleitender Niereninsuffizienz sollte als medizinischer Notfall behandelt werden, da eine rasche Diagnosestellung des Myeloms, zügige supportive Therapie und Beginn einer Chemotherapie mit einem Überlebensvorteil einhergehen.

### 13.2.1 Definition

Das multiple Myelom ist eine lymphoproliferative Erkrankung, bei der eine neoplastische klonale Plasmazellvermehrung im Knochenmark mit Sekretion großer Mengen an monoklonalem Immungobulin stattfindet. Der Plasmazellklon ist bevorzugt

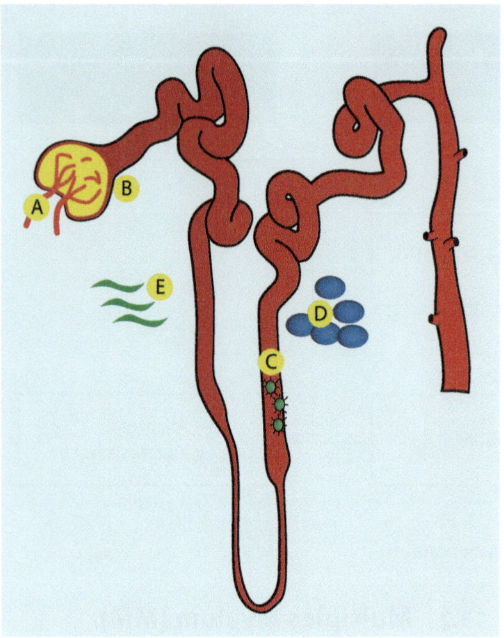


**Abb. 13.3** Mögliche Orte einer Nierenschädigung beim multiplen Myelom. *a* Okklusion des kapillären Netzes durch Immunglobulinthromben. *b* Depots von Leichtketten im Glomerulus. *c* Obstruktion des Tubulus mit Leichtkettenkomplexen. *d* Infiltration der Niere mit Plasmazellen. *e* Amyloidablagerung

im Knochenmark angesiedelt. Die monoklonalen Immunglobuline gehören am häufigsten der IgG-Klasse und seltener der IgA-Klasse an. Beim multiplen Myelom vom Leichtkettentyp (Bence-Jones-Typ, Leichtkettenmyelom) findet sich eine isolierte Produktion von λ- oder κ-Leichtketten. Selten kommt das sog. oligosekretorische Myelom vor, bei dem weder im Serum noch Urin mit den klassischen Diagnosemethoden (Elektrophorese, Immunfixation) monoklonale Immungobluline nachweisbar sind, sondern nur mit dem Einsatz des Tests auf freie Serumleichtketten ein Nachweis des sog. „Paraproteins" gelingt.

Die monoklonalen Immunglobuline oder deren Fragmente sind immunologisch nicht funktionell. Sie führen als Komplikation auf unterschiedliche Weise zum Nierenversagen.

13

**Definition der malignen Plasmazellerkrankungen**

- **Solitäres Plasmozytom**: Solitärer Tumor aus Plasmazellen, der im Knochen oder extraossär ohne systemische Beteiligung lokalisiert sein kann. Mittlere Lebenserwartung ca. 10 Jahre
- **Multiples Myelom (MM)**: Systemischer Befall: Knochenmarksinfiltration, monoklonales Protein im Serum und/oder Urin. Lebenserwartung ca. 60 Monate
- **Plasmazellleukämie**: Nachweis von > 2000 malignen Plasmazellen/µl im peripheren Blut. Lebenserwartung bei primärer Plasmazellleukämie ( = bei Diagnosestellung) etwas kürzer als beim multiplen Myelom, bei sekundärer Plasmazellleukämie ca. 12 Monate

### 13.2.2 Epidemiologie

Das multiple Myelom ist eine Erkrankung des höheren Lebensalters und betrifft meist Menschen zwischen dem 60.–70. Lebensjahr, häufiger Frauen. Inzidenz in Europa ca. 4/100.000 Einwohner. Zum Diagnosezeitpunkt weisen ca. 50 % der Patienten eine Niereninsuffizienz mit einem Serumkreatinin > 1,3 mg/dl auf, davon ca. 20 % mit einem Serumkreatinin > 2–2,5 mg/dl und 10 % mit dialysepflichtiger Nierenfunktionseinschränkung.

### 13.2.3 Ätiologie/Pathogenese

Bisher ist lediglich ionisierende Strahlung als Auslöser identifiziert.

Morphologisches Korrelat des multiplen Myeloms ist die terminal differenzierte reife B-Zelle mit somatischer Hypermutation in Schwerketten-Immunglobulinen, die monoklonale Immunglobuline und/oder Immunglobulinfragmente produziert.

Die renale Schädigung ist bedingt durch **Hyperkalziämie** und **Leichtketten**. So kann die Hyperkalziämie, die im Rahmen der Osteolysen entsteht, zur Nephrolithiasis und -kalzinose führen. Gleich-

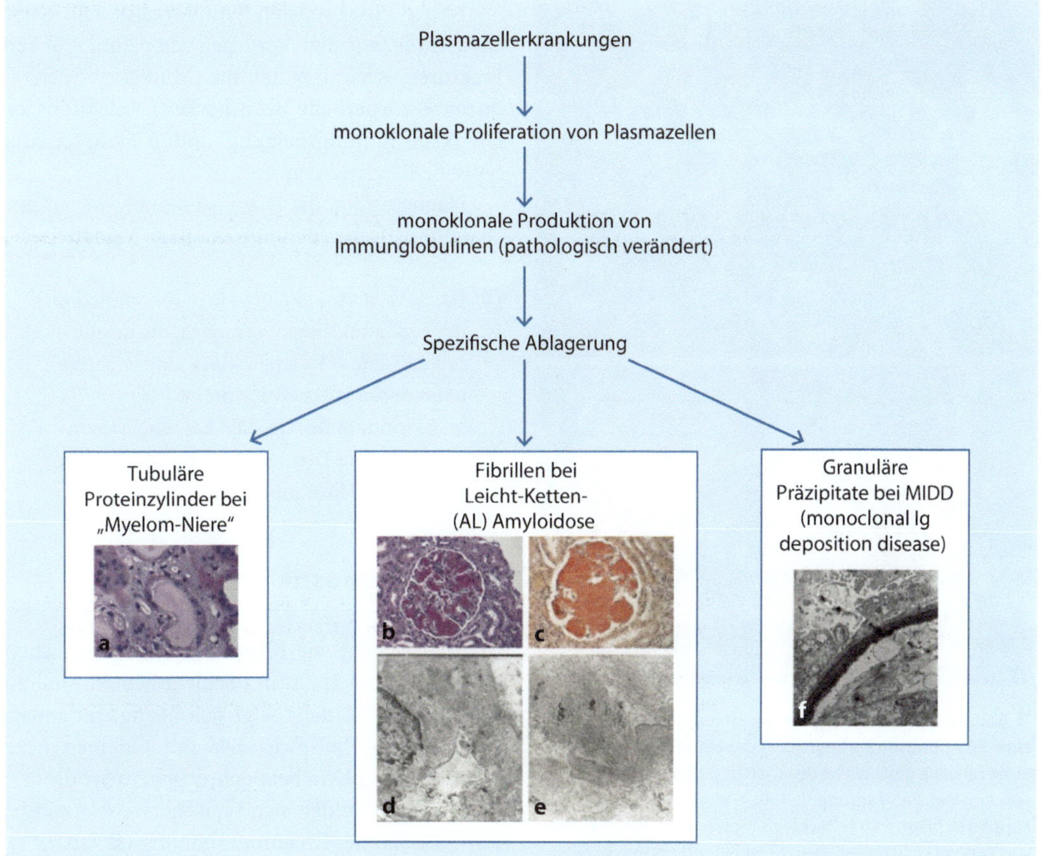


**Abb. 13.4** Unterschiedliche renale Manifestationen des Plasmozytoms

zeitig induziert die Hyperkalziämie eine Polyurie, sodass durch Exsikkose ein prärenales Nierenversagen auftritt. Die Leichtketten werden glomerulär filtriert und physiologisch tubulär rückresorbiert. Sie sind in dieser Situation immunogen und tubulotoxisch, da die Kapazität des lysosomalen Abbaus von Leichtketten in den Nierentubuli überschritten wird. Beim multiplen Myelom wird durch die Massen der monoklonalen Leichtketten zudem die Rückresorptionsfähigkeit der Tubuli überschritten, und es kommt zur Bence-Jones-Proteinurie (Abb. 13.3, Abb. 13.4).

Es gibt verschiedene Entitäten von renalen Endorganschäden (CAST-Nephropathie 40 %, AL-Amyloidose 20 % und die Leichtkettennephropathie 20 %).

## CAST-Nephropathie

Die Verbindung von Leichtketten mit dem physiologisch in Tubuluszellen der Henle-Schleife synthetisierten und sezernierten Tamm-Horsefall-Protein führt zur intratubulären Ausfällung von Proteinzylindern mit Obstruktion der distalen Nierentubuli. Hierdurch werden Entzündungsprozesse induziert, die zur interstitiellen Fibrose und damit Abnahme der Nierenfunktion führen. Jedoch geht die Entität der CAST-Nephropathie mit der günstigsten renalen Prognose einher.

## AL-Amyloidose

Hier kommt es zur kristallinen Ablagerung von β-Faltblattstruktur-Fibrillen aus Leichtkettenfragmenten im Bereich der Glomeruli, sodass klinisch ein nephrotisches Syndrom (ohne signifikante Leichtkettenproteinurie im Unterschied zum Bence-

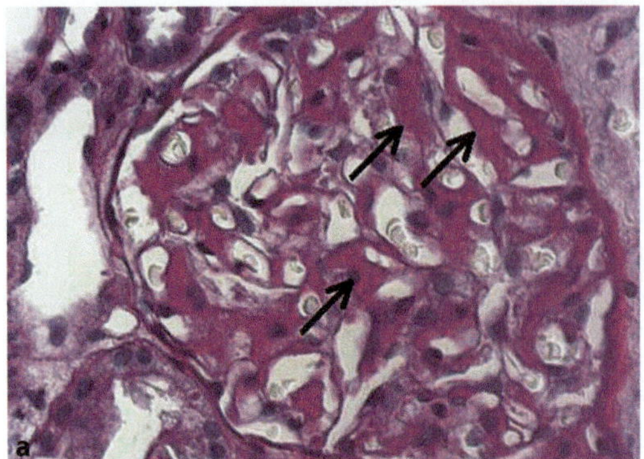


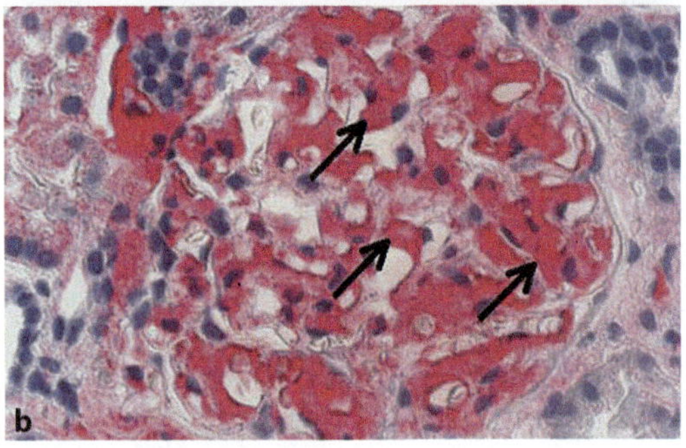


**Abb. 13.5a,b** Nierenbiopsie. **a** Histologie mit Nachweis einer PAS-positiven Verbreiterung des Mesangiums (*Pfeile*) ohne zelluläre gewebliche Reaktion und ohne Nachweis von Amyloid (PAS-Färbung, 1:400). **b** Immunhistologie für Kappa-Leichtketten mit Nachweis mesangialer Ablagerungen von Kappa-Leichtketten (*Pfeile*). Der Befund entspricht einer Leichtkettenglomerulopathie (APAAP-Technik, 1:400)



Jones-Myelom) sowie ein progredientes Nierenversagen auftreten. Eine renale Funktionsverbesserung ist bei dieser histologischen Entität i. d. R. nur zu erreichen, wenn eine hämatologische Komplettremission der Plasmazellerkrankung erreicht wird.

### *Lightchain depositions disease*

Bei dieser Entität kommt es zur amorphen Ablagerung von Leichtkettenfragmenten entlang der glomerulären und tubulären Basalmembranen (Abb. 13.5a,b). Die Läsion ähnelt der diabetischen Kimmelstiel-Wilson-Glomerulosklerose.

## 13.2.4 Klinik

Die renale Manifestation reicht von Proteinurie über nephrotisches Syndrom, Nierenversagen bis zur progredienten chronischen Niereninsuffizienz.

Neben einer renalen Symptomatik sind Knochenschmerzen, evtl. Vorliegen von pathologischen Frakturen, Anämiesymptome (Müdigkeit oder reduzierte körperliche Belastbarkeit), Infektionsanfälligkeit, Blutungsneigung und B-Symptomatik typische Beschwerden.

Häufig erfolgt die Diagnosestellung wegen uncharakteristischer Befunde erst nach Monaten.

**Das MM ist eine wichtige Differentialdiagnose des unklaren Nierenversagens, die primär systemische (AL-)Amyloidose eine wichtige beim nephrotischen Syndrom.**
**Insbesondere bei V. a. MM bei renaler Symptomatik und Trias aus Knochenschmerzen, Anämie und Sturzsenkung.**

## 13.2.5 Diagnostik

Anämiezeichen, wie Blässe und Blutungszeichen im Bereich von Haut und Schleimhäuten, sind zu detektieren. Ebenfalls zeigt sich häufig eine renale Symptomatik, beispielsweise mit Ödemen oder schäumendem Urin bei nephrotischem Syndrom.

Im Labor finden sich typischerweise Anämie, Hyperkalziämie, Kreatininerhöhung (Tab. 13.1). Die Eiweiß-Elektrophorese (Abb. 13.6a–d, Abb. 13.7a,b) kann einen charakteristischen M-Gradienten zeigen, der beim Bence-Jones-Myelom jedoch fehlt. Die Immunfixation ermöglicht die Zuordnung des monoklonalen Proteins. Ebenfalls sollte eine quantitative Immunglobulinbestimmung durchgeführt werden, da im Rahmen der monoklonalen Immunglobulinsynthese eine Verringerung der physiologischen Immunglobuline entstehen kann, welche zu Infektionen prädestiniert.

Wichtig sind Eiweißelektrophorese und Immunfixation auch aus dem 24-Stunden Sammelurin. Hier lassen sich allein die Bence-Jones-Proteine nachweisen.

Weiterhin gehören KM-Biopsie und radiologische Skelettdiagnostik (z. B. *low-dose* Ganzkörper-CT) zur Komplettierung der Diagnostik.

**Nierenpunktion**
**Da die Entität der nephrologischen Schädigung bei MM therapeutische Konsequenzen**

**Tab. 13.1** Übersicht der spezifischen Labordiagnostik beim multiplen Myelom

| | |
|---|---|
| **Routinelabor** | Blutbild und Differentialblutbild, Retentionsparameter, Elektrolyte inklusive Ca, LDH, CRP, BSG, Gesamteiweiß, Albumin |
| **Serumelektrophorese** | Screening und Erfassung eines M-Gradienten aus monoklonalem Protein |
| **Serumimmunfixation (linksbündig)** | Charakterisierung des Paraproteins (schwere Ketten, Leichtketten, Typ IgG-Paraprotein, IgA-Paraprotein etc.) |
| **Urinelektrophorse (linksbündig)** | Screening<br>Erfassung einer Bence-Jones-Proteinurie bei Leichtkettenmyelom |
| **Urin-Immunfixation** | Charakterisierung des Paraproteins |
| **Freie Leichtketten im Serum** | Kurzfristige Kontrolle des Therapieansprechens, prognostische Bedeutung bei smouldering MM und Monoklonale Gammopathien unklarer Signifikanz (MGUS). Rezidiverkennung |
| **β2-Mikroglobulin im Serum** | Korrelation mit der Tumormasse bei normaler Nierenfunktion, prognostischer Faktor unabhängig von der Nierenfunktion, Stadieneinteilung gemäß „ISS" gemeinsam mit Albumin |
| **Quantitative Immunglobulinbestimmung** | Erfassung eines Immunglobulinmangels |

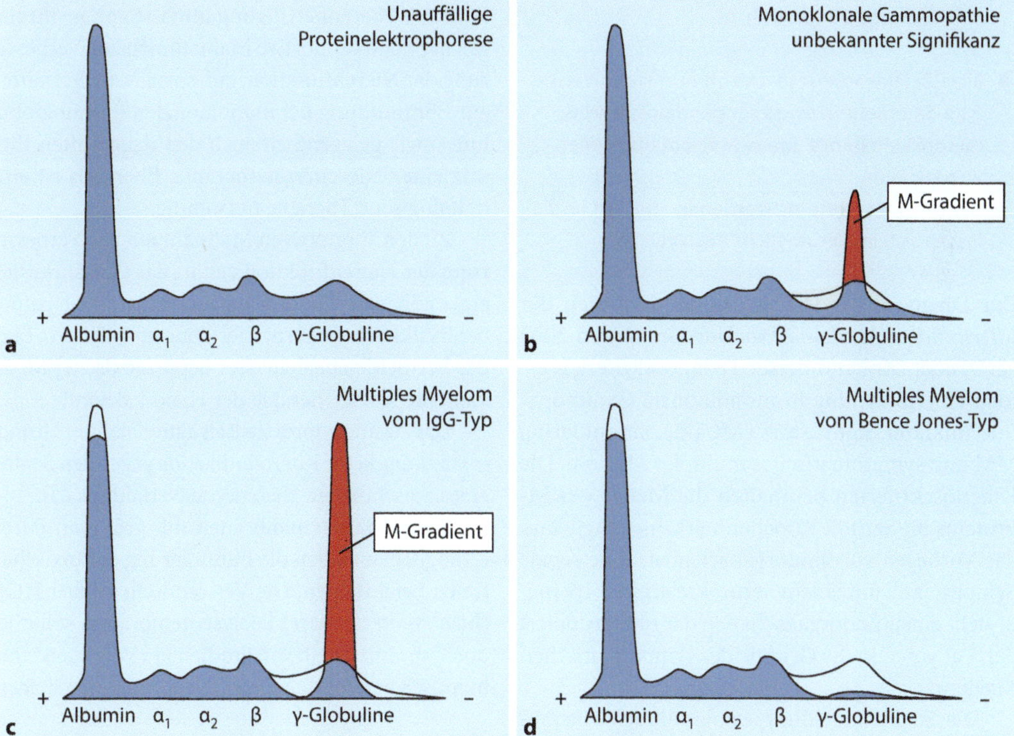


**Abb. 13.6a–d** Serum-Proteinelektrophoresen. **a** Unauffällige Proteinelektrophorese des Serums. **b** Die Serum-Elektrophorese zeigt bei einem Patienten mit einer monoklonalen Gammopathie unklarer Signifikanz einen M-Gradienten; eine Verminderung der Albuminfraktion ist nicht zu beobachten. **c** Bei einem Patienten mit einem Multiplem Myelom vom IgG-Typ zeigt sich ein hoher M-Gradient und eine Verminderung der Albuminfraktion. **d** Dagegen zeigt sich bei einem Multiplen Myelom vom Bence Jones-Typ kein M-Gradient im Serum. Es ist eine Verminderung der Gamma-Globulin- und der Albuminfraktion zu verzeichnen

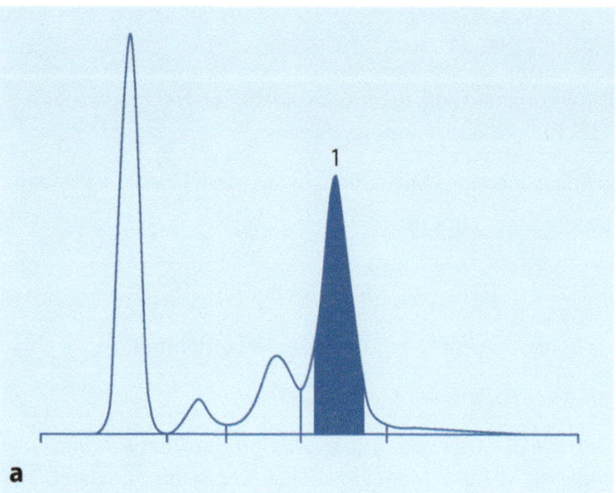


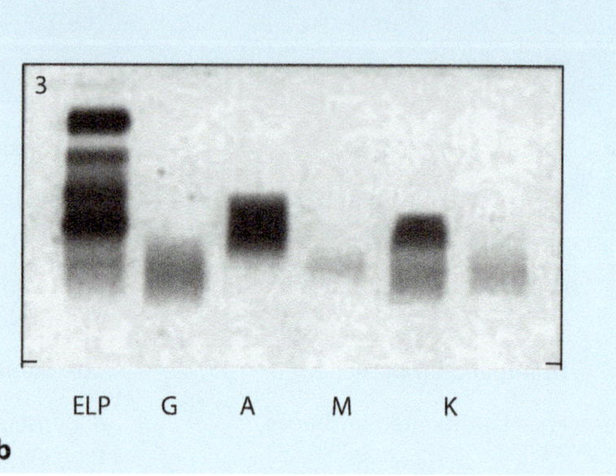


**Abb. 13.7a,b** Serumelektrophorese (**a**) und Immunelektrophorese (**b**) mit Nachweis eines Extragradienten durch monoklonales IgA Typ Kappa (*ELP*: Elektrophorese, *G*: Immunglobulin G, *A*: Immunglobulin A, *M*: Immunglobulin M, *K*: Kappa-Leichtketten)

**und prognostische Informationen ergibt, kommt der diagnostischen Nierenbiopsie bei Kreatinin-Anstieg auf >30 % des Normwertes eine wichtige Bedeutung zu.**

**! Eiweißelektrophorese und Immunfixation aus 24 h-Sammelurin sind zwingend notwendig, da sonst ein Bence-Jones-Myelom übersehen werden kann.**
**Bence-Jones-Proteine werden frei filtriert und lassen sich im Serum nicht nachweisen.**

13

Zur Diagnose werden aktuell die Kriterien der *International Myeloma Working Group* von 2003 verwendet. Anhand dieser Diagnosekriterien erfolgt eine Einteilung in monoklonale Gammopathie unklarer Signifikanz (MGUS), smouldering MM und symptomatisches multiples Myelom. Die Diagnosekriterien beinhalten die Menge des M-Proteins im Serum, Knochenmarkshistologie und das Vorliegen von Endorganschäden. Eine renale Symptomatik mit einem Serumkreatinin > 1,9 mg/dl stellt einen Endorganschaden dar und gruppiert den Patienten in die Gruppe des symptomatischen Myeloms.

Die Stadieneinteilung erfolgt aktuell entsprechend des *International Staging Systems* (ISS) *for multiple myeloma* von 2005 nach Greipp et al. und legt die Therapie fest.

### 13.2.6 Therapie

Die Therapie des symptomatischen multiplen Myeloms mit Nierenbeteiligung umfasst von nephrologischer Seite supportive Maßnahmen zur Verbesserung der Nierenfunktion, ggf. spezifische Verfahren zur Eliminierung der monoklonalen Immunglobuline sowie gelegentlich auch den dauerhaften Einsatz einer Nierenersatztherapie. Ebenfalls ist eine onkologische Therapie notwendig.

Zu den supportiven Maßnahmen zur Verbesserung der Nierenfunktion gehört das Gewährleisten eines adäquaten Volumenstatus (Flüssigkeitszufuhr bei Exsikkose steigern, Ziel-Diurese 2–3 l pro Tag), das Vermeiden begleitender nephrotoxischer Medikamente sowie Therapie der Hyperkalziämie.

Das Plasmozytoms stellt als aktive maligne Grunderkrankung keine Kontraindikation gegen den Beginn eines maschinellen Nierenersatzverfahrens dar.

Neue Dialysemembranen mit größeren Poren ermöglichen zudem die Eliminierung der toxischen freien Leichtketten. Die Verwendung solcher HCO (*high cutoff dialyzer*) Dialysemembranen sollte jedoch nur innerhalb von Studien bei Vorliegen einer bioptisch gesicherten CAST-Nephropathie erfolgen.

### 13.2.7 Prognose

Die renale Endorganschädigung bedingt ein fortgeschrittenes Tumorstadium und damit eine reduziertes Überleben. Vor allem die CAST-Nephropathie geht mit einer höheren Tumorlast einher. Die Prognose des MM mit Nierenbeteiligung hat sich in den letzten Jahren verbessert, jedoch versterben ca. 30 % der dialyseabhängigen Patienten innerhalb der ersten 2 Monate nach onkologischem Therapiebeginn. Möglicherweise könnte die Restitution der Nierenfunktion für die Patienten im Stadium III des multiplen Myeloms einen Überlebensvorteil bringen. Bei Ansprechen auf eine konventionelle Chemotherapie zeigt sich eine durchschnittliche Überlebenszeit von 2 Jahren.

## 13.3 Amyloidose

Die Amyloidose ist eine heterogene, seltene Erkrankung. Sie geht bei 80–90 % der Patienten mit einer renalen Beteiligung einher.

### 13.3.1 Definition

Die Amyloidose ist definiert durch Ablagerung von charakteristischen Amyloidfibrillen, die in zahlreichen Organen, wie Nieren, Herz, Nervensystem, Gelenken abgelagert werden können. Entscheidend ist die β-Faltblattstruktur des Amyloids.

### 13.3.2 Einteilung

Amyloidfibrillen entstehen durch Fehlfaltung unterschiedlicher Ausgangsproteine. Entsprechend der Ausgangsproteine, die immunhistochemisch identifiziert werden können, erfolgt die Zuordnung zur AL-, AA-, AF- und dialyseassoziierten Amyloidose. Klinisch erfolgt nach Vorliegen des Befundmusters eine Einteilung in lokalisierte und systemische Amyloidose.

### 13.3.3 Epidemiologie

Die Amyloidose ist eine seltene Erkrankung mit einer Häufigkeit von < 5 Patienten/100.000 Einwohnern. Am häufigsten kommt die AL-Amyloidose vor.

### 13.3.4 Ätiologie/Pathogenese

Wie und warum sich Amyloidfibrillen mit β-Faltblattstruktur ausbilden, ist bis heute nicht verstanden. Vermutlich begünstigen abweichende oder instabile Proteinstrukturen eine umfangreiche β-Faltblattstruktur-Konformation des Amyloid-Precursor-Proteins sowie weitere Faktoren die Proteinfehlfaltung. Die Ablagerung von Amyloidfibrillen führt zur zellulären Schädigung und Organdysfunktion. Vermutlich vermitteln lösliche präfibrilläre Aggregate einen zytotoxischen Effekt. Die β-Faltblattstruktur kann vom menschlichen Organismus möglicherweise nicht bzw. nicht ausreichend abgebaut werden.

### 13.3.5 Klinik

Die klinische Symptomatik umfasst Niereninsuffizienz, Herzinsuffizienz, Hepatosplenomegalie, Enteropathie, Arthropathie sowie Neuropathie.

Die renale Manifestation ist häufig ein nephrotisches Syndrom bzw. eine progrediente Niereninsuffizienz.

### 13.3.6 Diagnostik

Bei unklarer Organdysfunktion kann nur durch Biopsie des betreffenden Organs histologisch die Diagnose einer Amyloidose gestellt werden. Selten gelingt der histologische Nachweis von Amyloid auch in leicht zugänglichem Gewebe, wie dem Fettgewebe der Bauchwand. Ansonsten können zur Diagnostik Nieren-, Herz- und tiefe Rektumsbiopsie durchgeführt werden.

### 13.3.7 Therapieprinzip

Eine etablierte Therapie gibt es nicht. Behandlungsziel sollte sein, die Produktion des amyloidogenen Proteins zu unterdrücken. Neuere Therapieoptionen versuchen einen Amyloidabbau zu erzielen. Für die AA-Amyloidose stellt ein sog. Glykosaminoglykan-Mimetikum eine zukünftige therapeutische Option dar, um die Bildung neuer Amyloidfibrillen und damit die Progression der Niereninsuffizienz zu verlangsamen.

Meist ist die Amyloidose der Niere progredient und führt zur terminalen, dialysepflichtigen Niereninsuffizienz. Wichtig ist immer die Begleiterkrankungen bei chronischer Niereninsuffizienz zu behandeln.

# Thrombotische Mikroangiopathien (TMA)

*K. Segerer, S. Knop, C. Wanner*



J. Steffel, T. Lüscher (Hrsg.), *Niere und Ableitende Harnwege,* Springer-Lehrbuch,
DOI 10.1007/978-3-642-28236-2_14, 

Der Begriff thrombotische Mikroangiopathie erfasst mehrere unterschiedliche Krankheitsentitäten. Das **hämolytisch-urämische Syndrom (HUS)**, die **thrombotisch- thrombozytopenische Purpura**, das **HELLP-Syndrom** der Schwangeren und die **maligne Hypertonie** sind als klassische Vertreter zu nennen. Ebenfalls tritt eine thrombotische Mikroangiopathie im Rahmen einer **vaskulären Nierentransplantatabstoßung** auf. Diese Krankheitsentitäten sind alle als akut auftretende Multisystemerkrankungen zu verstehen (Tab. 14.2). Häufig besteht eine renale Beteiligung, die die Ausprägung einer leichten Nierenfunktionseinschränkung mit Proteinurie haben, jedoch auch bis zur terminalen Dialysepflichtigkeit führen kann.
Die thrombotischen Mikroangiopathie (TMA) ist definiert durch das Auftreten von mikrovaskulären Thrombosen, die eine extrakorpuskuläre, intravasale hämolytische Anämie und Thrombozytopenie verursachen.

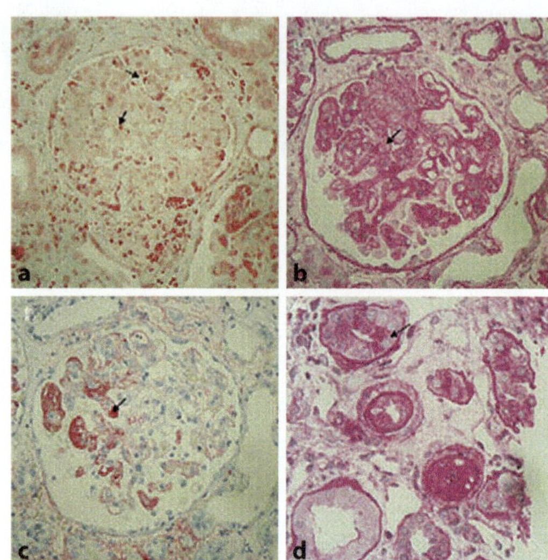


**Abb. 14.1a–d** Fragmentozyten in glomerulären und peritubulären Kapillarlichtungen

## 14.1 Definition

Die thrombotischen Mikroangiopathie (TMA) ist definiert durch das Auftreten von mikrovaskulären Thrombosen, die eine extrakorpuskuläre, intravasale hämolytische Anämie und Thrombozytopenie verursachen.

**Laborchemische Charakteristika der TMA**
- Kreatininanstieg im Sinne eines ANV
- Anämie
- Thrombozytopenie Erhöhte LDH
- Haptoglobinabfall
- Freies Hb im Plasma
- Nachweis von Fragmentozyten im mikroskopischen Blutausstrich (> 2 %) (Abb. 14.1)
- Negativer Coombs-Test
- Ggf. Kreatininanstieg im Sinne eines ANV

## 14.2 Ätiologie

Die Ätiologie der TMA wird in Tab. 14.1 dargestellt.

Die Histologie der TMA zeigt eine endotheliale Schwellung, Ablösung des Gefäßendothels von der Basalmembran und Ausbildung von Mikrothromben, bestehend aus Fibrin, Thrombozyten und Hyalin, die die Arteriolen und Kapillaren verstopfen.

**Akronym HELLP-Syndrom**
**Haemolysis, elevated liver enzymes, low platelets**

## 14.3 Pathogenese

Die Pathogenese ist, nicht zuletzt aufgrund unterschiedlicher Auslöser einer jeden Entität, unterschiedlich.

Skizzierend sei nur die Pathogenese des HUS sowie der Störung des von Willebrand-Faktors bei der TTP folgend ergänzt.

## 14.4 Klinik

siehe Tab. 14.2

## 14.5 Differentialdiagnostik

Die Differenzierung zwischen TTP und HUS muss rasch erfolgen, um die Mortalität der TPP auf 10 %

**Tab. 14.1** Ätiologien der thrombotischen Mirkoangiopathien

| Klinische Krankheitsentität | Auslösende Ursachen |
|---|---|
| Typisches hämolytisch urämisches Syndrom (HUS) | Bakterielle Infektionen, Shigatoxin und Verozytotoxin von *enterohämorrhagischen E. coli (EHEC)*-Stämmen, *Shigella dysenteriae, Citrobacter, Pneumokokken* |
| Atypisches hämolytisch urämisches Syndrom (HUS) | Störungen der Komplementregulation:<br>– Hereditäre, meist autosomal-dominante Mutationen (Faktor-H-Mangel, Faktor-I-Mangel, CMP-Mutation)<br>– Erworbene Veränderungen (Faktor-H-Autoantikörper) |
| Thrombotisch-thrombozytopenische Purpura (TPP) | ADAMTS 13-Mangel<br>– Hereditärer ADAMTS 13-Mangel<br>– Angeborener ADAMTS 13 Mangel (Autoantikörper)<br>Maligne Erkrankungen<br>Medikamente, Systemischer Lupus erythematodes mit Antiphospholipid-Antikörpern |
| Weitere Krankheitsentitäten | HELLP-Syndrom in der Schwangerschaft bzw. postpartal; medikamentenossoziierte TMA (z. B. Calcineurininhibitoren); TMA im Rahmen einer schweren vaskulären Nierentransplantatabstoßung |

**Tab. 14.2** Klinische Leitsymptome der thrombotischen Mikroangiopathien

| Symptomatik | Vorkommen |
|---|---|
| Akutes Nierenversagen, Proteinurie | Führend beim hämolytisch-urämischen-Syndrom sowie bei TTP, Proteinurie v. a. bei HELLP-Syndrom |
| ZNS-Symptomatik (Verwirrtheit, neurologische Ausfälle mit Lähmungen etc.) | V. a. bei TTP und HELLP-Syndrom |
| Fieber | TTP |
| Leberversagen | HELLP-Syndrom |
| Purpura der Haut | TTP |
| Ischämische Infarkte des Darms | |
| Herzinsuffizienz und Arrhythmien | |

zu senken. Ohne Therapie geht die TPP Studien zufolge mit einer Mortalität von 90 % einher. Hingegen überleben bis zu 90 % der Kinder mit HUS allein mit begleitender supportiver Therapie.

Die Differenzierung TTP/HUS ist mittels Anamnese und Klinik ist nicht einfach. Leitend ist hier meistens das Vorangehen einer gastrointestinalen Infektion beim HUS und bei TTP die häufige Assoziation mit einer akut neurologischen Symptomatik. Zudem erleichtert die Bestimmung der Aktivität der Metalloprotease ADAM TS 13 im Serum die Zuordnung, wobei die Bestimmung nur in Speziallabors möglich ist häufig initial eine rein klinische Zuordnung zuerst erfolgen muss.

**! Initial ist eine Differenzierung zwischen HUS oder TTP zu treffen, um bei TTP-Verdacht eine rasche Therapie einzuleiten und somit die hohe Mortalität zu senken!**

## 14.6 Hämolytisch urämisches Syndrom (HUS)

### 14.6.1 Definition

Das hämolytisch urämische Syndrom ist charakterisiert durch das gleichzeitige Auftreten eines akuten

**Tab. 14.3** Diarrhoe-assoziiertes HUS und atypisches HUS

| Diarrhoe assoziiertes HUS | Atypisches HUS |
|---|---|
| Häufig, ca. 90 % | Seltener, nur ca. 10 % der Fälle |
| Meist Kinder zwischen 2–5 Jahren | Meist Kinder < 2 Jahren |
| Typischerweise Enterokolitis 7–14 Tage vor Ausbruch des HUS | Präsentation als akutes Nierenversagen mit TMA, auffallend oft familiäre Häufung. |
| Auslöser Shigatoxin bildende E. coli oder Salmonellen (*S. dysenteriae* Typ 4) | Auslöser angeborene/erworbene Kontrollstörung der Komplementaktivität (ca. 50 % genetische), invasive Infektionen (v. a. Streptokokken) |
| Meist komplette Ausheilung, Mortalität 3–5 % | Progression zur terminalen Niereninsuffizienz in bis zu 50 %, Letalität in akuter Episode bis 25 % |

Nierenversagens und einer thrombotischen Mikroangiopathie.

Auslöser sind klassischerweise Durchfallerkrankungen, hingegen bei der atypischen Variante meist angeborene oder erworbene Störungen der Aktivität des Komplementsystems.

### 14.6.2 Einteilung

Pathophysiologisch und prognostisch sind **typisches HUS** von **atypischem HUS** zu unterscheiden (Tab. 14.3). Die initiale klinische Präsentation ist ähnlich, jedoch gehen die beiden Formen mit einer unterschiedlichen Langzeitprognose einher.

### 14.6.3 Epidemiologie und Prognose

Das **Diarrhoe-assoziierte hämolytisch urämische Syndrom** (D+ HUS) stellt die häufigste Ursache eines akuten Nierenversagens bei Kindern zwischen dem 2. und 5. Lebensjahr dar und tritt mit einer Häufigkeit von 1,5–2/100.000 Kinder in der westlichen Welt auf. 80–90 % der Kinder entwickeln diese Form, die in über 90 % der Fälle ohne Schäden komplett ausheilt. Das Diarrhoe-assoziierte HUS betrifft selten auch Erwachsene und hat meist eine gute Prognose.

Das **nicht-Diarrhoe-assoziierte, atypische hämolytisch urämische Syndrom** (aHUS oder D-HUS) ist seltener und betrifft ca. 10 % der Kinder mit HUS. Meist sind die Kinder unter 2 Jahren alt. Das atypische HUS hat unterschiedliche Auslöser, zeigt in 50 % der Fälle einen Progress zur terminalen Niereninsuffizienz und eine deutlich höhere Mortalität als das Diarrhoe-assoziierte HUS. Ebenfalls zeigt diese Erkrankung häufig Rezidive. Das atypische HUS kommt auch bei meist jungen Erwachsenen vor und hat auch hier eine deutlich erhöhte schlechtere Prognose als das typische HUS.

**Das Diarrhoe-assoziierte hämolytisch urämische Syndrom ist häufigste Ursache des akuten Nierenversagens im Kindesalter! In 90 % d. F. erfolgt eine Ausheilung ohne zurückbleibende Schäden.**

### 14.6.4 Ätiologie und Pathogenese des Diarrhoe-assoziierten HUS

Die Übertragung von enterohämorrhagischen *E. coli*, welche das Shigatoxin enthalten, erfolgt durch kontaminierte Lebensmittel, meist Gemüse, rohes Fleisch oder nicht pasteurisierte Milchprodukte. Reservoir sind Tiere, die daran selbst nicht erkranken. Menschen erkranken zunächst mit einer Enterokolitis. Über die entzündete Darmmukosa gelangt das Shigatoxin in die Blutbahn und bindet an Oberflächenrezeptoren, v. a. Gb3, verschiedener Zelltypen. Gb3 wird reichlich in glomerulären und tubulären Endothelzellen exprimiert sowie auch auf Thrombozyten. Intrazelluläre Signalwege vermitteln Zelltod sowie eine Thrombozytenaktivierung, wodurch eine thrombotische Mikroangiopathie entsteht.

### 14.6.5 Ätiologie und Pathogenese des atypischen HUS

Am häufigsten finden sich genetische Mutationen die zur Kontrollstörung der Aktivität des Komplementsystems führen. Hier steht die Protease C3, die in allen Aktivierungswegen des Komplementsystems in der Endstrecke zu C3b konvertiert wird, eine zentrale Rolle. Physiologischerweise wird C3b durch Inhibitoren wie Faktor H, Faktor I oder MCP abgebaut, sodass die weitere Aktivierung des Komplementsystems mit Ausbildung des zentralen Membranangriffskomplexes (MAC) kontrolliert wird. Dieser vermittelt die Lyse der Pathogene.

Beim atypischen HUS liegen meist ein genetischer, seltener durch Autoantikörper ausgelöster Mangel von C3b-Inhibitoren vor. Hierdurch wird eine TMA ausgelöst.

### 14.6.6 Klinik

**Diarrhoe assoziiertes HUS:** Enterokolitis mit Erbrechen, schmerzhaften, typischerweise blutigen (!) Durchfällen, Fieber. 7–14 Tage danach Auftreten eines akuten Nierenversagens.

**Atypisches HUS:** Keine vorausgehende Diarrhoe, jedoch Nachweis einer TMA und eines akuten Nierenversagen im Labor. Oft familiäre Häufig bei genetischem Defekt!

### 14.6.7 Diagnostik

- Labor mit Blutbild (Hb, Thrombozyten, Fragmentozyten), LDH, Kreatinin, Harnstoff, Elektrolyte, CRP, Komplementfaktoren C3 und C4
- Nachweis von Shigatoxin im Serum
- Stuhldiagnostik zur Frage eines EHEC-Nachweises, inklusive Schnelltest
- Ultraschall der Nieren
- Ggf. spezielle erweiterte Komplementdiagnostik bei D-HUS

### 14.6.8 Therapie des Diarrhoe-assoziierten HUS

Bislang ist keine kausale Therapie des Diarrhoe-assoziierten HUS bekannt. Es erfolgt eine supportive Therapie mit strenger Bilanzierung, antihypertensiver Therapie und ggf. Dialyse. Die Gabe von Thrombozytenkonzentraten sollte vermieden werden. Bei symptomatischer Anämie bzw. Hb < 6 g/dl kann eine Bluttransfusion erwogen werden.

Bei neurologischer Symptomatik ist eventuell der Einsatz einer Plasmapherese möglich, um hiermit das Shigatoxin zu eliminieren. Zudem ist eine Plasmapherese möglicherweise auch bei schwerer Hämolyse indiziert.

2010 konnte gezeigt werden, dass auch das Shigatoxin zur Komplementaktivierung führen kann. So wurde 2011 im Rahmen der EHEC Epidemie bei EHEC-assoziierten HUS und neurologischer Beteiligung Eculizumab, ein monoklonaler Antikörper gegen den Komplementfaktor C5 eingesetzt. Zum Benefit des Eculizumab Einsatzes bei EHEC liegen bisher keine Studienergebnisse vor, der Einsatz erfolgt aktuell als ultima ratio im Sinne eines individuellen Heilversuchs. Hierbei ist eine erhöhte Anfälligkeit für Meningokokkeninfektionen zu beachten, welche ggf. eine Meningokokken Eradikation sowie Meningokokken Impfung erfordert.

Eine Antibiotikatherapie bei EHEC-assoziiertem HUS ist allgemein nicht empfohlen und sollte nur unter bestimmten Voraussetzungen mit ausgewählten Antibiotika erfolgen.

**! Keine Antibiotikatherapie zur Prävention eines Diarrhoe-assoziierten HUS bei Enterokolitis mit EHEC!**

**› Es muss eine Meldung über EHEC Nachweis durch Ärzte der Mikrobiologie und von den klinisch behandelnden Ärzten erfolgen!**

### 14.6.9 Therapie des atypischen HUS

Plasmaaustausch und der C5-Antikörper Eculizumab werden zur Therapie einsetzt (Abb. 14.2).

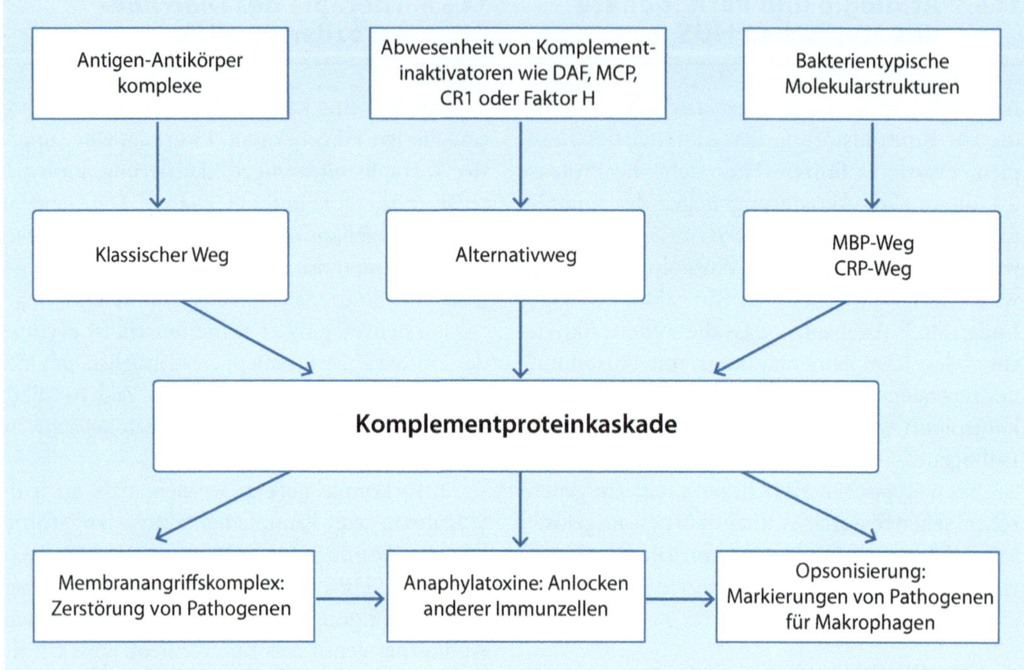


**Abb. 14.2** Das Komplementsystem

Der Plasmaaustausch ermöglicht eine Substitution der fehlenden Inhibitoren des C3b und entfernt ggf. Autoantikörper gegen Inhibitoren.

Der C5-Antikörper Eculizumab unterbricht die über C3b induzierte Komplementaktivierung.

Beim Autoantikörper vermittelten atypischen HUS erfolgt der Einsatz von Immunsuppressiva.

## 14.7 Thrombotisch-thrombozytopenische Purpura (TTP/Morbus Moschkowitz)

### 14.7.1 Definition

Die TTP ist charakterisiert durch das Auftreten von von-Willebrand-Faktor-reichen Mikrothromben in den Arteriolen und Kapillaren verschiedener Organsysteme, schwerpunktmäßig des Gehirns und Herzens.

Charakteristisch ist, dass das Krankheitsbild der TTP durch eine Störung der ADAMTS-13-Metalloprotease hervorgerufen wird, die physiologischerweise den von-Willebrand-Faktor im Serum spaltet.

### 14.7.2 Epidemiologie und Einteilung

Die TTP ist eine sehr seltene Erkrankung, meist des Erwachsenen, mit einer Inzidenz von 4–11/1.000.000 Einwohner. Häufig sind junge Frauen betroffen.

Vermutlich können primäre hereditäre von primär erworbenen Formen mit Nachweis von Autoantikörpern gegen ADAMTS 13 bei der TTP unterschieden werden. Die erworbenen, Autoantikörpervermittelten Formen liegen häufiger vor.

Eine sekundäre TTP findet sich beispielsweise im Rahmen von Kollagenosen, Vaskulitiden, medikamentös induziert und paraneoplastisch.

### 14.7.3 Pathogenese

Die Metalloprotease ADAMTS 13 spaltet physiologisch den von-Willebrand-Faktor. Dieser ultralange multimere Faktor wird vom Gefäßendothel synthetisiert, in die Blutbahn freigesetzt und vermittelt im Falle einer Endothelverletzung die primäre Hämostase (Abb. 14.3).

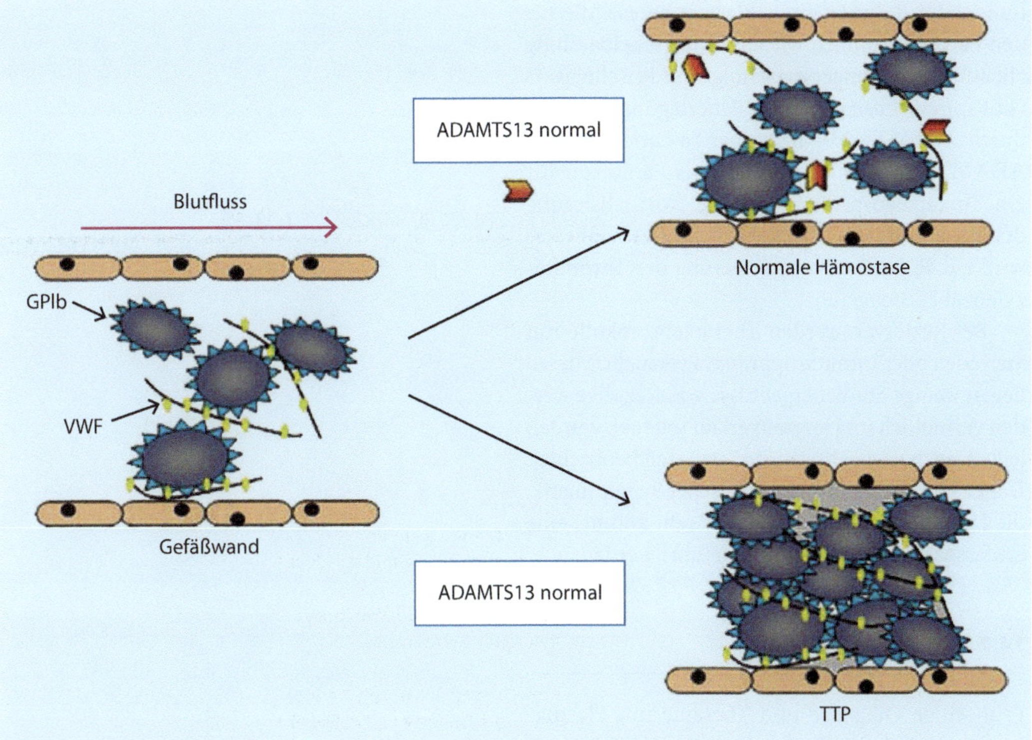


**Abb. 14.3** Pathophysiologie der primären thrombotisch-thrombozytopenischen Purpura (*TTP*; *vWF*: von Willebrand-Faktor, *GPIb*: Glykoprotein Ib)

Bei fehlender oder nicht ausreichender Aktivität der Metalloprotease ADAMTS 13 kommt es durch große Mengen des nicht abgebauten multimeren von-Willebrand-Faktors zur netzartigen Verlegung von Kapillaren. Folgend bilden sich an diesem Netzgerüst aus von-Willebrand-Faktor hyaline Thromben aus Thrombozyten. Die Thrombenbildung wiederum führt zur Endothelschädigung und mechanischer Fragmentierung der Erythrozyten zu Fragmentozyten.

Die Verlegung von zerebralen Kapillaren löst die neurologische Symptomatik aus.

### 14.7.4 Klinik

Die klinische Symptomatik umfasst einen plötzlich reduzierten Allgemeinzustand, Kopfschmerzen, Vigilanzstörung, fokalneurologisches Defizit, zerebralen Krampfanfall, petechiale Hautblutungen, Übelkeit, Erbrechen, Diarrhoe, abdominelle Schmerzen sowie Fieber.

### 14.7.5 Diagnostik

Die Diagnostik der TTP umfasst die Bestimmung der ADAMTS-13-Aktivität und die Suche nach ADAMTS-13-Autoantikörpern im Serum durch Speziallabors. Bei den primären Formen findet sich eine erniedrigte ADAMTS-13-Aktivität oder der Nachweis von Autoantikörpern, bei den sekundären Formen ist die Aktivität normal bis leicht erniedrigt.

**Da die ADAMTS-13-Diagnostik nicht im Routinelabor möglich ist und erst mit zeitlicher Latenz Ergebnisse liefert, werden initial klinische Kriterien verwendet und bei Verdachtsdiagnose zeitnah die Therapie begonnen.**

### 14.7.6 Therapie

Die Therapie besteht aus täglichem Plasmaaustausch des errechneten 1–1,5fachen Plasmavolumens im Rahmen einer Plasmapherese, die für den Patienten ähnlich wie eine Dialysebehandlung abläuft. Der Plasmaersatz erfolgt mit Frischplasma (FFPs, *fresh frozen plasma*). Überlegung ist, hierdurch ADAMTS-13-Antikörper zu entfernen bzw. ADAMTS 13 zu substituieren. Als Parameter für ein Therapieansprechen gilt die Normalisierung der Thrombozytenzahl. Die tägliche Plasmapherese wird i. d. R. bis zur Normalisierung der Thrombozytenzahl durchgeführt.

Bei Rezidiven werden Therapieprotokolle mit Steroiden oder Immunsuppressiva versucht. Hierzu liegen wenige Studienergebnisse vor. Rezidive werden vermutlich im Langzeitverlauf seltener, wurden jedoch auch nach jahrelanger Latenzzeit beobachtet. Daher sollte bei minimaler klinischer Symptomatik, die Hinweis auf ein TTP-Rezidiv sein könnte, eine umfassende Diagnostik durchgeführt werden.

### 14.7.7 Prognose

Frühzeitige Diagnose und Therapie mit Plasmaaustausch sind entscheidend, um die Mortalität auf 10 % zu senken.

# Infektionen der ableitenden Harnwege

K. Segerer, C. Wanner



J. Steffel, T. Lüscher (Hrsg.), *Niere und Ableitende Harnwege*, Springer-Lehrbuch,
DOI 10.1007/978-3-642-28236-2_15, 

Harnwegsinfektionen sind definiert durch das Vorkommen von Bakterien, Pilzen oder Viren in physiologisch sterilen Bereichen der ableitenden Harnwege. Hierzu gehören Blase, Urether sowie das Nierenbeckenkelchsystem.
Entscheidend für die Definition ist die **Keimzahl im Urin**, die je nach Uringewinnung (Mittelstrahlurin, Einmalkatheterurin, Dauerkatheterurin, Blasenpunktionurie) variiert und entsprechend dem Vorliegen von Risikofaktoren zwischen einer **Bakteriurie** und einer **Infektion** der Harnwege differenziert.

## 15.1 Einteilung

Die Einteilung kann nach anatomischer Lokalisation erfolgen:

- Infektion der oberen Harnwege (Urethritis/Zystitris)
- Infektion der unteren Harnwege (zusätzlich Pyelonephritis)

Im klinischen Kontext wird häufig, ausgehend von pathogenetisch und prognostischen Risikofaktoren, zwischen **kompliziertem** und **unkompliziertem Harnwegsinfekt** unterschieden (◘ Tab. 15.1, ◘ Tab. 15.2). Bei kompliziertem Harnwegsinfekt ist durch das Vorkommen von Risikofaktoren mit einem anderen Keimspektrum, schwererer Verlaufsform der Harnwegsinfektion, Folgeschäden oder einem Therapieversagen zu rechnen.

Ebenfalls ist eine Einteilung in **symptomatische** und **asymptomatische** sowie **akute** und **chronische** oder **rezidivierende Harnwegsinfektion** gelegentlich gebräuchlich (◘ Tab. 15.1).

15

> **Typische Symptomatik der Infektion der unteren Harnwege sind: Dysurie, Pollakisurie, gelegentlich schmerzhafte Makrohämaturie, Blasentenesmen.**

Eine Infektion der oberen Harnwege (Pyelonephritis) ist klinisch definiert durch klinische Symptome: Auftreten von Fieber, Flankenschmerzen, Dysurie (nicht obligatorisch).

## 15.2 Epidemiologie

Die Infektion der Harnwege gehört zu den häufigsten Infektionen überhaupt. 60 % der Frauen haben einmal im Leben einen symptomatischen Harnwegsinfekt. Teilweise stehen rezidivierende Harnwegsinfektionen der jungen Frau in Zusammenhang mit sexueller Aktivität (**Honeymoon-Zystitis**). Bei Männern ist der Harnwegsinfekt bedingt durch die anatomisch längere Harnröhre bis zum 50. Lebensjahr selten. Danach wird ein Anstieg von Harnwegsinfektionen beobachtet, vermutlich wegen der zunehmenden Häufigkeit von Prostataerkrankungen. Die akute Pyelonephrits tritt seltener auf, als eine Infektion der unteren Harnwege.

Bei mehr als 95 % der Patienten findet sich eine einzige Keimspezies als Verursacher der Infektion der Harnwege (◘ Tab. 15.2). Bei Nachweis eines gemischten Keimspektrums liegt häufig eine Kontamination vor und die Urindiagnostik sollte wiederholt werden.

> **Eine Urosepsis ist nach abdominellem und pulmonalem Fokus die dritthäufigste Ursache einer Sepsis in Deutschland.**

## 15.3 Ätiologie und Pathogenese

I. d. R. liegt eine Aszension von Keimen in die sterilen Bereiche der Harnwege vor. Im Rahmen einer Bakteriämie ist eine deszendierende Infektion der Harnwege möglich, was sicherlich eine Seltenheit darstellt, ebenso wie die Infektion der Harnwege ausgehend von benachbarten, bakteriell besiedelten Organen durch Fistelkanäle.

**Pathogenetische relevante Wirtsfaktoren:** Weibliches Geschlecht prädestiniert durch die kürzere Urethra zur erleichterten Aszension von Keimen. Risikofaktoren für einen komplizierten Harnweginfekt bedingen durch unterschiedliche Mechanismen den erleichterten Erwerb einer Infektion der ableitenden Harnwege (◘ Tab. 15.2). Die Expression bzw. fehlende Expression von Blutgruppen-Antigenen an der Oberfläche des Urothels stellt einen Faktor dar, der für die Adhäsion und Gewebsinvasion von Erregern bedeutsam ist und die Entstehung einer Harnwegsinfektion begünstigt.

**Tab. 15.1** Definitionen für Harnwegsinfektionen der oberen und unteren Harnwege

| | |
|---|---|
| **Symptomatischer Harnwegsinfekt** | Klinische Symptomatik + signifikante Leukozyturie + signifikante Keimzahl im Urin |
| **Asymptomatischer Harnwegsinfekt** | Keine klinischen Symptome, signifikante Leukozyturie + zweimaliger Nachweis einer signifikanten Keimzahl im Urin bei Frauen bzw. einmaliger Nachweis einer signifikanten Keimzahl beim Mann (105 pro ml Keime) |
| **Isolierte Bakteriurie** | Keine klinische Symptomatik, keine Leukozyturie, signifikante Keimzahl im Urin |
| **Rezidivierende Harnwegsinfektion** | Mindestens 2 Harnwegsinfekte innerhalb von 3 Monaten bzw. 3 Harnwegsinfekte innerhalb von 6 Monaten. Bei rezidivierenden Harnwegsinfektionen sollte eine urologische und gynäkologische Untersuchung erfolgen. |
| **Chronische Harnwegsinfektion** | Bakterielle Infektion der oberen und unteren Harnwege, Erkrankung persistiert länger als 3 Monate, 2 Rezidive innerhalb eines Jahres |

**Tab. 15.2** Risikofaktoren und mögliche Erreger für das Vorliegen eines komplizierten Harnwegsinfektes

| | | Mögliche Erreger |
|---|---|---|
| **Unkomplizierter Harnwegsinfekt** | Infektion der Harnwege ohne zusätzliche Risikofaktoren | *Escherichia coli*<br>*Proteus mirabilis*<br>*Klebsiella species*<br>*Staphylococcus saprophyticus* |
| **Komplizierter Harnwegsinfekt** | Risikofaktoren des komplizierten Harnwegsinfektes:<br>– Männliches Geschlecht<br>– Alter > 50 Jahre<br>– Nosokomiale Harnwegsinfektion<br>– Harnwegsinfektion bei liegendem Blasenkatheter<br>– Harnwegsinfektion nach Eingriff an ableitenden Harnwegen<br>– Schwangerschaft<br>– Harnabflussstörung (Reflux, neurogene Blase, Prostatahypertrophie)<br>– Niereninsuffizienz<br>– Diabetes mellitus<br>– Immunsuppressive Therapie<br>– Vorausgegangene Antibiotikatherapie<br>– Symptomatik > 7 Tage<br>Bereits das Vorliegen eines Risikofaktors führt zu Diagnose des komplizierten Harnwegsinfektes! | *Escherichia coli*<br>*Proteus species*<br>*Klebsiella species*<br>*Enterobacter species*<br>*Morganella morganii*<br>*Pseudomonas aeruginosa*<br>*Enterococcus faecalis*<br>*Staphylococcus aureus* |

**Virulenzfaktoren der Erreger:** Entscheidend ist vermutlich die Adhäsionsfähigkeit der Erreger am Urothel.

## 15.4 Klinik

Die Symptomatik reicht von subjektiver Beschwerdefreiheit über Dysurie, Pollakisurie bis zur Algurie, Fieber, Schüttelfrost, Klopfschmerz über den Nierenlagern bei Pyelonephritis und Urosepsis.

**Klinik der akuten Pyelonephritis und Urosepsis**

- **Akute Pyelonephritis: Fieber und Klopfschmerzen des Nierenlagers**
- **Urosepsis: Bakteriämie bei urologischem Infektionsfokus und Vorliegen von 2 der 4 Kriterien des SIRS (Temperatur ≥ 38 °C oder ≤ 36 °C; Leukozyten ≥ 12.000/µl oder ≤ 4000/µl, Herzfrequenz ≥ 90 Schläge/min; Atemfrequenz ≥ 20/min bzw. paCO2 ≤ 32mmHg).**

## 15.5 Diagnostik

Eine Urinuntersuchung sollte immer durchgeführt werden.

Zur Diagnostik gehört die Erfassung von Risikofaktoren des komplizierten Harnwegsinfektes, Urinmikroskopie zur Leukozytenauszählung (Mittelstrahlurin, Einmalkatheterurin, Dauerkatheterurin oder Blasenpunktionsurin), Nitritbestimmung und ggf. Keimzahlerfassung durch Urinkultur.

**Der mikroskopische Nachweis von Leukozyten ist die Voraussetzung für die Diagnose eines Harnwegsinfektes. Im nicht-zentrifugierten Mittelstrahlurin ist der Nachweis von > 10 Leukozyten/µl pathologisch, im zentrifugierten Urinsediment der Nachweis bei > 8000 Leukozyten/ ml positiv.**
**Ein positiver Nitritnachweis spricht ab einer Keimzahl von $10^6$/ml für das Vorliegen einer Infektion mit Enterobacteriaceae, die durch eine Katalase Urinnitrat zu Nitrit umwandeln können.**

### Indikation zur mikrobiologischen Diagnostik

- **Symptomatische Patienten:**
  - V. a. komplizierten Harnwegsinfekt bei ambulanten Patienten
  - Rezidivierende Harnwegsinfektionen bei ambulanten Patienten
  - V. a. nosokomiale Harnwegsinfektion
  - Fortbestehende Symptomatik unter/nach Antibiotikatherapie
  - Fieber/Sepsis unklarer Genese
- **Asymptomatische Patienten:**
  - Nachweis einer Leukozyturie, Hämaturie oder pos. Nitritnachweis bei Patienten mit Risikofaktoren (NTX, vesikourethraler Reflux)
  - Schwangerschaft
  - Nach Beendigung der Antibiotikatherapie einer komplizierten Harnwegsinfektion

  Urin ist eine sterile Flüssigkeit. Lediglich die vordere Harnröhre ist physiologischerweise mit Bakterien besiedelt, sodass bei der Uringewinnung eine Kontamination möglich ist (häufig durch Koagulase negative Staphylokokken außer *S. saprophyticus*, *Enterokokken*, *Vergrünende Streptokokken*, *Corynebakterium-species*, *Propionibakterien*)

**Zur Beurteilung der Bakteriurie ist die Kenntnis der Leukozyturie (Tab. 15.3) notwendig.**

Unter Antibiotikatherapie und bei erhöhter Diurese sind die Keimzahlen niedrig, auch wenn eine Harnweginfektion vorliegt. Auf eine Kontamination weist auch der Nachweis einer Mischflora (>= 3 verschiedene Keime) hin, da Harnwegsinfektionen zu etwa 95 % Monoinfektionen sind.

Bei kompliziertem Harnwegsinfekt sollte ein Blutbild und CRP-Bestimmung, Urinkultur, Ultraschalluntersuchung der Nieren und ableitenden Harnwege mit der Frage nach Harnaufstau, Parenchymveränderungen, Nephrolithiasis, Restharnbestimmung stattfinden.

**Gewinnung von Mittelstrahlurin (Morgenurin oder nach Miktionsintervall von 3 h)**

#### Mittelstrahluringewinnung

**Bei Frauen:** Häufig Kontamination durch vaginales Sekret und Abschilferungen. Daher Spreizen der Labien mit Handschuhen und Reinigung mit feuchtem Toilettenpapier oder Leitungswasser. Erst die 2. Urinportion wird für die Diagnostik verwendet (daher der Begriff Mittelstrahlurin).

**Bei Männern:** Zurückstreifen der Vorhaut. Erst die 2. Urinportion wird für die Diagnostik verwendet.

## 15.6 Therapie

Folgende Allgemeinmaßnahmen sind durchzuführen: Trinkmenge von mind. 2 l/Tag, regelmäßige Miktion, Miktion nach dem Geschlechtsverkehr, Unterkühlung vermeiden. Weitere therapeutische Ansätze sind in Tab. 15.4 aufgeführt.

## 15.7 Prognose

Unkomplizierte Infektionen der Harnwege heilen folgenlos aus. Die rezidivierende Pyelonephritis stellt ein Risiko zur Nierenfunktionseinschränkung

**Tab. 15.3** Beurteilung der Keimzahl im Urin

| Art des Urins | Keimzahl | Leukozyturie | Definition |
|---|---|---|---|
| Mittelstrahlurin | $10^5$/ml | Vorhanden | Harnwegsinfekt |
| Mittelstrahlurin | $10^5$/ml (2maliger Nachweis) | Keine | Isolierte Bakteriurie |
| Mittelstrahlurin | $10^3$–$10^4$/ ml | Vorhanden | Nicht eindeutig pathologisch, kontrollbedürftig |
| Mittelstrahlurin | $10^3$/ml | Keine | Kein Harnwegsinfekt |
| Einmalkatheterurin | $10^4$/ml | Vorhanden | Harnwegsinfekt |
| Einmalkatheterurin | $10^3$/ml | Vorhanden | Nicht eindeutig pathologisch, kontrollbedürftig |
| Blasenpunktionsurin | Jeglicher Keimnachweis gilt als signifikant | | |
| Dauerkatheterurin | $10^5$/ml | Vorhanden | Diagnose Harnwegsinfekt |
| Dauerkatheterurin | $10^4$/ml | Vorhanden | Nicht eindeutig pathologisch, kontrollbedürftig |

**Tab. 15.4** Therapieschemata bei Harnwegsinfekten

| | |
|---|---|
| **Asymptomatische Bakteriurie** | – Indikation für Screening und Therapie bei Gravidität, urologischen Eingriffen, Nierenbiopsie, vesikourethralem Reflux, Z. n. NTX.<br>– Therapie nach Antibiogramm für 3–7 d.<br>– Keine Therapie einer asymptomatischen Bakteriurie bei gesunden jungen Frauen. |
| **Unkomplizierter Harnwegsinfekt** | – Empirische Therapie nach regionalem Resistenzspektrum über 3 Tage. |
| **Komplizierter Harnwegsinfekt** | – Therapie für 7–10 Tage nach Antibiogramm |
| – bei Schwangerschaft | – Therapie für 7 Tage nach Antibiogramm |
| – bei Nierentransplantation | – Therapie nach Antibiogramm für 10–14 Tage. |
| – bei Immunsuppression | – Therapie nach Antibiogram für 10–14 Tage. |
| **Akute Pyelonephritis** | – Ambulante Therapie bei unkomplizierter Pyelonephritis ohne Begleiterkrankungen nach Antibiogramm für 7–14 Tage<br>– Stationäre Therapie bei Begleiterkrankungen oder schweren Allgemeinsymptomen nach Antibiogramm intravenös. Bei deutlicher klinischer Besserung kann die Therapie nach 72 h oral umgesetzt und sollte 10–14 Tage fortgeführt werden. |
| **Urosepsis** | – Sofortige Uringewinnung, Entnahme von Blutkulturen, kalkulierte antibiotische Therapie, intensivmedizinische Maßnahmen innerhalb von 1 h! Kalkulierte Therapie hochdosiert, z. B. mit Cefotaxim/Ceftazidim/Piperacillin<br>– Therapieeinleitung innerhalb 1 h zeigt einen Überlebensvorteil, eine Kombinationstherapie zeigt vermutlich keinen. |

dar. Die rezidivierende Pyelonephritis steht in Zusammenhang mit dem gleichzeitigen Vorliegen eines vesikourethralen Reflux und trägt vermutlich zur Entstehung der Refluxnephropathie bei.

## 15.8 Spezielle Infektionen der Harnwege

### 15.8.1 Rezidivierende Zystitiden

#### Epidemiologie

Ungefähr 20 % der Frauen erleiden nach einer ersten Zystitis ein Rezidiv.

#### Ätiologie

Genetische Faktoren wie Blutgruppenantigene, die die Adhäsion von Keimen am Urothel erleichtern, zeitlicher Zusammenhang mit Geschlechtsverkehr, Anwendung eines Diaphragmas oder eines Spermizids sowie Östrogenmangel bei postmenopausalen Frauen spielen eine Rolle.

#### Prophylaxe und Therapie

Hierzu zählt eine antibiotische Prophylaxe als Dauerprophylaxe und Auslassversuch nach 6 Monaten sowie Änderung der Kontrazeption und Antibiotikaprophylaxe jeweils nach Geschlechtsverkehr.

Begleitmaßnahmen, welche möglicherweise einen prophylaktischen Effekt zeigen, sind: Cranberry-Saft, Methionin, postmenopausale vaginale Östrogenapplikation.

Die Primärtherapie erfolgt wie bei der akuten Zystitis, ggf. nach Antibiogramm



### 15.8.2 Pilzinfektionen der Harnwege

#### Epidemiologie

Hier spielt vor allem *Candida* eine Rolle. Risikofaktoren für eine Candidiasis der ableitenden Harnwege sind Immunsuppression, Diabetes mellitus, Blasendauerkatheter, langandauernde antibiotische Therapie, Radiatio.

#### Klinik und Diagnose

Die Unterscheidung zwischen Pilzkolonisation und Infektion ist schwierig.

> **Der Nachweis von Hefen im Urin ist häufig eine Kontamination.**

Patienten zeigen keine Symptomatik bzw. eine Symptomatik, die der bakteriellen Infektion gleicht. Daher sollte zuerst eine erneute, sicher sauber gewonnene Urinkultur den Pilznachweis verifizieren. Eine symptomatische Candidiasis der Harnwege ist anzunehmen, wenn die bakterielle Keimzahl $<10^3$/ml liegt und Symptome vorliegen. Bei Prädisposition sollte zudem eine Nierensonographie folgen.

#### Therapie

Bei Prädisposition und zusätzlich instabilem Patienten bzw. Hinweisen auf eine disseminierte Infektion, erfolgt bei asymptomatischen und vor allem symptomatischen Patienten eine Therapie, weiterhin insbesondere auch hospitalisierten Patienten. Zur Anwendung kommen Fluconazol und Amphotericin B.

### 15.8.3 Infizierte Nierenzyste

#### Epidemiologie und Klinik

Im Rahmen der polyzystischen Nierenerkrankung treten Harnwegsinfektionen häufig auf. Bei Flankenschmerzen und Fieber ist insbesondere auch an eine Zysteninfektion zu denken

#### Diagnostik

Evtl. blander Urinbefund, Ultraschall und CT zeigen infizierte Zysten.

#### Therapie

Hochdosierte Antibiotikatherapie mit entsprechender Gewebepenetration, z. B. Cotrimoxazol oder einem Gyrasehemmer, ist Vorgehen der Wahl.

### 15.8.4 Urethritis

#### Epidemiologie

Eine Urethritis tritt meist in Kombination mit einer Zystitis auf. Ein typisches Keimspektrum, zu dem auch Erreger der *sexually transmitted diseases* gehören, führt isoliert zur Urethritis. Die Urethritis ist bei der Frau häufiger.

### Erregerspektrum

Hierzu zählen: Gonokokken, Chlamydia trachomatis, Mycoplasmen, Trichomonaden

### Klinik

Sekretion aus der Urethra, Dysurie, Algurie sind zu beobachten.

**Eitrige urethrale Sekretion als Hinweis auf Gonokokken, übelriechende Sekretion als Hinweis auf Trichomonaden.**

### Diagnostik

Bei gleicher Symptomatik auch die Diagnostik beim Partner bedenken. Die Urindiagnostik erfolgt aus der 1. Urinportion, der Abstrich der Urethra dient zytologischen und bakteriologischen Untersuchungen.

### Therapie

Die antibiotische Therapie erfolgt nach Antibiogramm, ggf. auch beim Partner. Zunächst ist eine kalkulierte initiale Therapie, z. B. mit Doxycyclin bei Chlamydien oder Mycoplasmen, Metronidazol bei Trichomonaden, Ceftriaxon oder Ciprofloxacin bei Gonokokken, sinnreich.

## 15.8.5 Prostatitis

### Epidemiologie

Das Keimspektrum der Prostatitis entspricht der Zystitis.

### Klinik

Neben Dysurie, Pollakisurie, kommt es typischerweise zu Schmerzen im Dammbereich und häufig zu Fieber.

### Diagnostik

Es zeigt sich eine schmerzhaft geschwollene, überwärmte Prostata in der rektal-digitalen Untersuchung. Ferner kann die 4-Gläserprobe bei V. a. auf chronische Prostatitis weiterführend sein.

### Therapie

Eine antibiotische Therapie mit Fluorchinolonen erfolgt für 25–30 Tage um den Übergang in eine chronische Prostatitis zu verhindern (initial parenterale Therapie notwendig). Ferner sollte zur Entlastung des Patienten eine Schmerztherapie erfolgen.

# Erbliche Nierenerkrankungen

*K. Segerer, C. Wanner*



J. Steffel, T. Lüscher (Hrsg.), *Niere und Ableitende Harnwege,* Springer-Lehrbuch,
DOI 10.1007/978-3-642-28236-2_16, 

Angeborene Erkrankungen der Nieren können sowohl Pathologien der Glomeruli als auch der Tubuli verursachen (■ Tab. 16.1). Diese Pathologien können zu Störungen des glomerulären Filters, des Elektrolyt- und Wasserhaushaltes sowie je nach Erkrankung bis zur chronisch terminalen Niereninsuffizienz führen. Auch hereditäre systemische Stoffwechselerkrankungen können eine Niereninsuffizienz bedingen. Oftmals ist die Klinik klassisch, und eine genetische Untersuchung zur Diagnosestellung ist nicht zwingend erforderlich.

## 16.1 Autosomal rezessive polyzystische Nierenerkrankung (ARPKD)

### 16.1.1 Gendefekt und Pathologie

Unterschiedliche Gendefekte im PDHD1-Gen, das für das tubuläre Protein Polyductin/Fibroductin kodiert, führen auf bisher nicht genau geklärtem Wege zu zystischer Transformation der Nierentubuli. Die Häufigkeit dieser Erkrankung liegt bei 1 : 10.000 bis 1:40.000.

### 16.1.2 Klinik

Die Manifestation erfolgt bereits intrauterin, in der Perinatalperiode bzw. im frühen Kindesalter mit Ernährungsproblemen, arterieller Hypertonie, vergrößerten, zystisch veränderten Nieren (ab Kindesalter), chronischer Nierenfunktionseinschränkung sowie Mitbeteiligung der Leber (kongenitale hepatische Fibrose) mit Hepatosplenomegalie und Zeichen der portalen Hypertension (■ Abb. 16.1, ■ Abb. 16.2).

16

### 16.1.3 Diagnose

Hierzu zählen: Klinik, Labor, histologischer Nachweis einer Gallengangsdysplasie in der Leberbiopsie, unauffällige renale Anamnese der Eltern, ggf. ARPKD bei Geschwistern.

■ **Tab. 16.1** Übersicht häufiger monogenetisch bedingter hereditärer Nierenerkrankungen

| |
|---|
| Hereditäre Erkrankung der Nierentubuli |
| Autosomal-rezessive polyzystische Nierenerkrankung |
| Autosomal-dominante polyzystische Nierenerkrankung |
| Hereditäre Erkrankungen der Glomeruli |
| Alport-Syndrom |
| Nagel-Patella-Syndrom |
| Hereditäre Erkrankungen des Elektrolyt-, Wasser und Säure-Base-Haushaltes |
| Bartter-Syndrome I-III, Gitelman-Syndrom (renale Salz-Verlust-Syndrome) |
| Renaler Diabetes insipidus Typ 1 und 2 |
| Hereditäre Stoffwechselerkrankungen mit Nierenbeteiligung |
| Morbus Fabry |
| Zystinose |

### 16.1.4 Therapie

Es erfolgt keine spezifische Therapie, allenfalls Einleitung eines Nierenersatzverfahrens, ggf. Therapie bei Zystenruptur, Infektionen der Zysten, arterieller Hypertonie.

### 16.1.5 Prognose

Ca. 1/3 der Patienten versterben in der Neonatalperiode. Der Eintritt der terminalen Niereninsuffizienz ist variabel, setzt jedoch meist bis zum 15. Lebensjahr ein.

## 16.2 Autosomal dominante polyzystische Nierenerkrankung (ADPKD)

### 16.2.1 Gendefekt und Pathologie

Gendefekte im PKD1 und PKD2-Gen führen zu Zystenbildung ausgehend von Nierentubuli. Diese

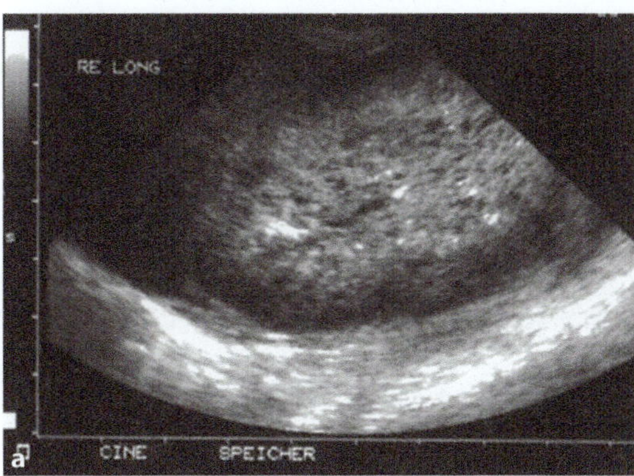


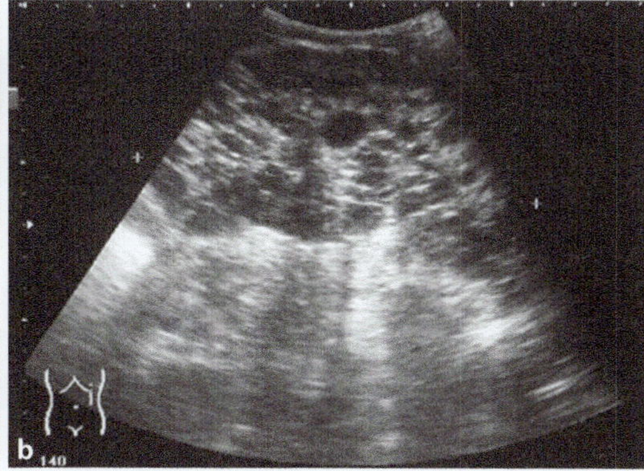


Abb. 16.1a,b Autosomal-rezessive polyzystische Nierenerkrankung. Nierensonographie

Erkrankung präsentiert sich mit einer Häufigkeit von 1 : 500 bis 1 : 1000.

### 16.2.2 Klinik

Die Manifestation liegt zwischen dem 20. und 50. Lebensjahr mit Flankenschmerzen, Hämaturie, mäßiger Proteinurie, arterieller Hypertonie und sonographischem Nachweis von Zystennieren, bzw. mehr als 2 Zysten in jeder Niere bei betroffenen Familien. Die Patienten haben gehäuft zerebrale Aneurysmata. Die Erkrankung kann zudem zur Ausbildung von Leberzysten, Pankreaszysten sowie Herzklappenfehlbildungen führen. Ebenfalls gehäuft sind Divertikel.

### 16.2.3 Diagnose

#### Klinik und typischer Sonographie-Befund (diagnostische Kriterien nach Ravine)

Die Diagnose wird gestellt durch die Klinik und einem typischen Sonographie-Befund.

### 16.2.4 Therapie

Es erfolgt keine spezifische Therapie (Vasopressin-Rezeptor-Antagonisten und mTOR-Inhibitoren bisher nicht erfolgreich), im Verlauf kann eine Nierenersatztherapie, ggf. symptomatische Therapie bei Zystenruptur, Infektion der Zysten, arterieller Hypertonie sowie kardialer Vorsorge und Verlaufsuntersuchungen bei Hinweisen auf symptomatische zerebrale Aneurysmata nötig werden. Eine operative Entfernung der Zystennieren wird nur bei rezidivierenden Infektionen, die trotz intensiver konservativer Therapiemaßnahmen nicht ausheilen sowie bei Ileus erwogen.

### 16.2.5 Prognose

Mit einem Eintritt der terminalen Niereninsuffizienz ist zwischen dem 50. und 70. Lebensjahr zu rechnen.

> **ADPKD ist die häufigste genetische Nierenerkrankung!**
> **Klinik: Flankenschmerzen, Hämaturie, arterielle Hypertonie, typische Sonographie, zerebrale Aneurysmata.**

## 16.3 Alport-Syndrom

### 16.3.1 Gendefekt und Pathologie

85 % sind durch eine X-chromosomale Vererbung (seltener wohl auch autosomale Vererbung) bedingt, die unterschiedliche Defekte von Ketten des Typ 4 Kollagens verursacht. Dadurch kommt es zu typischen Veränderungen der glomerulären Basalmembran. Die Häufigkeit liegt bei ca. 1–2 % der

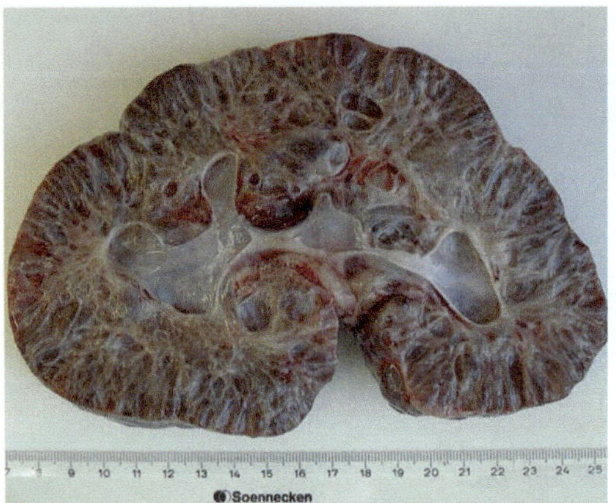


Abb. 16.2 Zystenniere

Patienten, die in Europa eine Nierenersatztherapie beginnen.

### 16.3.2 Klinik

Die Manifestation im Kindesalter wird mit glomerulärer Hämaturie, später auch Proteinurie, nephrotischem Syndrom und langsam progredienter Niereninsuffizienz symptomatisch. Zusätzlich kommt es typischerweise zur Innenohrschwerhörigkeit und Augenveränderungen (Katarakt, Retinitis pigmentosa, makuläre Läsionen).

### 16.3.3 Diagnose

Klinik und Nierenbiopsie mit typischen ultrastrukturelle Veränderungen der glomerulären Basalmembran können wegweisend sein (Abb. 16.3a,b).

### 16.3.4 Therapie

Aktuell gibt es keine kausale Therapie, ggf. kann eine Progressionsverzögerung durch ACE-Hemmer bewirkt werden. Im Verlauf wird evtl. eine Nierenersatztherapie nötig.

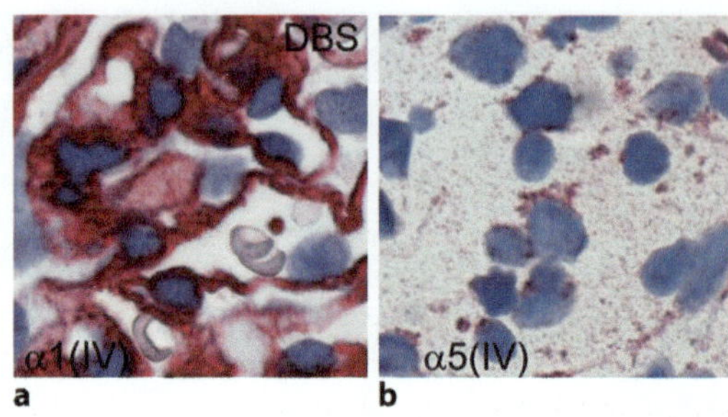


**Abb. 16.3a,b** **a** Gesunde Niere. **b** Nierenhistologie bei Alport-Syndrom. Entscheidend für die Diagnose des Alport-Syndroms ist neben der charakteristischen Verdünnung der glomerulären Basalmembran die Immunhistochemie, die eine Fehlen der α5(IV)-Kette des Typ 4 Kollagens zeigt

### 16.3.5 Prognose

Zur terminalen Niereninsuffizienz kommt es meist im von Alter 15–35 Jahren (gelegentlich später zwischen 45. und 60. Lebensjahr). Nach Transplantation kann eine Immunreaktion mit Antikörperbildung gegen das vorher unbekannteTyp-4-Kollagen ausgelöst werden, die zur rapid progressiven Glomerulonephritis im Transplantat führen kann.

**Alportsyndrom mit Symptomenkomplex glomeruläre Hämaturie, Niereninsuffizienz, Innenohrschwerhörigkeit, Augenveränderungen**

## 16.4 Morbus Fabry

### 16.4.1 Gendefekt und Pathologie

Ein X-chromosomal vererbter genetischer Defekt der lysosomalen α-Galactosidase führt zu systemischer Akkumulation von Globotriaosylceramiden (Gb3) in vielen verschiedenen Körperzellen vor allem von Gefäßen, Nierentubuli, Zellen der renalen Glomeruli, Zellen des kardialen Reizleitungssystems. Die geschätzte Häufigkeit liegt bei 1 : 17.000–1 : 111.700.

### 16.4.2 Klinik

Die Manifestation bei Kindern und Jugendlichen zeigt sich mit Acroparästhesien, Hypohydrose, Angiokeratome, Proteinurie. Im Verlauf kommt es zur Niereninsuffizienz, Kardiomyopathie mit linksventrikulärer Hypertrophie, Herzinsuffizienz und Schlaganfall in jungen Jahren.

### 16.4.3 Diagnose

Beim männlichen Geschlecht und typischer Klinik kann eine Diagnose durch Messung der α-Galactosidase-Aktivität im Plasma oder Leukozyten, beim weiblichen Geschlecht bzw. männlichem Geschlecht mit atypischer Klinik durch genetische Analyse, gelegentlich auch durch Herzmuskelbiopsie/Nierenbiospie erfolgen (Abb. 16.4).

### 16.4.4 Therapie

Eine Enzymersatztherapie mit rekombinanter α-Galactosidase ist bei klinischer Symptomatik empfohlen. Die Enzymersatztherapie verbessert nachgewiesen neuropathische Schmerzen, reduziert die renale Ablagerung von Gb3, zeigt einen Trend zur langsameren Progression der Nierenfunktion und führt zur Abnahme der linksventrikulären Muskelmasse. Die symptomatische Therapie setzt sich aus Nierenersatzverfahren, prophylaktische Implantation eines biventrikulären Herzschrittmachers sowie eines Defibrillators bei ventrikulärer Tachykardie und fortgeschrittener Einschränkung der kardialen Funktion zusammen.

### 16.4.5 Prognose

Mit einer Niereninsuffizienz ist zwischen dem 20. und 50. Lebensjahr zu rechnen. Spät erkannt ist es unklar, inwieweit die Enzymersatztherapie eine Progression zur Dialysepflichtigkeit verzögert und die Lebenserwartung verlängert. Patienten mit Morbus Fabry haben eine deutliche eingeschränkte Lebenserwartung, vor allem durch maligne Herzrhythmusstörungen.

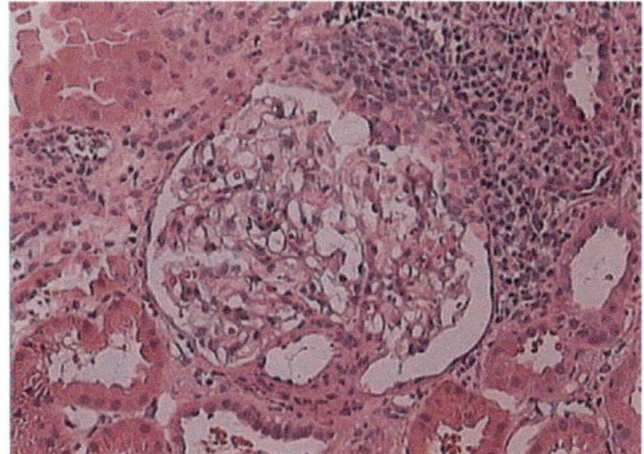

**Abb. 16.4** Glomerulus einer Patientin mit Morbus Fabry. Es sind zahlreiche Zellen mit schaumigem Zytoplasma erkennbar. Daneben fallen eine interstitielle Veränderungen mit Fibrosierung und Infiltration mononukleärer Zellen auf

## 16.5 Hereditäre Erkrankungen des Elektrolyt-, Wasser und Säure-Base-Haushaltes

Diese Erkrankungen gehen mit Auffälligkeiten der Serumelektrolyte, wie beispielsweise Hypokaliämie, Hypomagnesiämie sowie Auffälligkeiten des Trinkverhaltens und Polyurie einher. Je nach Erkrankung können diese Veränderungen lebensbedrohlich werden, z. B. bei ausgeprägter Hypokaliämie mit Gefahr von tödlichen Herzrhythmusstörungen sowie lebensbedrohlicher Polyurie kurz nach Geburt.

Bei den **Bartter-Syndromen** sowie beim **Gitelman-Syndrom** liegen autosomal-rezessiv vererbte Störungen epithelialer Transporter vor, die in der Niere in der aufsteigenden Henleschleife bzw. im distalen Tubulus Natrium- und Chloridreabsorption ermöglichen. Die reduzierte Natrium- und damit sekundär auch Wasserreabsorption führt zu einem milden Volumenmangel und sekundärem Hyperaldosteronismus. In der Folge entstehen durch diese Veränderungen eine metabolische Azidose und Hypokaliämie, Muskelschwäche, Erbrechen und Gedeihstörungen. Metabolische Azidose und besonders eine Hypokaliämie können therapeutisch relevant werden, sodass eine Substitution des renalen Verlustes von Salzen erfolgen muss. Gleichzeitig können Substanzen verabreicht werden, die die glomeruläre Filtrationsrate reduzieren und somit die Ausprägung der genetischen Syndrome mildern. Bei lebensbedrohlichen Verschiebungen, die insbesondere bei Neugeborenen und Säuglingen relevant sind, besteht eine klare Therapieindikation. Für subjektiv beschwerdefreie Erwachsene gibt es keine klaren Therapieindikationen. Die Prognose dieser genetischen Syndrome ist abhängig vom genauen Defekt, kann zu frühzeitigem Tod (Bartter-Syndrom I) bis hin zur terminalen Niereninsuffizienz (Bartter-Syndrom IV) führen.

> **Bei Auffälligkeiten der Serumelektrolyte und Störungen des Wasser- und Säure-Base-Haushaltes bei Kindern und jungen Erwachsenen an renale Salzverlustsyndrome denken!**

Beim renalen **Diabetes insipidus** liegt ein genetischer X-chromsomal bzw. autosomal-dominant vererbter Defekt des Vasopressinrezeptors vor, der zum Nichtansprechen des Hormons ADH im distalen Tubulus und Sammelrohr führt. Hierdurch entstehen Polyurie, Polydipsie, Dehydratation und Hypernatriämie. Therapeutisch ist eine ausreichend Flüssigkeitszufuhr notwendig. Ebenfalls werden Hydrochlorothiazid (Reduktion der Natriumreabsorption im distalen Tubulus) und Indometacin (Reduktion der glomerulären Filtrationsrate) verabreicht.

# Fehlbildungen der Niere und ableitenden Harnwege

*F. Belling-Dierks, B. Wiewrodt*



J. Steffel, T. Lüscher (Hrsg.), *Niere und Ableitende Harnwege*, Springer-Lehrbuch,
DOI 10.1007/978-3-642-28236-2_17, © Springer-Verlag Berlin Heidelberg 2014

**CAKUT**, Akronym für ***C**ongenital **A**nomalies of the **K**idney and **U**rinary **T**ract* ist ein neuer Oberbegriff für konnatale Nephro- und Uropathien. Unter CAKUT werden die verschiedenen angeborenen Anomalien der Nieren und ableitenden Harnwege zusammengefasst. Im Folgenden soll auf die einzelnen CAKUT-Entitäten näher eingegangen werden.

## 17.1 Nierenagenesie

### 17.1.1 Definition

Hierunter versteht man das Fehlen der Nieren- und Ureteranlage.

### 17.1.2 Epidemiologie

Eine beidseitige Nierenagenesie tritt mit einer Häufigkeit von 1:4000 auf und ist nicht mit dem Leben vereinbar. Die unilaterale Nierenagenesie kommt bei 0,1 % aller Lebendgeborenen vor und ist häufig mit weiteren Fehlbildungen assoziiert (Herz 30 %, Darm 25 %, Bewegungsapparat 15 %). Die linke Seite ist etwas häufiger betroffen, m:w 2:1.

### 17.1.3 Ätiologie

Es liegt eine embryonale Fehlentwicklung des primitiven Harnleiters und des metanephrogenen Blastems zugrunde.

### 17.1.4 Klinik

- **Bilaterale Nierenagenesie**

Es zeigen sich intrauterin Oligo- oder Anhydramnie mit Entwicklung eines komplexen Fehlbildungssyndroms: die sog. **Potter Sequenz** mit Oligohydramnion, hypoplastischen Lungen, Klumpfüßen, tief sitzenden Ohren, Epikanthus, breiter Nase, Mikrogenie, schmalen Händen und Hyperthelorismus. Postnatal Tod durch Ateminsuffizienz.

- **Unilaterale Nierenagenesie**

Sie ist häufig ein Zufallsbefund ohne Symptome.

17

### 17.1.5 Diagnostik

Der Nachweis einer bilateralen Nierenagenesie ist bereits pränatal in der Sonographie möglich. Bei unilateraler Nierenagenesie erfolgt die Diagnose durch die Sonographie der Nieren (Einzelniere meist kompensatorisch hypertrophiert), Ausschluss einer ektopen Niere und begleitender Ureterfehlbildungen mittels Refluxprüfung, ggf. Szintigraphie und i. v.-Pyelographie, MR-Urographie.

### 17.1.6 Therapie

Bei einseitiger Nierenagenesie erfolgen regelmäßige sonographische Kontrollen der Einzelniere zur Überprüfung des Wachstums sowie Blutdruckmessungen und Urinuntersuchungen (Proteinurie).

### 17.1.7 Prognose

> **Die bilaterale Nierenagenesie ist nicht mit dem Leben vereinbar!**

Die Prognose der unilateralen Nierenagenesie ist abhängig von den Begleitfehlbildungen die in 10–20 % der Fälle auftreten. Zudem besteht ein erhöhtes Risiko für die Entwicklung von arteriellem Hypertonus, Proteinurie und Niereninsuffizienz.

## 17.2 Nierenhypoplasie

### 17.2.1 Definition

Dies ist eine angeborene Verminderung des Nierenvolumens (Volumen einer Niere unter 50 % der Norm oder Gesamtvolumina beider Nieren unter 30 % der Norm) ohne Veränderungen der Nierenarchitektur.

### 17.2.2 Epidemiologie

Die Nierenhypoplasie ist insgesamt selten, ihre Häufigkeit beträgt ca. 0,1 %.

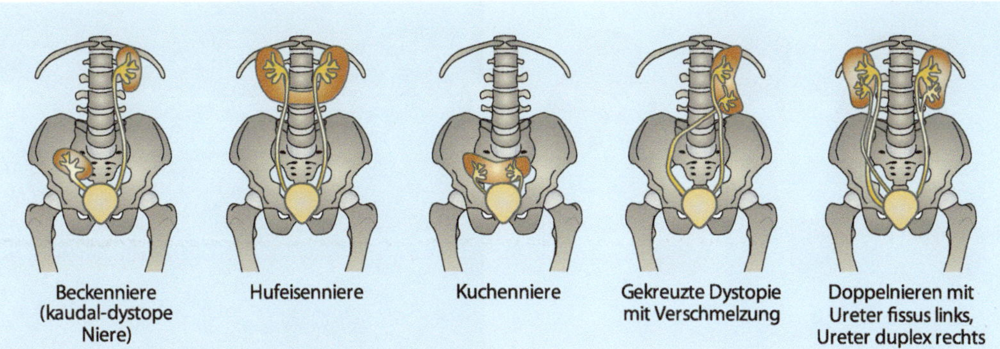


**Abb. 17.1** Beckenniere (kaudal-dystope Niere). (Aus Kröner 2010)

### 17.2.3 Prognose

Das Risiko der Entwicklung einer terminalen Niereninsuffizienz im Kindesalter ist hoch.

## 17.3 Lage- und Fusionsanomalien der Niere

Hierunter werden Entwicklungen zusammengefasst, die mit einer gestörten Rotation und Wanderung der Niere in der Fetalzeit einhergehen.

### 17.3.1 Beckenniere

#### Definition

Es zeigt sich eine kaudal dystope Niere (Abb. 17.1), meist im kleinen Becken neben der A. iliaca communis.

#### Epidemiologie

Die Häufigkeit liegt bei 1 : 600 Geburten.

#### Pathogenese

Zugrunde liegt eine fehlende Nierenwanderung aus der Becken- in die Lumbalregion.

#### Klinik

I. d. R. bleibt diese Anomalie asymptomatisch. Gelegentlich kommt es zu rezidivierenden Harnwegsinfektionen oder vesikoureteralen Reflux (VUR).

**! Die Beckenniere stellt möglicherweise ein Geburtshindernis bei Frauen dar!**

#### Diagnostik

Urinuntersuchung, Sonographie des Harntraktes, ggf. weitere Diagnostik erwägen mittels Refluxprüfung bei erhöhtem VUR-Risiko, Nierenszintigraphie zur Funktionsprüfung, MR-Urographie oder i. v.-Pyelographie, insbesondere bei sonographisch schwer zugänglicher Position.

#### Therapie

Meist ist keine Behandlung erforderlich. Bei rezidivierenden Harnwegsinfektionen, sollte ein Ausschluss eines VUR und ggf. antibiotische Dauerprophylaxe erfolgen. Ultima ratio: Entfernung der dystopen Niere, insbesondere bei funktionslosem Nierengewebe

### 17.3.2 Doppelniere

#### Definition

Hier liegt meist keine vollständige Verdopplung der Nierenanlage, sondern Trennung des Nierenbeckens durch eine Parenchymbrücke in ein oberes und ein unteres Nierenbecken vor.

#### Einteilung

Die Trennung der ableitenden Harnwege kann bei Doppelnieren unterschiedlich stark ausgeprägt sein (Abb. 17.2a–c): vom geteilten Nierenbecken mit

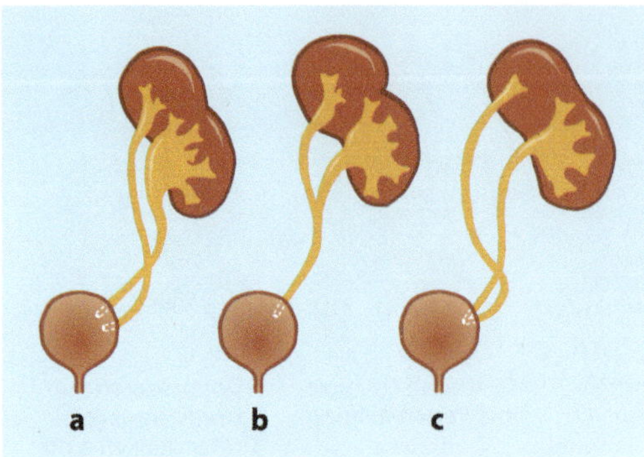


Abb. 17.2a–c Doppelnierenanlage mit: **a** Ureter duplex (der Ureter aus dem Oberpol der Niere mündet distal des Ureters aus dem Unterpol der Niere, entsprechend der Meyer-Weigert-Regel), **b** und **c** Ureter fissus in unterschiedlicher Ausprägung. (Aus Schweizer 2007)

einem gemeinsamen Ureter, über einen Ureter fissus (getrennte Ureteren, die sich vor der Einmündung in die Blase wieder vereinen) bis zum Ureter duplex (zwei Harnleiter, die komplett getrennt bis zur Blase ziehen, im Beckenbereich kreuzen und in zwei getrennten Ostien in die Blase münden).

**Meyer-Weigert-Regel**
**Durch die Kreuzung der beiden Ureteren liegt die Mündungsstelle des Ureters, der dem unteren Nierenbecken entspringt, dystop oberhalb der des anderen i. d. R. normotop mündenden Ureters (Abb. 17.2a).**

### Epidemiologie

Die Häufigkeit liegt bei ca. 1 % in der Bevölkerung.

### Pathogenese

Teilweise kommt es bei einem Ureter duplex zu einem VUR im distal an falscher Stelle einmündenden Ureter und somit nach der Meyer-Weigert'schen Regel zu einem Reflux in das obere Nierenbecken mit konsekutiv erhöhtem Risiko für Harnwegsinfektionen, refluxiver Veränderung und Funktionseinschränkung des Oberpols der Doppelniere.

17

### Klinik

Man unterscheidet eine unkomplizierte Form, die meist als asymptomatischer Zufallsbefund auffällt von einer komplizierten Form mit rezidivierenden Harnwegsinfektionen und arterieller Hypertonie.

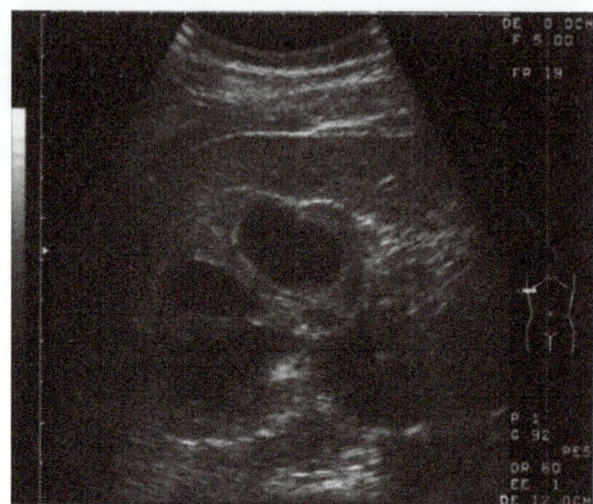

Abb. 17.3 Sonographie der Niere mit deutlichen Zeichen der Hydronephrose: Erweiterung des Nierenbeckenkelchsystems und verschmälerter Parenchymsaum

### Diagnostik

Diese sollte eine Urinuntersuchung, Sonographie des Harntraktes, MR-Urographie (keine Strahlenbelastung) oder i. v.-Pyelographie, Refluxprüfung bei rezidivierenden Harnwegsinfektionen und Nierenszintigraphie mit getrennter Funktionsprüfung von Ober- und Unterpol umfassen.

### Therapie

Bei asymptomatischen Verlauf ist keine Behandlung erforderlich. Bei rezidivierenden Harnwegsinfektionen kann eine antibiotische Prophylaxe angeboten werden, wobei beim Ureter duplex mit ektop einmündendem Harnleiter keine Maturation zu erwarten und je nach Klinik eine operative Korrektur anzustreben ist. Bei verminderter Funktion eines Nierenanteils ist eine Hemiureteronephrektomie im infektionsfreien Intervall zu erwägen.

## 17.3.3 Hydronephrose

### Definition

Hier zeigt sich eine ausgeprägte Dilatation des Nierenbeckenkelchsystems (Abb. 17.3) mit Verschmälerung und Zerstörung des Parenchyms durch eine chronische Stauung in Folge Harnabflussstörung mit Funktionseinschränkung.

■ **Ätiologie**

Infrage kommende Ätiologien sind Ureterabgangsstenose, Uretermündungsstenose, Harnröhrenklappen, Vesiko-ureteraler Reflux, aberrantes Gefäß, Konkrement.

■ **Epidemiologie**

Die Inzidenz der Hydronephrose bei Kindern liegt bei ca. 1 %, die Inzidenz einer zugrunde liegenden signifikanten Uropathie dagegen nur bei 0,2 %. Die Hydronephrose kommt in 5–15 % beidseitig vor. Bei einseitigem Befund ist die linke Seite häufiger betroffen.

■ **Klinik**

Gelegentlich findet sich ein tastbarer Bauchtumor und Flankenschmerzen. Rezidivierende Harnwegsinfektionen sind die häufigsten Folgen einer Hydronephrose.

■ **Diagnostik**

Hierzu zählen Sonographie des Harntraktes (Erweiterung des Nierenbeckenkelchsystem, schmaler Parenchymsaum), dynamische Funktionsprüfung mittels MAG-3 Szintigraphie (seitengetrennte Nierenfunktion und Hinweis auf Abflussstörung), eventuell MR- oder i. v.- Urographie zur Darstellung der Abflussverhältnisse, Ausschluss eines VUR mittels Refluxprüfung, Ausschluss von Harnröhrenklappen beim Jungen mittels MCU, welche von suprapubisch durch suprapubische Blasenpunktion durchgeführt werden sollte.

**Wichtig in der Diagnostik ist der Ausschluss von Harnröhrenklappen beim Jungen mittels suprapubischer MCU!**

■ **Therapie**

Diese besteht in der Behandlung der Grunderkrankung.

■ **Prognose**

Sie ist abhängig von der Grunderkrankung sowie der rechtzeitigen Therapie.

### 17.3.4 Ureterabgangsstenose

■ **Definition**

Hier zeigt sich eine segmentale Enge am Übergang des Nierenbeckens zum Harnleiter (obstruktive Uropathie).

■ **Epidemiologie**

Sie gilt als häufigste angeborene Ursache einer Hydronephrose (1 : 1000, m : w 2–3 : 1, in 40 % der Fälle bilateral).

■ **Klinik**

Es zeigen sich rezidivierende Flankenschmerzen und fieberhafte Harnwegsinfektionen.

■ **Diagnostik**

Es sollte eine Sonographie des Harntraktes mit Nachweis einer Nierenbeckenkelchsystemerweiterung, Nierenfunktionsprüfung mittels MAG-3 Szintigraphie zum Nachweis der seitengetrennten Nierenfunktion, sowie der Clearance (Ausscheidung über die Zeit), eventuell MR- oder i. v.-Urographie erfolgen.

Die MAG3 Szintigraphie ermöglicht eine Aussage über eventuell vorhandene Abflusshindernisse, in dem die Ausscheidung des Radionukleids pro Zeiteinheit gemessen wird. Es resultiert eine Ausscheidungskurve wie in ◻ Abb. 17.4 dargestellt.

■ **Therapie**

Bei akuter Hydronephrose wird eine perkutane Nephrostomie zur Entlastung angelegt. Bei urodynamisch relevanter Ureterabgangsstenose erfolgt die operative Korrektur in Abhängigkeit von Alter, Funktionsbeeinträchtigung und Ausmaß. Die Operation, meist i. S. einer Nierenbeckenplastik nach Anderson-Hynes, besteht in einer Resektion des stenotischen pyeloureteralen Übergangs mit Anastomosierung des angeschrägten Ureters an das Nierenbecken.

■ **Prognose**

Sie ist abhängig vom Grad der präoperativen Nierenschädigung und der Nierenrestfunktion. Eine Restenose zeigt sich in 2–3 %.

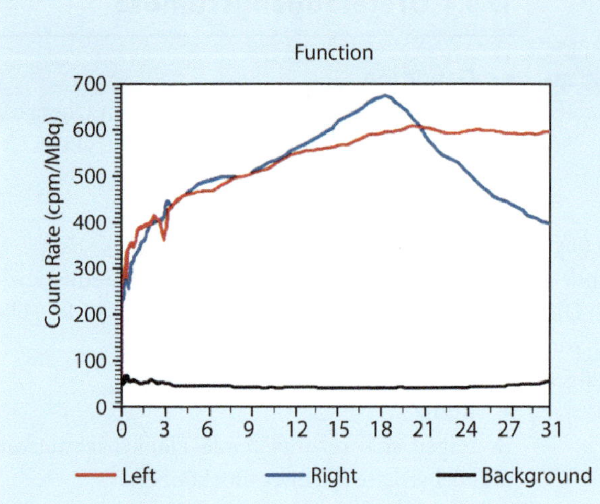


ACQUISITION PARAMETERS:
Position: Post/Supine
17.1 MBq Tc-99m-MAG3
3 mg Lasix, 15 min p.i.
Lasix-Washout nach 10 min
rechte Niere: 18% (15-25 min)

FUNCTION PARAMETERS:

| | Uptake | Tmax | T1/2max |
|---|---|---|---|
| Left: | 42% | 20' 28" | **** |
| Right: | 58% | 18' 28" | **** |

**Abb. 17.4** MAG3 Ausscheidungskurve: die Ausscheidung der linken Niere in rot dargestellt zeigt eine Kurve vom Akkumulationstyp mit verzögertem Abfall der Nukleid-Aktivität, hinweisend auf eine Obstruktion. Regulär sollte das Radionukleid anfluten und nach kurzer Zeit ausgewaschen werden. (Mit freundlicher Genehmigung des UK Würzburg)

## 17.3.5 Uretermündungsstenose

### Definition

Es kommt zu einer Enge des ureterovesikalen Überganges (obstruktive Uropathie).

### Ätiologie

Es liegt eine meist angeborene Fibrose der Ureterwand zugrunde.

### Klinik

Hierzu können rezidivierende Bauchschmerzen zählen. Es liegt ein erhöhtes Risiko für Harnwegsinfektionen (oft Zufallsbefund bei geringer Ausprägung) vor.

### Diagnostik

Sie sollte die Sonographie und Nierenszintigraphie, evtl MR-Urographie oder i. v.-Pyelographie umfassen.

17

### Therapie

Bei akuter Hydronephrose erfolgt eine perkutane Nephrostomie (viel seltener nötig, da der Harnleiter eine Windkesselfunktion hat und Druck aufnimmt), Resektion des stenotischen Abschnittes und antirefluxive Neueinpflanzung des Harnleiters in die Blasenwand.

### Prognose

Die Prognose ist abhängig vom Grad der präoperativen Nierenschädigung, Restenosen in 3 %, VUR in 5 %.

## 17.3.6 Harnröhrenklappen

### Definition

Es kommt zu einer klappenähnlichen Obstruktion der Urethra mit ventilartiger Wirkung, die in Abhängigkeit vom Ausmaß bereits frühzeitig pränatal symptomatisch werden können.

### Epidemiologie

1 : 5000–8000 der männlichen Neugeborene sind betroffen.

### Klinik

Es zeigen sich Oligohydramnion und Hydronephrose intrauterin, ferner postnatale Adaptationsschwierigkeiten bei Lungenhypoplasie, abdominelle Vorwölbung, Blasendysfunktion und ein erhöhtes Sepsisrisiko.

### Diagnostik

Hierzu zählen: pränatale Sonographie (verdickte voluminöse Harnblasenwand, sekundäre Hydronephrose, Oligohydramnion, eventuell Lungenhypoplasie). Postnatal Sonographie des Harntraktes. Bestimmung des Serumkreatinin (wenig hilfreich zu Beginn, da noch „mütterliches Kreatinin" gemessen, erst im Verlauf hilfreicher Parameter). Miktionszystureterographie (MCU) über suprapubischen Katheter mit Darstellung der Urethra (◘ Abb. 17.5).

▪ **Therapie**

Es muss eine sofortige suprapubische perkutane Harnableitung erfolgen. Bei stabilem Säugling und rückläufigem Serumkreatinin ist eine operative transurethrale Klappenschlitzung in der 2.–4. Lebenswoche anzudenken. Die engmaschige sonographische Kontrollen ist wichtig.

Bei instabilem Säugling oder persistierender Hydronephrose trotz suprapubischer Harnableitung, erfolgt zunächst eine operative hohe Harnableitung bds. mittels Ureterocutaneostomie und sekundäre Urethralklappenschlitzung.

▪ **Prognose**

Teils bleiben Blasenentleerungsstörungen (besonders bei ausgeprägten Befunden) bestehen.

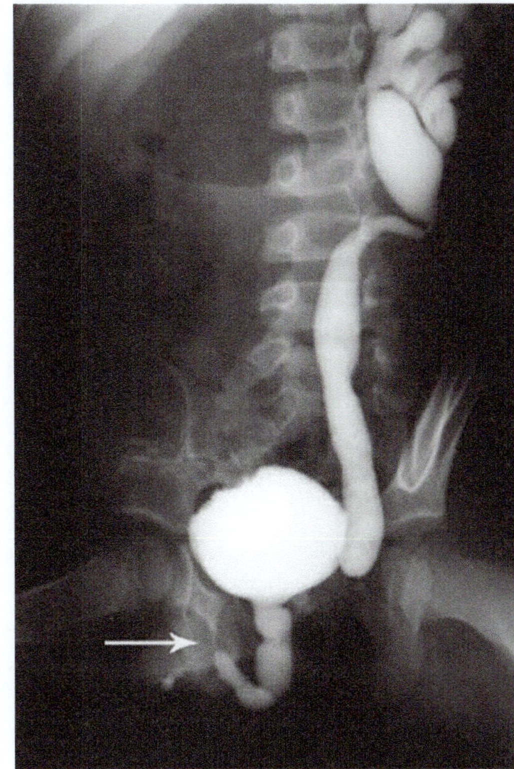

◘ **Abb. 17.5** MCU mit Nachweis einer Harnröhrenklappe: Der Pfeil zeigt auf die Harnröhrenklappe. Im MCU sieht man die Aufweitung der Harnröhre proximal der Harnröhrenklappe und einen linksseitigen vesikoureteralen Reflux.

### 17.3.7 Megaureter

▪ **Definition**

Es zeigt sich eine starke Erweiterung, Elongation und Schlängelung des Harnleiters in seiner ganzen Länge.

▪ **Einteilung**

Man unterscheidet:

- einen primären Megaureter mit atonem prävesikalem Ureterabschnitt,
- einen sekundären Megaureter in Folge Reflux und/oder Obstruktion

▪ **Klinik**

Es kommt zu rezidivierenden Bauchschmerzen und fieberhaften Harnwegsinfektionen.

▪ **Diagnostik**

Eine Sonographie des Harntraktes, MAG3-Szintigraphie mit seitengetrennter Nierenfunktionsprüfung zum Ausschluss einer Obstruktion und eine Refluxprüfung zum Ausschluss eines VUR sollten durchgeführt werden.

▪ **Therapie**

Es besteht keine Operationsindikation bei primärem, symptomfreien Megaureter. Bei sekundärem Megaureter erfolgt eine Therapie der Grunderkrankung.

**! Bei obstruktiven Uropathien sind Pyelonephritiden nicht allein mittels Urindiagnostik (spontan-, Katheter- oder Blasenpunktionsurin) zu diagnostizieren! Eine Sonographie der Nieren sollte zum Ausschluss einer Pyonephrose erfolgen!**

# Vesikoureterale Refluxerkrankung

*F. Belling-Dierks, B. Wiewrodt*



J. Steffel, T. Lüscher (Hrsg.), *Niere und Ableitende Harnwege,* Springer-Lehrbuch,
DOI 10.1007/978-3-642-28236-2_18, 

Ein vesikoureteraler Reflux (VUR) bezeichnet das Zurückfließen von Urin aus der Blase in die Harnleiter, eventuell bis in das Nierenbeckenkelchsystem.

## 18.1 Einteilung

Man unterscheidet:

- Eine **primäre angeborene Form** des VUR, die aufgrund einer Insuffizienz des physiologischen Anti-Refluxmechanismus („Ventilfunktion") zustande kommt.
- Eine **sekundäre Form** nach anhaltender intravesikaler Drucksteigerung infolge subvesikaler Obstruktion.

## 18.2 Epidemiologie

Die Inzidenz des VUR liegt bei etwa 0,5 % aller Neugeborenen. Bei Kindern nach gesicherter Pyelonephritis beträgt die Häufigkeit eines VUR sogar 30–40 %. Dabei sind Mädchen jenseits des ersten Lebensjahres 4 Mal häufiger betroffen, als Jungen; im ersten Lebensjahr überwiegt beim VUR hingegen das männliche Geschlecht. Es ist ein familiär gehäuftes Auftreten des VUR (30 % bei Geschwistern von Patienten mit VUR, 45 % bei Zwillingen, 70 % bei Kindern von betroffenen Eltern) bekannt.

## 18.3 Ätiologie

Ursache des primären VUR ist meist eine fehlerhafte Anlage der Harnleitermündung (Übergangszone zwischen Ureter und Harnblase).

Physiologischerweise tritt der Ureter schräg durch die Blasenwand mit einem intramuralen Verlauf (■ Abb. 18.1). Bei Druckzunahme in der Blase (beispielsweise während der Miktion) erfolgt so der automatische Verschluss des distalen Ureters durch Kompression des untertunnelten Anteils. Ein Zurückfließen des Urins aus der Blase wird damit verhindert („**Ventilmechanismus**"). Bei einem Missverhältnis zwischen intravesikaler Tunnellänge und Ureterdurchmesser (Normal 5 : 1) oder einem geraden Durchtritt des Ureters in die Blasenwand ist die Abdichtung des vesikoureteralen Übergangs nicht mehr sicher gewährleistet und begünstigt einen VUR.

Ein sekundärer VUR kann bei anhaltender intravesikaler Drucksteigerung infolge einer subvesikalen Obstruktion (Meatusstenose, Harnröhrenklappen) oder bei neurogenen Blasenentleerungsstörungen entstehen. Die konsekutive Blasenmuskelhypertrophie kann sowohl zu einer Obstruktion des Ureters als auch zur Ausbildung eines sekundären VUR führen (■ Abb. 18.2).

## 18.4 Pathogenese

Das Zurückfließen von Urin bis in das Nierenbeckenkelchsystem ist für die Nieren grundsätzlich nicht gefährlich. Allerdings kann ein erhöhter intrarenaler Druck zur Ausbildung einer Refluxnephropathie führen. Außerdem prädisponiert ein VUR für die Entwicklung von Harnwegsinfektionen mit Beteiligung des oberen Harntraktes. Infolge dessen kann es zur Ausbildung renaler Parenchymnarben mit konsekutivem renalen Funktionsverlust, Proteinurie und arteriellen Hypertonus kommen (**Refluxnephropathie**).

> **Unter Refluxnephropathie versteht man eine irreversible Nierenparenchymschädigung, die entweder Folge von Harnwegsinfektionen mit Beteiligung des oberen Harntraktes oder durch erhöhten intrarenalen Druck entstehen kann.**

## 18.5 Klinik

Häufig treten unspezifische Symptome, wie Bauchschmerzen, Gedeihstörungen oder Erbrechen auf. Rezidivierende Harnwegsinfektionen sind ebenfalls wegweisend.

## 18.6 Diagnostik

Anamnese, körperliche Untersuchung, Routinelabor (Blutbild, CRP, Kreatinin, Harnstoff, GPT, Ges.-Einweiß), Urinstatus, Urinkultur, Sonographie der Nieren (Volumendifferenz der Nieren, Parenchym-

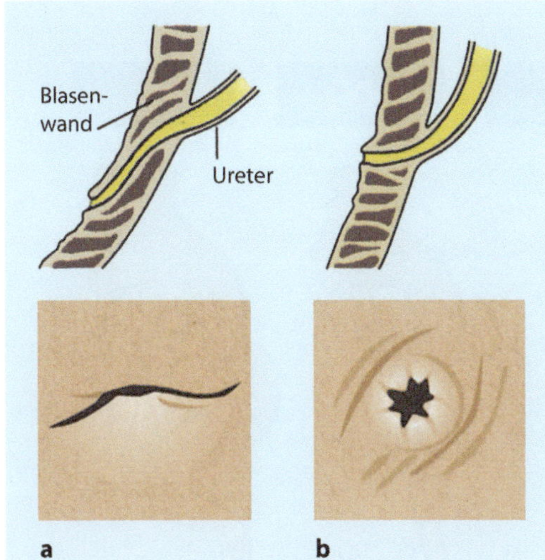


Abb. 18.1a,b Uretermündung/-Verlauf in der Harnblasenwand: **a** physiologischer Durchtritt des Ureters mit intramuralem Verlauf, **b** gerader Durchtritt des Ureters ohne intramuralen Verlauf. (Aus Conrad 2010)

dicke, Echogenität, Dilatation des Ureters oder des Kelchsystems, Urothelverdickung) sollten als Standarddiagnostik durchgeführt werden.

Goldstandard zum Nachweis eines VUR ist der röntgenologische oder sonographische Refluxnachweis mittels Miktionszystureterographie (MCU) bzw. Miktionsurosonographie (MUS). Bei der MCU wird über einen suprapubischen oder transurethralen Blasenkatheter Kontrastmittel in die Blase injiziert, und der Patient wird während der Miktion durchleuchtet. Kommt es zum Reflux, stellen sich Ureteren und Nierenbecken kontrastiert dar (Abb. 18.2).

Bei der MUS erfolgt die Kontrastmittelapplikation in die Blase über einen transurethralen Katheter. Der Patient wird während der Miktion sonographiert. Kommt es zum Reflux, stellen sich Ureteren und Nierenbecken Kontrastmittel-markiert (echoreich) dar (Abb. 18.3a,b).

Je nach Ausprägung wird der Reflux mittels der internationalen Klassifikation nach Heikel und Parkkulainen in **5 Grade** unterteilt (Abb. 18.4).

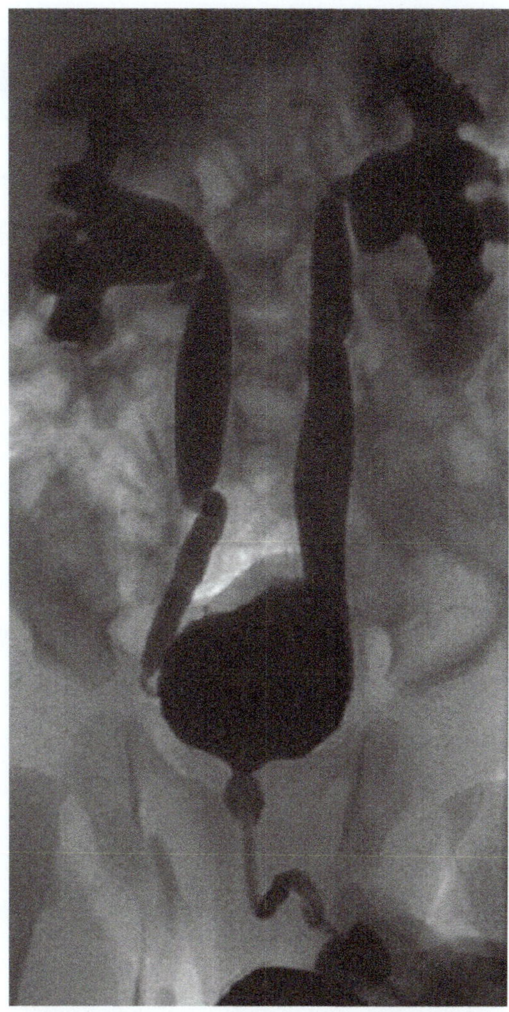

Abb. 18.2 MCU mit Darstellung eines bilateralen dilatierenden und intrarenalen Refluxes bds. bei infravesikaler Obstruktion bulbär und deutlicher Vorhautballonierung wegen Phimose. (Aus Rösch 2011)

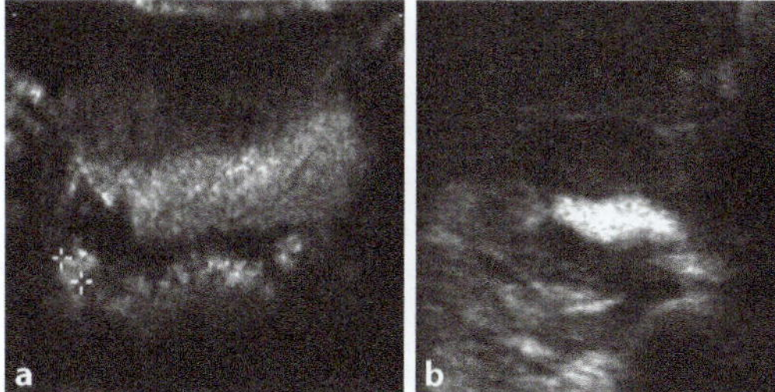


Abb. 18.3a,b Längs- (**a**) und Querschnitt (**b**) durch die rechte Niere mit mäßig dilatiertem und mit Ultraschall-Kontrastmittel aufgefülltem Nierenbeckenkelchsystem bei mittelgradigem VUR. (Aus Riccabona 2005)

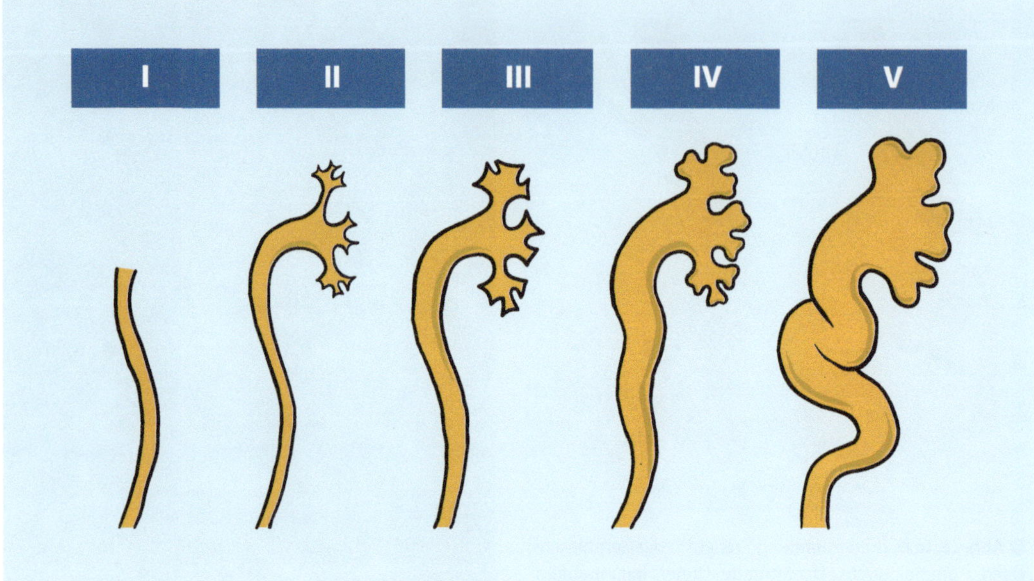


Abb. 18.4 Refluxgradeinteilung nach Heikel und Parkkulainen. (Aus Schweizer 2007)

**Auswahl des Verfahrens zur Refluxprüfung**

- MCU
  - Vorteil: Urethradarstellung (Nachweis von Harnröhrenklappen)
  - Nachteil: Strahlenbelastung
- MUS
  - Vorteil: Keine Strahlenbelastung
  - Nachteil: Keine Darstellung von infravesikalen Hindernissen, z. B. im Bereich der Harnröhre. Daher muss vor Durchführung der Untersuchung bei Jungen geklärt werden, ob ein V. a. Harnröhrenklappen vorliegt.

Nach erster Pyelonephritis sollte demnach beim männlichen Geschlecht eine MCU erfolgen, sonst MUS. I. d. R. wird eine Refluxprüfung im infektionsfreien Intervall am Therapieende durchgeführt, eine frühzeitige MCU ist aber auch bereits nach 5 Tagen i. v. antibiotischer Therapie möglich. Ggf. kann die Diagnostik mittels Funktionsprüfung (DMSA-Szintigraphie oder MAG-3 Szintigraphie) ergänzt werden.

## 18.7 Therapie

Ziel ist die **Vermeidung von Harnwegsinfektionen** mit nachfolgenden Komplikationen (Nierenfunktionseinschränkungen bis zur terminalen Niereninsuffizienz). Im Vordergrund steht zunächst die konservative Therapie, aufgrund der **hohen Spontanmaturatinsrate** vor allem im ersten Lebensjahr.

### 18.7.1 Konservativ

Da die Möglichkeit einer Spontanmaturation, insbesondere bei niedriggradigem Reflux, besteht, kann ein abwartendes Vorgehen gewählt werden. In Abhängigkeit des Stadiums der Sauberkeitserziehung ist u. a. auf ausreichende Flüssigkeitszufuhr, richtige Abwischtechnik („von vorne nach hinten") und Stuhlregulation zu achten. Sollte es zu einer Pyelonephritis kommen, ist eine gezielte antibiogrammgerechte Therapie umgehend einzuleiten. Alternativ kann im 1. Lebensjahr eine niedrig-dosierte prophylaktische Antibiotikatherapie zur Vermeidung von aufsteigenden Harnwegsinfektionen durchgeführt werden, die bei höhergradigem VUR dringend angeraten wird. Dabei ist auf ausreichende Compliance zu achten.

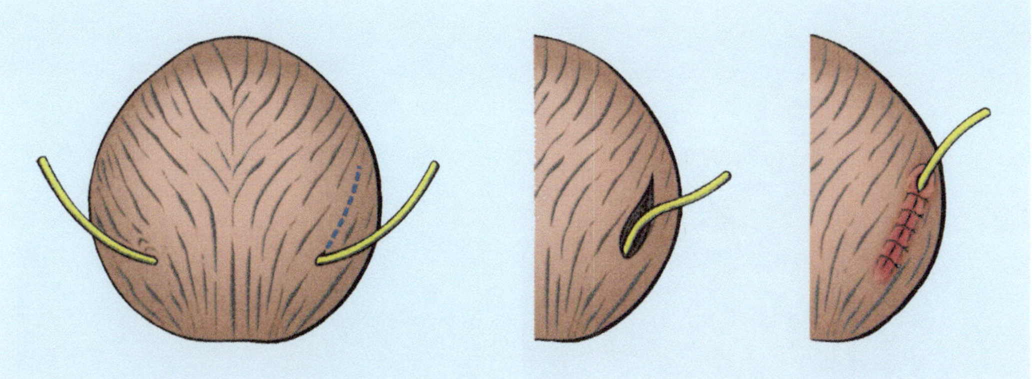

Abb. 18.5 Extravesikale Antirefluxplastik nach Lich-Gregoir. (Aus Conrad 2010)

**Nachteile einer Antibiotikaprophylaxe: Resistenzentwicklung!**

**Häufigste Ursache für Durchbruchsinfektionen: mangelnde Compliance!**

Nach dem 1. Lebensjahr sollte die antibiotische Therapie beim Jungen unabhängig vom Refluxgrad beendet werden, da sie keinen signifikanten Vorteil mehr hat. Mädchen können von einer längeren Dauer der Prophylaxe profitieren (bis zum 5. Lebensjahr).

### 18.7.2 Chirurgie

Erfolgreichste Methode (Heilung je nach OP-Technik bis 98 %) ist die chirurgische Intervention. Bei höhergradigem Reflux, rezidivierenden Durchbruchsinfektionen, drohender Refluxnephropathie oder Begleitanomalien sollte eine chirurgische Beseitigung des VUR erfolgen. Bei Mädchen sollte ein symptomatischer VUR vor der Einschulung beseitigt werden, wegen des erhöhten Risikos einer Pyelonephritisentwicklung während der Schwangerschaft oder nach Geschlechtsverkehr. Bei Jungen, die bis zum 5. Lebensjahr keine Probleme entwickelt haben, besteht nur noch ein geringes Risiko für eine Harnwegsinfektion, somit kann auf eine chirurgische Therapie ggf. verzichtet werden.

Zur operativen Korrektur stehen verschiedene Verfahren zur Verfügung. Es werden extra- und intravesikale Techniken eingesetzt.

Bei der häufig verwendeten extravesikalen **Antirefluxplastik nach Lich-Gregoir** wird der Ureter extravesikal freipräpariert, die muskuläre Blasenwand unter Schonung der Mukosa nach lateral und kranial gespalten und dann über dem Ureter wieder verschlossen, ohne dass die Uretermündung tangiert wird (Abb. 18.5). So wird eine künstliche Untertunnelung des Ureters erreicht und funktionell ein Ventilmechanismus hergestellt (Abb. 18.1a,b).

Ein gemischt intra- und extravesikales Verfahren zur Refluxkorrektur ist die **Ureterozystoneostomie in Psoas-Hitch-Technik**, die besonders in der Therapie des komplizierten Refluxes eingesetzt wird. Dabei erfolgt die Harnleiterneuimplantation in die am Psoas fixierte Blasenwand mit Bildung eines langen intravesikalen Tunnels (Abb. 18.6). Die Erfolgsrate beträgt über 97 %.

Die Komplikationsrate liegt bei ca. 3 % mit Entwicklung von Stenosen, VUR-Rezidiv oder Divertikelbildung. Nach der Operation wird eine antibiotische Prophylaxe bis zum sicheren Ausschluss eines VUR mittels Refluxprüfung empfohlen (meist 3 Monate postoperativ).

### 18.7.3 Endoskopie

Die Unterspritzung des Ureters mit Deflux stellt eine minimal invasive Methode der antirefluxiven Versorgung dar. Nachteile bestehen in der hohen Rezidivrate und im Vergleich mit den operativen Methoden schlechten Langzeitresultaten.

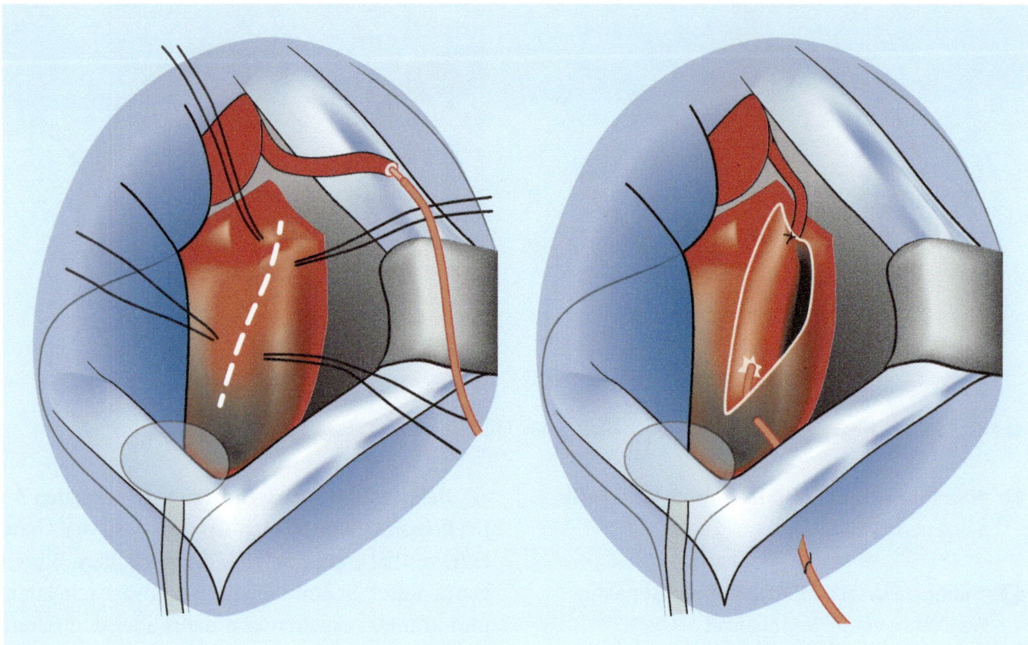

Abb. 18.6 Gemischt intra- und extravesikale Antirefluxplastik in Psoas-Hitch-Technik. (Aus Bonfig 2005)

## 18.8 Prognose

Die Prognose des VUR ist abhängig vom Grad insgesamt gut. Die Spontanmaturationsrate liegt je nach Literatur bei 91 % (VUR I-III°) bis 18 % (VUR IV-V°). Zur frühzeitigen Erkennung einer Refluxnephropathie sollten regelmäßige Blutdruckmessungen erfolgen sowie einmal jährliche Kontrolle von Kreatinin, Harnstoff und Proteinurie bis zum Adoleszentenalter.

# Maligne Neubildungen der ableitenden Harnwege

*M. Schubert, H. Riedmiller*



J. Steffel, T. Lüscher (Hrsg.), *Niere und Ableitende Harnwege*, Springer-Lehrbuch,
DOI 10.1007/978-3-642-28236-2_19, © Springer-Verlag Berlin Heidelberg 2014

Bösartige Neubildungen der Niere können in verschiedenen Geweben ihren Ursprung nehmen und somit zu unterschiedlichen Symptomen, Krankheitsverläufen und Therapiestrategien führen. Am häufigsten tritt das vom **Nierenparenchym** ausgehende **Nierenzellkarzinom** auf, weshalb dieses im folgenden Kapitel im Mittelpunkt steht. Nimmt der Tumor Ursprung in den **ableitenden Harnwegen**, handelt es sich um **Urothelkarzinome**, z. B. des Nierenbeckens oder des Harnleiters. Im **Kindesalter** kommen eher **Nephroblastome** (Wilms-Tumor), **Lymphome** oder **Sarkome** der Niere vor. In seltenen Fällen handelt es sich bei Nierenraumforderungen um **Metastasen** eines anderen Primärtumors (z. B. Mamma-Karzinom, Melanom).

## 19.1 Nierenzellkarzinom

### 19.1.1 Epidemiologie und Ätiologie

Rund 2–3 % aller malignen Tumoren des Menschen sind Nierenzellkarzinome, wobei die Inzidenz vor allem in westlichen Industriestaaten am höchsten ist. Im Jahr 2008 wurden in Deutschland ca. 14.500 Neuerkrankungen an Nierenzellkarzinom diagnostiziert, und rund 5100 Patienten verstarben tumorbedingt[1]. Bei Diagnose eines malignen Nierentumors handelt es sich in 90 % der Fälle um ein Nierenzellkarzinom, wobei dieses in verschiedene Subgruppen eingeteilt wird (s. u.). Von 100 erkrankten Patienten sind statistisch betrachtet rund 60 % Männer. Der Altersgipfel der Erkrankung liegt bei 60–70 Jahren.

**Risikofaktoren für das Auftreten eines Nierenzellkarzinoms**

- **Lifestyle-Faktoren**
  - Nikotinabusus
  - Adipositas
  - Hypertonie
- **Familiär** (erhöhtes Risiko bei Betroffenen 1. Verwandtschaftsgrades)
- **Erbkrankheiten** (z. B. von Hippel-Lindau-Syndrom, Tuberöse Sklerose)

### 19.1.2 Symptomatik

Der Anteil der zufällig (durch Ultraschall oder CT) diagnostizierten Tumoren ist in den vergangenen Jahren auf 50 % angestiegen. Die klassische Trias aus **Flankenschmerzen, Hämaturie** und **tastbarem Unterbauch-Tumor** tritt demnach heutzutage nur noch bei 6–10 % der Patienten auf und deutet meist auf ein fortgeschrittenes Stadium hin. Bei 30 % der symptomatischen Patienten treten paraneoplastische Syndrome auf, die folgende Symptome beinhalten können:

- Hypertonie
- Kachexie
- Gewichtsverlust
- Anämie
- Leberfunktionsstörung
- Hyperkalzämie
- Polyzythämie
- Neuromyopathie

Knochenschmerzen oder persistierender Husten können hinweisend für eine bereits stattgefundene Metastasierung sein.

### 19.1.3 Diagnostik

#### Körperliche Untersuchung

Die körperliche Untersuchung spielt aufgrund des eher selten anzutreffenden fortgeschrittenen Stadiums eine untergeordnete Rolle, sollte jedoch unbedingt die abdominale und zervikale Palpation (tastbarer Tumor/Lymphadenopathie) beinhalten. Bilaterale Ödeme der unteren Extremität können auf eine V. cava-Beteiligung, z. B. durch einen Tumorthrombus, hinweisen.

**Bei einer Varikozele testis muss differentialdiagnostisch immer ein Nierentumor ausgeschlossen werden (körperliche Untersuchung: die Varikozele bleibt aufgrund der venösen Einflussstauung durch die Raumforderung im Retroperitoneum auch in horizontaler Lage bestehen)!**

1 Robert Koch Institut, www.rki.de.

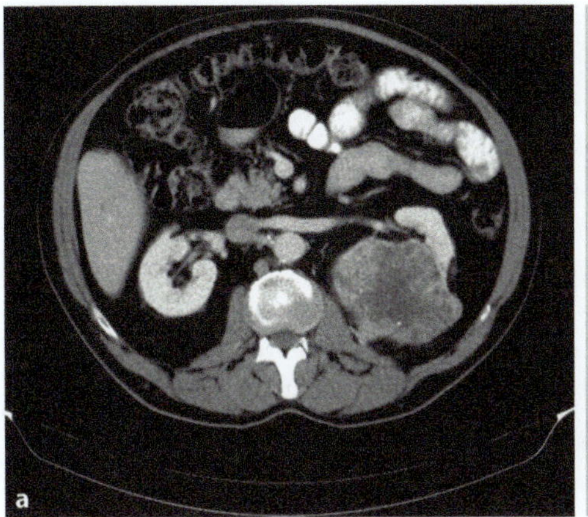

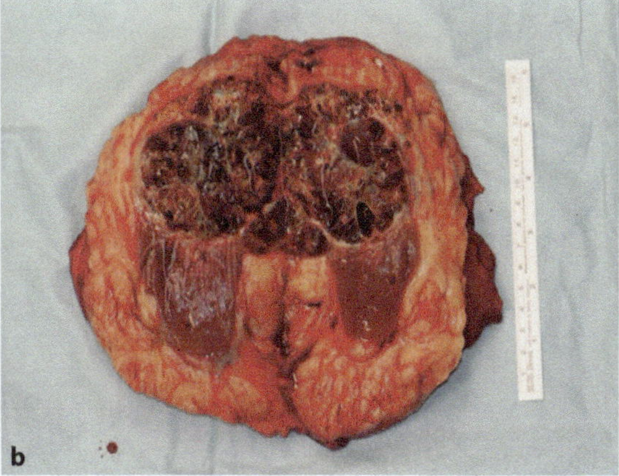

**Abb. 19.1a,b** CT (**a**) und OP-Präparat (**b**, nach Tumornephrektomie) eines Patienten mit linksseitigem 10,5 cm großen, klarzelligen Nierenzellkarzinom, pT2b pN0 pMX L0 V0 lokal R0; Tumordifferenzierung: G2. (Mit freundlicher Genehmigung des Instituts für Röntgendiagnostik sowie der Klinik und Poliklinik für Urologie und Kinderurologie, Universitätsklinikum Würzburg)

## Labordiagnostik

Die zu untersuchenden Laborwerte dienen dem Rückschluss auf folgende Parameter:

- **Nierenfunktion** (Serum-Kreatinin, Glomeruläre Filtrationsrate)
- **Tumoranämie** (Hämoglobin), **Tumorzerfall** (Harnsäure)
- **Metastasierung** (alkalische Phosphatase, Laktatdehydrogenase, Albumin-korrigiertes Calcium)

## Bildgebende Diagnostik

- **Sonographie**
  - Ausdehnung, Lage, Abgrenzbarkeit, Homogenität, Hypervaskularität des Tumors
  - KM-Sonographie wird im Einzelfall bei chronischer Niereninsuffizienz oder relativer Kontraindikation gegenüber iodinisiertem oder Gadolinium-KM eingesetzt (kleine Gasbläschen des Sonographie-KM reichern sich in den Kapillaren des Gewebes an und ermöglichen Rückschluss z. B. auf malignen Tumor)
- **CT** (Abb. 19.1a)
  - Kontrastmittelanreicherung im vermeintlichen Tumor; die sog. Hounsfield Einheiten (HU) (Abschwächung der Röntgenstrahlung im Gewebe), werden vor und nach KM-Applikation gemessen; eine Veränderung von mind. 20 HU spricht für eine starke Anreicherung
  - Ausbreitung des Tumors (intrarenal/extrarenal)
  - Einbruch in die Nierenvene? V.cava-Thrombus?
  - Vergrößerung loko-regionärer Lymphknoten?
  - Einbruch in Nebenniere oder Leber?
  - Funktion und Morphologie der Niere der Gegenseite
- **MRT**
  - Wird bei mangelnder Aussagekraft des CTs oder primärer Kontraindikation gegen ein CT (z. B. KM-Allergie, Niereninsuffizienz) eingesetzt

## Biopsie

Die Indikation zur Tumor-Nierenbiopsie war in den vergangenen Jahren einem ständigen Wandel unterworfen. Eine routinemäßige Durchführung ist aufgrund der wesentlich höheren Sensitivität der Bildgebung nicht zu empfehlen (10–20 % der Biopsie-Ergebnisse sind nicht konklusiv). Eine Rolle spielt die Biopsie teilweise beim **Follow-up**, vor **Radiofrequenzablation** sowie bei **Metastasierung vor Beginn einer systemischen Therapie**.

**Tab. 19.1** Bosniak-Klassifikation

| Klassifikations-Grad | Eigenschaften | Procedere |
|---|---|---|
| I | Zyste mit haar-dünner Zystenwand; keine Septen, Kalzifizierungen oder soliden Strukturen | Benigne Zyste, kein Handlungsbedarf |
| II | Zyste mit haar-dünnen Septen, feine Kalzifizierungen in der Septenwand; < 3 cm, keine KM-Aufnahme | Benigne Zyste, kein Handlungsbedarf |
| IIF | Mehr Septen als in II, geringe KM-Anreicherung in der Septenwand, minimale Wandverdickung, geringe Kalzifizierung der Septenwand, keine KM-Aufnahme<br>Schließt auch intrarenal gelegene nicht KM-aufnehmende Läsionen ≥ 3 cm ein | Kontrolle in 6–12 Monaten, maligner Tumor selten |
| III | Komplizierte Zyste, irreguläre Wandverdickung oder KM-Anreicherung | Operative Freilegung oder Kontrolle. In > 50 % maligne. |
| IV | Eindeutig maligne, zystische Läsionen mit KM-Anreicherung | OP empfohlen, in der Mehrheit der Fälle maligne. |

### 19.1.4 Histologie

Nach WHO-Kriterien (*World Health Organization*) unterscheidet man die **3 am häufigsten vorkommenden Subtypen** des Nierenzellkarzinoms

1. 80–90 % **klarzelliges Nierenzellkarzinom** (Abb. 19.1a,b)
2. 10–15 % **papilläres Nierenzellkarzinom** (häufig multilokulär)
   - Typ I – kleine Zellen, basophiles Zytoplasma, bessere Prognose
   - Typ II – große Zellen, eosinophiles Zytoplasma, schlechtere Prognose
3. 4–5 % **chromophobes Nierenzellkarzinom**

### 19.1.5 Differentialdiagnosen

Neben den in Kasten o. g. aufgeführten 3 häufigsten Typen der Nierenzellkarzinome gibt es eine Vielzahl von weiteren Tumoren, deren wichtigste Vertreter nachfolgend aufgeführt sind.

- **Angiomyolipom** – benigner, mesenchymaler Tumor. Sporadisches Auftreten. Frauen sind häufiger betroffen. Rund 1 % der entfernten Nierentumoren. Sonographisch gut diagnostizierbar, durch den Fettanteil meist mittels CT oder MRT gut differenzierbar. Die Hauptkomplikation ist die retroperitoneale Blutung oder Blutung in die ableitenden Harnwege. Bei Schmerzen, Blutung, Malignitätsverdacht ist eine Operation indiziert, ebenso ab einer Tumorgröße > 4 cm.
- **Onkozytom** – benigner Tumor. Ca. 3–7 % aller Nierentumoren. Die Bildgebung allein ist nicht immer ausreichend, um zwischen einem Nierenzellkarzinom und einem Onkozytom zu unterscheiden. Eine histologische Sicherung im Sinne einer Nierenfreilegung ist häufig notwendig.
- **Sarkomatoides Nierenzellkarzinom** – hochgradig maligne, ungünstige Prognose.
- **Ductus Bellini Karzinom** – hochgradig maligne, sehr selten. In 40 % der Patienten hat bei Diagnosestellung bereits eine Metastasierung stattgefunden.

Neben der histologischen Differenzierung der Nierentumoren existiert die sog. Bosniak-Klassifizierung (Tab. 19.1), die zystische Nierenfehlbildungen beschreibt. Durch die sonographisch- bzw. CT-morphologischen Kriterien und die Gruppeneinteilung sollen die Wahrscheinlichkeit für das Vorliegen eines Malignoms und das daraus resultierende Procedere standardisiert werden.

**Tab. 19.2** TNM-Klassifikation des Nierenzellkarzinoms

| | | T-Primärtumor |
|---|---|---|
| Tx | | Primärtumor kann nicht bestimmt werden |
| T0 | | Kein Nachweis eines Primärtumors |
| T1 | | Tumor ≤ 7 cm, auf die Niere begrenzt |
| | T1a | Tumor ≤ 4 cm |
| | T1b | 4 cm < Tumor ≤ 7 cm |
| T2 | | Tumor > 7 cm, auf die Niere begrenzt |
| | T2a | 7 cm < Tumor ≤ 10 cm |
| | T2b | Tumor > 10 cm |
| T3 | | Tumor wächst in große venöse Gefäße, die Nebenniere oder perirenales Gewebe, bleibt innerhalb der Gerota-Faszie |
| | T3a | Tumor wächst in V. renalis oder infiltriert das perirenale Gewebe |
| | T3b | Tumor infiltriert V. cava unterhalb des Zwerchfells |
| | T3c | Tumor infiltriert V. cava oberhalb des Zwerchfells oder infiltriert die Venenwand |
| T4 | | Tumor breitet sich über die Gerota-Faszie aus |
| | | **N-regionale Lymphknoten** |
| Nx | | Regionale Lymphknoten können nicht analysiert werden |
| N0 | | Keine regionalen Lymphknotenmetastasen |
| N1 | | 1 regionale Lymphknotenmetastase |
| N2 | | > 1 regionale Lymphknotenmetastase |
| | | **M-Fernmetastasen** |
| M1 | | Keine Fernmetastasen |
| M2 | | Fernmetastasen |

## 19.1.6 Staging

Die Stadieneinteilung der malignen Nierentumoren erfolgt auf Basis der TNM-Klassifikation (Tab. 19.2) und der UICC-Kriterien (*Union internationale contre le cancer*).

Das Nierenzellkarzinom metastasiert vorwiegend in die Lunge, Leber, Skelett, kontralaterale Niere, Nebenniere und das Gehirn.

## 19.1.7 Therapie (Tab. 19.3)

### Operative Therapie

**Nierenteilresektion** (Tab. 19.4) Entfernung des Nierentumors mit ausreichendem Sicherheitsabstand unter Erhalt der Niere. OP-Verfahren: offen chirurgisch (interkostaler Flankenschnitt), laparoskopisch oder Roboter-assistiert. Bei Auswahl des OP-Verfahrens sollten die möglichst kurze Ischämiezeit (Abklemmen der Nierengefäße) und der Zwang zur Resektion in sano (komplette Tumorentfernung) berücksichtigt werden.

**Tab. 19.3** Stadienadaptierte Therapie

| Stadium | Anatomische Ausdehnung | Therapie |
|---|---|---|
| I | Tumor ≤ 7 cm, begrenzt auf die Niere | Nierenteilresektion oder Tumornephrektomie |
| II | Tumor > 7 cm, innerhalb der Gerota-Faszie | Tumornephrektomie oder Nierenteilresektion |
| III | Tumor innerhalb der Gerota-Faszie, Invasion von großen Venen und/oder 1 regionale Lymphknotenmetastase | Tumornephrektomie oder Nierenteilresektion |
| IV | Infiltration von Nachbarorganen außerhalb Gerota-Faszie und/oder Fernmetastasen | **Resektabilität:** radikale Tumornephrektomie und Metastasenresektion/medik. Tumortherapie<br>**Irresektabilität:** medikamentöse Tumortherapie und ggf. lokale Therapie von Metastasen |

**Tab. 19.4** Nierenteilresektion

| Absolute Indikationen | Relative Indikationen | Kontraindikationen |
|---|---|---|
| Anatomische oder funktionelle Einzelnieren | Erhöhtes Risiko für zukünftige Niereninsuffizienz durch andere Ursache (z. B. Diabetes mellitus, Hypertonie) | Lokal fortgeschrittene Tumoren |
| | Hereditäre Nierenzellkarzinom-Syndrome | Ungünstige anatomische Lage des Tumors |
| | Möglichkeit des Vorliegens eines benignen Tumors | Hohes gesundheitliches Risiko des Patienten |

**Tumornephrektomie** Entfernung der Niere mit Tumor und Nierenfettkapsel, Entfernung des proximalen Harnleiters, ggf. Entfernung der Nebenniere und der Lymphknoten. OP-Verfahren: offen chirurgisch (interkostaler Flankenschnitt, transabdominal oder thorakoabdominal (bei Tumorthrombus)), laparoskopisch oder Roboter-assistiert. Die laparoskopische Tumornephrektomie ist in Bezug auf das karzinom-freie Überleben des Patienten mit der offenen Tumornephrektomie gleichzusetzen. Aufgrund der geringeren Morbidität ist die laparoskopische Tumornephrektomie zumindest bei T1/T2-Tumoren indiziert.

Die Nierenerhaltende Tumorchirurgie ist beim lokalisierten Nierenzellkarzinom vom onkologischen Langzeit-Überleben her mit der kompletten Nierenentfernung (Tumornephrektomie) zu vergleichen. Wenn technisch möglich, sollte die Nierentumorexstirpation mit Nierenerhalt bei Tumoren bis zu einer Größe von 7 cm erfolgen. (Bei technischer Operabilität ist die Exstirpation auch bei größeren Tumoren möglich.) Ein minimaler tumorfreier Absetzungsrand ist ausreichend um ein lokales Rezidiv zu vermeiden.

**Assoziierte Eingriffe** Bei Eingriffen mit **Tumorthrombus** erfolgt die Abklemmung und Eröffnung der V. cava mit Entfernung des Tumorzapfens und Gefäßnaht.

Eine zusätzliche **Adrenalektomie** ist nicht notwendig, wenn die radiologische Bildgebung keine Auffälligkeit der ipsilateralen Nebenniere beschreibt, der intraoperative Tastbefund unauffällig ist und eine Ausbreitung eines Oberpoltumors in die Nebenniere weitgehend ausgeschlossen wurde.

**Die extendierte Lymphadenektomie hat keinen Einfluss auf das Langzeitüberleben des Patienten.**

Bei V. a. Lymphknotenbefall kann eine limitierte Lymphadenektomie in der Hilusregion durchgeführt werden, diese dient jedoch nur Staging-Zwecken.

Eine Embolisation vor routinemäßiger Nephrektomie bringt keinen Benefit. Der Einsatz der Embolisation (Verschluss der blutzuführenden Gefäße zum Tumor) erfolgt unter palliativen Gesichtspunkten. Patienten mit Kontraindikationen für eine Operation oder nicht-resektablem Tumor können bezogen auf Ihre Schmerzen oder die Hämaturie von einer Embolisation profitieren.

Außerhalb klinischer Studien gibt es keine Indikation zur adjuvanten Therapie post-operativ.

### Alternativen zur operativen Versorgung

**Kryotherapie** Perkutane oder laparoskopische Applikation von Kälte. Durch das zügige Abkühlen und allmähliche Erwärmen des Gewebes kommt es zur Zellzerstörung, anschließend bildet sich Granulationsgewebe.

**Radiofrequenzablation** CT-gesteuert wird eine Sonde perkutan in den Tumor eingeführt, durch Wechselstrom werden Temperaturen von bis zu 125 °C erzeugt, die zur Zerstörung des Tumorgewebes führen.

Mögliche Vorteile der minimal invasiven Techniken sind eine verminderte Morbidität, ein kurzer stationärer Aufenthalt der Patienten und die Möglichkeit, auch Patienten zu behandeln, die ein hohes Komplikationsrisiko für die Operation haben. **Ältere Patienten** mit **bilateralen Tumoren** oder einer **genetischen Prädisposition** für die Entwicklung **multipler Tumoren** können sich z. B. der Kryotherapie oder Radiofrequenzablation unterziehen. Vor der Behandlung muss jedoch eine **histologische Sicherung** in Form einer perkutanen Biopsie erfolgen. Kontraindikationen für diese Verfahren sind eine Lebenserwartung < 1 Jahr, hilusnahe Tumoren, Tumore > 5 cm, multiple Metastasen, Gerinnungsstörungen. Sowohl für die Radiofrequenzablation als auch die Kryoablation sind die **Rezidiv-Raten wesentlich höher als bei den nierenerhaltenden, chirurgischen OP-Techniken**.

### Operative und Systemische Therapie beim metastasierten Nierenzellkarzinom

Liegt bei Diagnosestellung bereits eine Metastasierung vor, können Patienten mit gutem Allgemeinzustand von einer Tumornephrektomie durch **Verringerung der Tumorlast** vor systemischer Therapie profitieren. Das Gleiche gilt für die Rezidiv-Operation (Metastasen – oder Rezidiv-Entfernung) vor systemischer Therapie. In Einzelfällen kann die Radiotherapie zur Behandlung von Hirnmetastasen und ossären Läsionen angewandt werden.

#### Chemotherapie

**Das Nierenzellkarzinom geht von den proximalen Tubuli aus, dort werden große Mengen des multiple-drug-resistance Proteins P-Glycoprotein gebildet; das Karzinom ist somit resistent gegenüber den meisten Chemotherapeutika.**

#### Angiogenese-Inhibitoren

Beim Nierenzellkarzinom wird durch die vermehrte Expression von VEGF und PDGF (*vascular endothelial* und *platelet derived growth factor*) die Neo-Angiogenese angetrieben. Diese begünstigt die Entstehung und Progression des Tumors. In den vergangenen Jahren sind verschiedene Angiogenese-Hemmer entwickelt worden, die selektiv oder allgemein die pro-angiogenetischen Faktoren hemmen und die Gefäßneubildung unterdrücken sollen. Diese sog. Kinase-Inhibitoren **erhöhen das progressions-freie Überleben und das Gesamtüberleben** der Patienten mit metastasiertem Nierenzellkarzinom bislang um **wenige Monate**. Vor Verabreichung dieser, bisher sehr teuren, Medikamente müssen die Patienten unbedingt über ein oft nicht unerhebliches **Nebenwirkungsprofil** aufgeklärt werden (z. B. **Hand-Fuß-Syndrom, Hypertonie, Abgeschlagenheit, Leberschäden, Hypothyreose etc.**). Abhängig vom Wirkstoff erfolgt die orale Medikation dauerhaft oder ist mit einer zwei-wöchigen Einnahmepause verbunden. Man unterscheidet eine *First-line* und *Second-line* Therapie, wobei Letztere bei fehlendem Ansprechen oder Unverträglichkeit der First-line-Therapie eingesetzt wird (◘ Tab. 19.5). Der Beginn einer Therapie mit

**Tab. 19.5** Übersicht Einsatz von Angiogenese-Inhibitoren

| | Risiko (Motzer-Score) bzw. vorherige Behandlung | Angiogenese-Inhibitor |
|---|---|---|
| *1st-line* Therapie | Niedriges – intermediäres Risiko | Sunitinib |
| | | Bevacizumab + IFN-alpha |
| | | Pazopanib |
| | Hohes Risiko | Temsirolimus |
| *2nd-line* Therapie | Zuvor Zytokine | Sorafenib |
| | | Pazopanib |
| | Zuvor VEGFR | Everolimus |
| | Zuvor mTOR-Inhibitor | Bislang nur klinische Studien |

**Tab. 19.6** Motzer-Score zur Prognoseabschätzung von Patienten unter Immuntherapie

| Anzahl von Risikofaktoren | Prognose | Mittlere Überlebenszeit |
|---|---|---|
| 0 | Günstig | 30 Monate |
| 1–2 | Intermediär | 14 Monate |
| >3 | Ungünstig | 5 Monate |

Angiogenese-Inhibitoren ist nur dann sinnvoll, wenn eine sog. **Marker-Läsion** (z. B. eine Metastase) im Verlauf der Behandlung z. B. mittels CT kontrolliert und somit die Effektivität der Therapie bestätigt werden kann.

#### Immuntherapie

Die Monotherapie mit Interferon-alpha (IFN-alpha) oder Interleukin-2 stellt, im Gegensatz zu den vergangenen Jahren, keine empfohlene *First-line* Therapie mehr dar. Die Kombination aus Bevacizumab und IFN-alpha kann bei Patienten mit geringem oder mittlerem Risiko (Motzer-Score) angewandt werden. In der Praxis verliert die Immuntherapie jedoch zunehmend an Bedeutung.

### 19.1.8 Prognose

Bislang gibt es für das Nierenzellkarzinom keine prognostischen molekularen Marker. Nomogramme oder andere prognostische Systeme finden im metastasierten Krankheitsstadium Anwendung, jedoch nicht routinemäßig beim lokalisierten Karzinom.

Ein anerkanntes Scoring-System beim metastasierten Nierenzellkarzinom ist der Motzer-Score[2], bestehend aus folgenden Risikofaktoren:

- LDH > 1,5 fach über dem Normbereich
- Karnofsky Index < 80 %
- Hb unter Normwert
- Korrigierter Kalzium-Wert > 10 mg/dl
- Zeit von Erstdiagnose (operative Therapie) bis zum 1. Rezidiv: < 1 Jahr

Der Score wurde ursprünglich für die Prognose-Bestimmung von unter Immuntherapie befindlichen Patienten erstellt. Die Anzahl der Risikofaktoren bestimmt über die Prognose[3] (Tab. 19.6):

Die post-operative Betreuung der Patienten wird nach dem Risiko-Profil und der Effektivität der gewählten Therapiestrategie gesteuert. Die Untersuchungen können Ultraschall, Röntgen-Thorax und bei erhöhtem Risiko-Profil die Durchführung eines CT-Thorax/Abdomen beinhalten.

2 Motzer R.J., Bacik J., Murphy B.A., Russo P., Mazumdar M. (2002) Interferon-Alfa as a Comparative Treatment for Clinical Trials of New Therapies Against Advanced Renal Cell Carcinoma. J. Clin Oncol 20:289–296.

3 www.urologielehrbuch.de

# Lower urinary tract symptoms (LUTS)

*M. Schubert, H. Riedmiller*



J. Steffel, T. Lüscher (Hrsg.), *Niere und Ableitende Harnwege*, Springer-Lehrbuch,
DOI 10.1007/978-3-642-28236-2_20, © Springer-Verlag Berlin Heidelberg 2014

Symptome des unteren Harntrakts, die während der Blasenfüllung bzw. Entleerung bei älteren Männern auftreten können, werden unter dem Überbegriff LUTS zusammengefasst. Traditionell wurden bestehende Beschwerden einer vergrößerten Prostata zugeordnet, was jedoch in den letzten Jahren zunehmend hinterfragt wurde. Man geht heutzutage eher von einer multifaktoriellen Ätiologie im Hinblick auf die Beschwerden des unteren Harntrakts aus. Patienten, die sich mit LUTS vorstellen, zeigen häufig mehr als eine der unten genannten Komponenten:

- Benignes Prostata-Syndrom (BPS, entspricht bisheriger BPH)
- Benigne Prostata-Obstruktion (BPO)
- Benigne Prostata-Vergrößerung (BPE)
- Prostatitis
- Blasenauslass-Obstruktion (BOO, urodynamisch gesicherte Blasenentleerungsstörung)
- Überaktive Blase (OAB, Detrusorhyperaktivität)/ Detrusorhypoaktivität)
- Neurogene Blasenentleerungsstörung
- Blasentumor
- Infektion der ableitenden Harnwege
- Fremdkörper
- Harnröhrenstrikturen
- Nächtliche Polyurie
- Distale Harnleiterkonkremente

In diesem Kapitel wird die Diagnostik bei LUTS allgemein vorgestellt. Aufgrund der hohen Inzidenz des BPS steht dieses in Bezug auf Ätiologie und Therapie anschließend im Mittelpunkt.

## 20.1 Diagnostik

### 20.1.1 Anamnese (◻ Tab. 20.1)

### 20.1.2 Körperliche Untersuchung, Bildgebende Diagnostik, Laboruntersuchungen (◻ Tab. 20.2)

**Urodynamik (Blasendruckmessung)**

Dem Patienten werden ein Blasenkatheter mit Messsonde sowie eine weitere Drucksonde in die Rektumampulle eingeführt. Letztere misst den intra-abdominalen Druck. Unter ständiger Druckmessung (intra-abdominaler Druck – vesikaler Druck = **Detrusordruck**) wird die Blase mit Kontrastmittel aufgefüllt. Nach Erreichen der funktionellen Harnblasenkapazität wird die Miktion eingeleitet. Mithilfe dieser Messung lassen sich Blasenkapazität, Detrusordruck, Compliance (Dehnbarkeit der Blase), Sensibilität und letztlich das Harnröhrendruckprofil bestimmen. Damit kann beispielsweise zwischen neurogen-bedingter oder obstruktiver Blasenentleerungsstörung unterschieden werden.

Sowohl die benigne Prostataobstruktion (BPO) als auch die Detrusorhyperaktivität sind Diagnosen, die im Rahmen einer Urodynamik gestellt werden. Bei geplanter operativer Versorgung sollte eine urodynamische Abklärung erfolgen bei:

- Miktionsvolumina < 150 ml
- Alter < 50 oder > 80 Jahre
- Restharn > 300 ml
- V. a. neurogene Blasenentleerungsstörung
- Z. n. Operation im kleinen Becken
- Z. n. erfolgloser invasiver Behandlung

## 20.2 Benignes Prostata-Syndrom (BPS)

Das BPS beinhaltet die benigne Prostatavergrößerung (BPE) infolge derer es zu Blasenentleerungsstörungen (BOO) mit Symptomen des unteren Harntraktes (LUTS) kommt. Anatomisch kommt es zur Vergrößerung der periurethalen Drüsen der Transitionalzone (Innendrüse) (◻ Abb. 20.2a,b). Durch das Wachstum der zentralen Zone wird der periphere Anteil der Prostata komprimiert und nach außen gepresst, es kommt zusätzlich zur Verengung der prostatischen Harnröhre. Bis zu 40 % der 50jährigen und 90 % der 90jährigen entwickeln eine benigne Prostatahyperplasie.

### 20.2.1 Ätiologie

Die Ursache der Prostatahyperplasie ist nicht vollständig geklärt. Ein multifaktorielles Geschehen mit Erhöhung der 5-α-Reduktase-Aktivität, vermehrter Bildung von Dihydrotestosteron (DHT) und gleichzeitig veränderter Androgen-Östrogen-Relation im

■ **Tab. 20.1** Anamneserelevante Aspekte bei V. a. LUTS

| | | | | | | |
|---|---|---|---|---|---|---|
| **Miktionsverhalten** | – Häufigkeit, Harnstrahlstärke, zweizeitige Miktion, Restharngefühl, Harnstottern, Nachtröpfeln, Nykturie, fehlendes Gefühl der Blasenfüllung etc.<br>– Miktionstagebuch | | | | | |
| | – IPSS-Fragebogen (Internationaler Prostata-Symptom-Score) zur Objektivierung der Symptomatik und des Leidensdrucks, s. u.<br>– (Punktwert 0–7 = leichtgradig; 8–19 = mittelmäßig; 20–35 = hochgradig) | | | | | |
| **Vor-Operationen** | – Z. B. im kleinen Becken, am äußeren Genitale (Phimose) | | | | | |
| **Vor-Erkrankungen** | – Z. B. Diabetes mellitus | | | | | |
| | – Neurologische Erkrankungen (z. B. multiple Sklerose, M. Parkinson, Bandscheibenvorfall) | | | | | |
| **Unfälle** | – Z. B. Verletzung der Harnröhre | | | | | |
| **Familienanamnese** | – Z. B. Blasentumoren | | | | | |
| **Medikamenteneinnahme** | – Z. B. Diuretika | | | | | |
| **IPSS** | Niemals | Seltener als in 1 von 5 Fällen | Seltener als in der Hälfte der Fälle | Ungefähr in der Hälfte aller Fälle | In mehr als der Hälfte aller Fälle | Fast immer |
| Wie oft hatten Sie das Gefühl, dass Ihre Blase nach dem Wasserlassen nicht ganz entleert war? | o | o | o | o | o | o |
| Mussten Sie nach weniger als 2 Stunden ein zweites Mal Wasser lassen? | o | o | o | o | o | o |
| Wie oft mussten Sie beim Wasserlassen mehrmals aufhören und wieder neu beginnen? | o | o | o | o | o | o |
| Wie oft hatten Sie Schwierigkeiten das Wasserlassen hinauszuzögern? | o | o | o | o | o | o |
| Wie oft hatten Sie einen schwachen Strahl beim Wasserlassen? | o | o | o | o | o | o |
| Wie oft mussten Sie pressen oder sich anstrengen, um mit dem Wasserlassen anzufangen? | o | o | o | o | o | o |
| | Niemals | 1mal | 2mal | 3mal | 4mal | 5mal |

**Tab. 20.1** *(Fortsetzung)* Anamneserelevante Aspekte bei V. a. LUTS

| | | | | | | |
|---|---|---|---|---|---|---|
| Wie oft sind Sie normalerweise nachts aufgestanden, um Wasser zu lassen? Maßgeblich ist die Zeit vom Zubettgehen bis zum Aufstehen morgens. | o | o | o | o | o | o |
| LQ | Ausgezeichnet | Zufrieden | Überwiegend zufrieden | Gemischt, teils zufrieden, teils unzufrieden | Unglücklich | Sehr schlecht |
| Wie würden Sie sich fühlen, wenn sich Ihre Symptome beim Wasserlassen zukünftig nicht mehr ändern würden? | o | o | o | o | o | o |
| | | Summe IPS-Score | | Lebensqualitätsindex | | |
| | | S: | o | L: | o | |

höheren Männeralter scheinen die Ätiopathogenese darzustellen.

### 20.2.2 Symptomatik

Man unterscheidet beim BPS obstruktive und irritative Symptome (Tab. 20.3):

### 20.2.3 Komplikationen

Das BPS kann aufgrund der obstruktiven Abflussverhältnisse folgende Problematiken oder Komplikationen nach sich ziehen:

- Akuter Harnverhalt
- Hämaturie: z. B. durch gestaute und platzende Prostatavenen (differentialdiagnostisch an Malignom der oberen Harnwege und der Blase denken!)
- Durch Restharnbildung Entwicklung von Infektionen (Zystitis, Prostatitis, Epididymitis, Urosepsis), Blasensteinen
- Aufgrund des vergrößerten Prostatamittellappens kann es zur Verlegung der Harnleiterostien (im i. v.-Urogramm als **Angelhakenureter** zu erkennen) mit Harntransportstörung und Urosepsis kommen.
- Durch die Miktion gegen obstruktive Verhältnisse Entwicklung einer Balkenblase und Entstehung von Blasendivertikeln

### 20.2.4 Therapie

#### Watchful Waiting

Patienten mit milder Symptomatik (subjektive Einschränkung durch Symptomatik tolerabel) und Ausschluss einer Therapie-bedürftigen Situation (keine ernsthafte Gesundheitsgefährdung) können einer „*Watchful Waiting*“ Strategie zugeführt werden. Hierbei sollte eine genaue Beratung über die Ursachen und mögliche Änderungen im Lebensstil erfolgen, und regelmäßige Wiedervorstellungen geplant werden. Empfehlungen zu Verhaltensänderungen können u. a. einschließen: verminderte Flüssigkeitszufuhr zu bestimmten Zeiten (am Abend), verminderte Koffein- und Alkoholzufuhr aufgrund des diuretischen und irritativen Effekts, Blasentraining zur Vergrößerung der Blasenkapazität (Miktion nach der Uhr) usw.

**Tab. 20.2** Diagnostik bei V. a. LUTS

| Untersuchung | Untersuchungsmittel/-marker | Zur Beurteilung/Ausschluss von: |
|---|---|---|
| **Urinstatus** | Stix<br>Sediment | Harnwegsinfekt, Hämaturie, Diabetes mellitus |
| **Laborparameter** | Natrium, Calzium, Phosphat | Nierensteine |
| | Serum-Kreatinin, Harnstoff | Nierenfunktion/-insuffizienz |
| | PSA | Prostatitis/Prostatakarzinom |
| **Körperliche Untersuchung** | Veränderungen am äußeren Genitale | Phimose |
| | Digital rektale Untersuchung (DRU) | Prostatahyperplasie/-karzinom |
| **Sonographie** (Abb. 20.1) | Blase | Restharn, Blasenstein, Blasentumor, Blasendivertikel, Fremdkörper, Prostatahyperplasie |
| | Nieren | Distales Harnleiterkonkrement, Hydronephrose |
| | Transrektaler Ultraschall (TRUS) | Prostatahyperplasie/-karzinom |
| **Harnstrahlmessung (Uroflow)** | Harnstrahlstärke, Miktionszeit, Kurvenverlauf | Harnröhrenstriktur, Prostatahyperplasie |
| **Urodynamik** | | Neurogene Blasenentleerungsstörung, Detrusorhyper-/hypoaktivität, subvesikale Obstruktion |
| **KM-Darstellung** | rUCG – retrogrades Urethro-Cystogramm: KM-Gabe über Meatus urethrae externus | Strikturen, Divertikel, Blasenhalsenge, Prostatahyperplasie |
| | MCU – Miktions-Cyst-Urethrogramm: KM-Gabe über suprapubischen Katheter, nach Füllen der Blase Miktion | Blasendivertikel, Blasensteine, Harnröhrenstriktur |
| **Invasive Diagnostik** | Urethro-Cystoskopie | Harnröhrenstriktur, Prostatahyperplasie, Blasenhalsenge, Blasentumor |
| | Prostatabiopsie | Prostatakarzinom, chronische Prostatitis |

**Tab. 20.3** Obstruktive und irritative Symptome bei BPS

| Obstruktive Beschwerden | Irritative Beschwerden |
|---|---|
| Verzögerte Miktionseinleitung, Abschwächung des Harnstrahls, Einsatz der Bauchpresse bei Miktion, verlängerte Miktion mit Nachträufeln, Restharn, gelegentlich mehrzeitige Miktion | Plötzlich einsetzender Harndrang (imperativer Harndrang), Pollakisurie (häufige Miktion in kleinen Mengen), Nykturie, Dranginkontinenz |

## Medikamentöse Therapie

- **$\alpha_1$-Rezeptorenblocker (Alfuzosin, Tamsulosin)**

Diese blockieren die Freisetzung von Noradrenalin an glatten Muskelzellen der Prostata und des Blasenauslasses, die vor allem mit $\alpha_1$-A-Rezeptoren versehen sind. Die Wirkung tritt bereits **nach wenigen Tagen** ein und **beeinflusst LUTS und die Harnstrahlstärke positiv**.

> **Auf die Größe der Prostata und die Menge des Restharns haben diese Medikamente keinen Einfluss, sodass sich ein gewisser Anteil der Patienten im weiteren Verlauf einer Operation unterziehen muss.**

Die Effektivität der $\alpha_1$-Rezeptorenblocker wurde in Studien auf bis zu 4 Jahre bestimmt. Die Nebenwirkungen kommen v. a. durch die außerhalb gele-

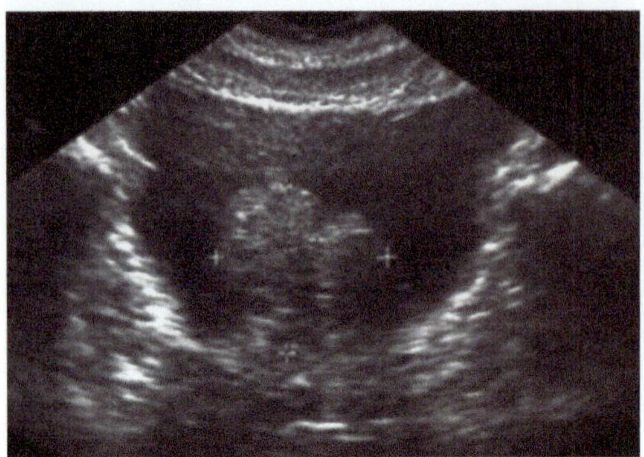

Abb. 20.1 Sonographische Darstellung der Harnblase mit stark in die Blase vorwölbendem, obstruktivem Prostatamittellappen. (Mit freundlicher Genehmigung der Klinik und Poliklinik für Urologie und Kinderurologie, Universitätsklinikum Würzburg)

genen $\alpha_1$-Adrenozeptoren und weitere Mediatoren zustande und können **Asthenie, Schwindel und orthostatische Hypotension** umfassen. In seltenen Fällen tritt eine anormale Ejakulation auf, die bislang auf eine retrograde Ejakulation zurückgeführt wurde. Dies konnte in aktuellen Untersuchungen jedoch nicht bestätigt werden.

> **$\alpha_1$-Rezeptorenblocker können als First-line Medikation bei Patienten mit milder bis mittlerer subjektiver Einschränkung durch die LUTS eingesetzt werden.**

- **5α-Reduktase-Inhibitoren (Finasterid)**

Diese hemmen die Bildung von Dihydrotestosteron (DHT) und induzieren damit Apoptose in epithelialen Prostatazellen. Das führt zur **Verminderung des Prostatavolumens** um 18–28 %, der **LUTS** und des **PSA-Werts 6–12 Monate nach Behandlungsbeginn**. Die Harnstrahlstärke verbessert sich, ein Einfluss auf den Restharn konnte jedoch nicht beobachtet werden. Bei Prostatavolumina < 40 ml zeigen sie keinen Vorteil gegenüber Placebos. Nebenwirkungen können Kopfschmerzen, verminderte Libido, erektile Dysfunktion, Veränderungen der Ejakulation, wie z. B. retrograde Ejakulation, umfassen. Im Rahmen der Prostatakarzinom-Früherkennung muss das reduzierte PSA-Level aufgrund der Medikation beachtet werden.

> **5α-Reduktase-Inhibitoren können Patienten mit milden bis mittlerer subjektiver Einschränkung durch die LUTS und einem Prostatavolumen > 40 ml angeboten werden. Sie reduzieren das Risiko für einen akuten Harnverhalt und die Notwendigkeit einer Operation. Aufgrund des spät einsetzenden Therapieerfolgs sind diese Medikamente eher für eine Langzeitbehandlung geeignet.**

- **Muscarin-Rezeptor-Antagonisten (Tolterodin, Oxybutynin, Darifenacin)**

Die Inhibierung der Muscarin-Rezeptoren (normalerweise Stimulation über Acetylcholin) reduziert die Muskelkontraktion der Blase. Der Wirkeintritt beträgt einige Wochen. Die Miktionsfrequenz und Urge-Inkontinenz lassen deutlich nach. Wohingegen sich die Restharnmengen erhöhen können, weshalb diese Medikamente bei Blasenauslassobstruktion kontraindiziert sind. Nebenwirkungen sind: Mundtrockenheit, Obstipation und Schwindel.

> **Muscarin-Rezeptor-Antagonisten können bei Patienten mit mittlerer bis schwerer Einschränkung durch die LUTS eingesetzt werden, v. a. wenn die Blasenkapazität eingeschränkt ist. Kontraindiziert sind sie bei Patienten mit obstruktivem Blasenauslass und Restharnbildung.**

- **Pflanzenextrakte (Kürbiskerne, Brennnesselwurzel)**

Aufgrund der Heterogenität der Produkte gibt es bezüglich der Pflanzenextrakte keine europäischen Leitlinien für deren Verwendung. Die Wirkung der Produkte beruht auf antiphlogistischen und antiödematösen Effekten und Verminderung der irritativen Symptomatik.

Weitere in Einzelfällen eingesetzte Medikamente sind: Vasopressin-Analoga (Desmopressin), Kombinationen aus $\alpha_1$-Rezeptorenblockern und 5α-Reduktase-Inhibitoren, Phosphodiesterase (PDE)-5-Inhibitoren.

## Operative Therapie

Eine operative Therapie erfolgt, wenn Patienten rezidivierende Harnverhalte, Harnwegsinfekte oder Überlaufinkontinenz aufweisen. Blasensteine, Di-

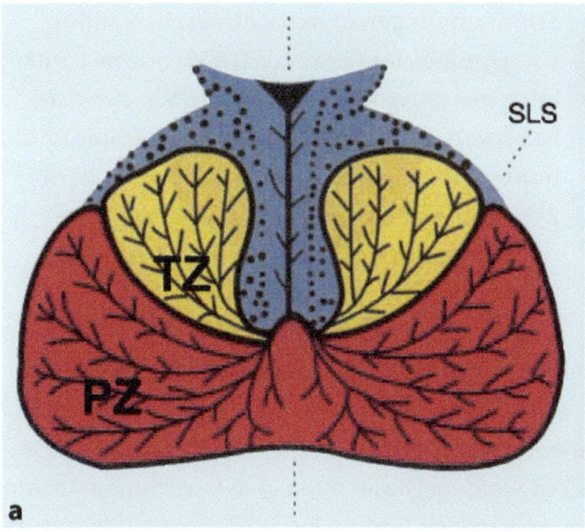


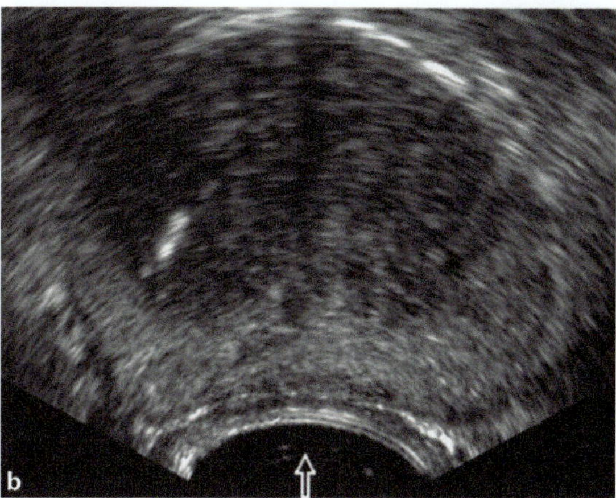


**Abb. 20.2a,b** **a** Schematische Darstellung der zonalen Anatomie der Prostata nach McNeal: Querschnitt in Höhe des Colliculus seminalis (PZ periphere Zone *-rot-*, TZ Transitionalzone *-gelb-*; periurethrales Stroma -blau-). **b** TRUS-Querschnittbild 20 mm vom Apex prostatae mit sichtbarer zonaler Anatomie

**Tab. 20.4** Indikationen zur operativen Versorgung einer BPE

| TUR-P | TUI-P |
|---|---|
| Mittlere bis schwere LUTS durch BPO | LUTS |
| Prostatadrüse 30–80 ml | Prostatadrüse < 30 ml |
| | Prostata ohne vergrößerten Mittellappen |

vertikel oder Therapie-resistente Hämaturie sind ebenso Indikationen, wie die Ineffizienz einer konservativen Therapie (Tab. 20.4).

### TUR-P/TUI-P – transurethrale Resektion/ Inzision der Prostata

**Transurethrale Resektion der Prostata (TUR-P)** Mittels Resektoskop wird endoskopisch transurethral das gesamte Drüsengewebe unter Belassen der Prostatakapsel reseziert. Am Ende der Operation werden die Prostatagewebespäne aus der Blase gespült und zur histologischen Aufarbeitung gesandt. Ziel der Resektion ist die Obstruktion zu beseitigen (BPO) und die Symptome (LUTS) zu mindern. Die TUR-P ist die OP-Methode mit dem am längsten anhaltenden operativen Erfolg.

**Transurethrale Inzision der Prostata (TUI-P)** Endoskopisch, transurethral werden der Blasenhals und die Prostata inzidiert, ohne Prostatagewebe zu entfernen. Die Indikationen für diese OP sind sehr begrenzt; die TUI-P weist eine hohe Rezidivrate auf.

**Komplikationen:**

- TUR-Syndrom 1,1 % (TUR-P)
- Stress-Inkontinenz (TUR-P 2,2 %, TUI-P 1,8 %)
- Blasenhalsstenose, Harnröhrenstrikturen
- Retrograde Ejakulation (TUR-P 65,4 %, TUI-P 18,4 %)

**TUR-Syndrom**

Spülflüssigkeit (hypoosmolar, elektrolytfrei), die während der OP für klare Sichtverhältnisse sorgen soll, wird durch zu tiefe Resektion und Eröffnung intraprostatischer größerer Venen (Sinus) in den Kreislauf gebracht und kann zu **Verdünnungshyponatriämie, Erhöhung des ZVD bis hin zum Lungen- und Hirnödem mit Schock** führen. Das Risiko eines TUR-Syndroms erhöht sich mit zunehmender Größe der Prostata (aufgrund der verlängerten Resektionszeit), Eröffnung venöser Sinus und Nikotinabusus (Gefäßveränderungen). Flüssigkeitsrestriktion, forcierte Diurese und der Natriumausgleich sind die wichtigsten initialen Therapiemaßnahmen.

### Adenomenukleation

Die Adenomenukleation ist die älteste operative Maßnahme in der Therapie der LUTS. Obstruktive Prostataadenome werden offen chirurgisch mit dem Zeigefinger entweder über die Blase (nach Freyer) oder über die anteriore Prostatakapsel (nach Milin) ausgeschält.

**Indikation:**

- Starke LUTS (mit rezidivierenden Harnverhalten, rez. Hämaturie, Blasensteine, Niereninsuffizienz durch BPO)
- Therapierefraktär gegenüber Medikamenten
- Prostatadrüse > 80 ml

**Komplikationen:**

- Erythrozytensubstitution 7–14 %
- Stress-Inkontinenz
- Blasenhalsstriktur

## Laserbehandlung

Die **Holmium-Laserbehandlung** stellt eine weitere Therapieoption bei Prostatahyperplasie dar. Die Wellenlänge des Lasers wird durch Wasser stark absorbiert, sodass Areale innerhalb von 3–4 mm koaguliert bzw. nekrotisch werden. Die Gewebszerstörung verläuft sehr **zielgerichtet und effektiv ohne Temperaturerhöhung**. Die Prostata kann sowohl reseziert als auch enukleiert werden. Das gesamte Adenomgewebe wird primär in der Blase morcelliert (zerkleinert) und anschließend abgesaugt. **Die Holmium-Laserbehandlung zeigt zur TUR-P gleichwertige Langzeitergebnisse**.

Im Vergleich zur TUR-P sind die Spülkatheterverweildauer und somit die Aufenthaltsdauer im Krankenhaus verkürzt. In Bezug auf Komplikationen, wie Inkontinenz, Erektionsstörung etc. sind beide Verfahren identisch.

**Greenlight-Laser** arbeiten über eine plötzliche Erwärmung des Gewebes auf **50–100 °C**. Das grüne Laserlicht ($\lambda$ =532 nm) wird von oxygeniertem Hämoglobin stark absorbiert (im Gegensatz zu Wasser), was eine photoselektive Vaporisation der Prostata ermöglicht. Das nekrotische Gewebe wird anschließend vom Patienten ausuriniert. Langzeitergebnisse zum Vergleich der Effektivität gegenüber der TUR-P liegen noch nicht vor.



> **In Bezug auf intra-operative Komplikationen ist die Greenlight- Laser-Vaporisation der TUR-P überlegen (durch isotonische Spüllösung geringeres Risiko für TUR-Syndroms und intra-operative Blutungsgefahr). Vor allem für Patienten unter antikoagulativer Therapie und hohem kardiovaskulärem Risiko bringt diese Behandlung ggf. Vorteile. Ein gewisser Anteil der Patienten benötigt nach Greenlight-Laserbehandlung die Durchführung einer TUR-P.**

### Urologischer Notfall – Akuter Harnverhalt

Im Fall eines akuten Harnverhalts oder bei inoperablen Patienten kann ein suprapubischer Blasenkatheter eingelegt werden. Dieser muss in 4–6 wöchigen Abständen gewechselt und im Intervall regelmäßig gespült werden.

Zur Anlage eines suprapubischen Katheters wird der Patient in Rückenlage gebracht. Bei akutem Harnverhalt ist die Blase bereits ausreichend gefüllt. Nach Desinfektion und Applikation der Lokalanästhesie wird mit der gleichen Nadel probepunktiert. Zwei Querfinger oberhalb der Symphyse wird senkrecht, unter sonographischer Kontrolle, Richtung Blase gestochen und aspiriert. Nach Entfernen der Nadel und anschließender kleiner Stichinzision wird ein Hohltrokar mit einliegendem Katheter in die Blase eingeführt. Der Katheter wird mittels Ballon oder Faden fixiert.

Die Patienten müssen über Blutungen, Infektionen und Fehlpunktionen mit Darmverletzung aufgeklärt werden.

# Niereninfarkt und Nierenvenenthrombose

*K. Segerer, C. Wanner*



J. Steffel, T. Lüscher (Hrsg.), *Niere und Ableitende Harnwege,* Springer-Lehrbuch,
DOI 10.1007/978-3-642-28236-2_21, 

21

## 21.1 Niereninfarkt

Nierenarterieninfarkt und Nierenvenenthrombose sind seltene Ursachen eines akuten Nierenversagens. Beide Erkrankungen gehören zur Differentialdiagnose des ANV, v. a. wenn gleichzeitig akute Bauch- oder Flankenschmerzen vorliegen. Wegen therapeutischer Konsequenzen sollten diese Differentialdiagnose bedacht werden. Während in Anamnese und klinischer Untersuchung beim Niereninfarkt das Vorliegen von kardiovaskulären Risikofaktoren auffällig ist, stellt die Nierevenenthrombose meist eine Komplikation einer begleitenden chronischen Grunderkrankung dar, wie z. B. des nephrotischen Syndroms, einer Tumorerkrankung oder Thromophilie, oder sie ist assoziiert mit der Einnahme von oralen Kontrazeptiva. Weiter kann eine Nierenvenenthrombose postoperativ nach Nierentransplantation auftreten.

### 21.1.1 Definition

Der Niereninfarkt entsteht durch Unterbrechung der arteriellen Perfusion der Niere. Komplette Niereninfarkte werden von Nierenteilinfarkten unterschieden.

Der Nierenarterieninfarkt stellt eine seltene Ursache des akuten Nierenversagens, .v. a. bei gleichzeitigen akuten Bauch- oder Flankenschmerz dar.

### 21.1.2 Epidemiologie und Ätiologie

Der Niereninfarkt ist ein seltenes Ereignis, konkrete Zahlen zur Häufigkeit sind nicht erfasst.

Ursächlich ist ein thombembolischer oder embolischer Verschluss der Nierenarterien bzw. der Segmentarterien, der auf meist bestehende kardiovaskuläre Risikofaktoren (arterielle Hypertonie, Adipositas, Nikotinabusus, Hyperlipidämie, Diabetes mellitus Typ 2) zurückzuführen ist.

### 21.1.3 Klinik

Typisch sind heftige, akute Flankenschmerzen und das Vorliegen von kardiovaskulären Risikofaktoren.

### 21.1.4 Diagnostik

Im Labor zeigen sich eine **erhöhte LDH** als Zeichen eines Zelluntergangs und ggf. eine **Leukozytose**. Ebenfalls kann eine **Mikrohämaturie** auftreten. Typischerweise zeigen sich keine Befunde, die für eine Nephrolithiasis oder Pyelonephritis, die Differentialdiagnosen des akuten Flankenschmerzes, sprechen.

Eine **Angio-CT** kann die Diagnose bestätigen (■ Abb. 21.1), jedoch muss die Gabe von nephrotoxischen Kontrastmitteln bei erhöhtem Kreatinin bedacht werden. Die Duplexsonographie erreicht keine ausreichende Aussagekraft. Mittels **kontrastmittelgestützte Sonographie** ist ebenfalls die Diagnose eines Niereninfarktes möglich, jedoch ist diese Technik nicht überall verfügbar. Ggf. ist bei kooperativen Patienten eine MRT-Angiographie möglich. Hier ist Gadolinium bei Nierenfunktionseinschränkung abwägend einzusetzen.

**! Der Einsatz einer CT/MRT-Angiographie (Kontrastmittel!) bei V. a. Niereninfarkt und gleichzeitig eingeschränkter Nierenfunktion sollte immer abgewägt werden.**

### 21.1.5 Therapie

Zur Therapie sind keine Studien veröffentlicht. Entsprechend theoretischer Überlegungen ist eine Vollantikoagulation sinnvoll. Eine lokale Lyse wird bei beidseitiger Embolie in Abhängigkeit des Schweregrades und des Ereigniszeitpunktes diskutiert. Der Nutzen einer interventionellen Thrombektomie ist interdisziplinär mit radiologischen Kollegen zu besprechen. Bei persistierender Nierenfunktionseinschränkung sollten sekundäre Begleiterkrankungen behandelt werden. Bei embolischer Genese muss die Emboliequelle gesucht werden. Hier ist vor allem die Diagnose eines Vorhofflimmerns therapeutisch relevant.

## 21.2 Nierenvenenthrombose

### 21.2.1 Definition

Die Nierenvenenthrombose ist eine seltene Pathologie, meist Komplikation einer begleiten-

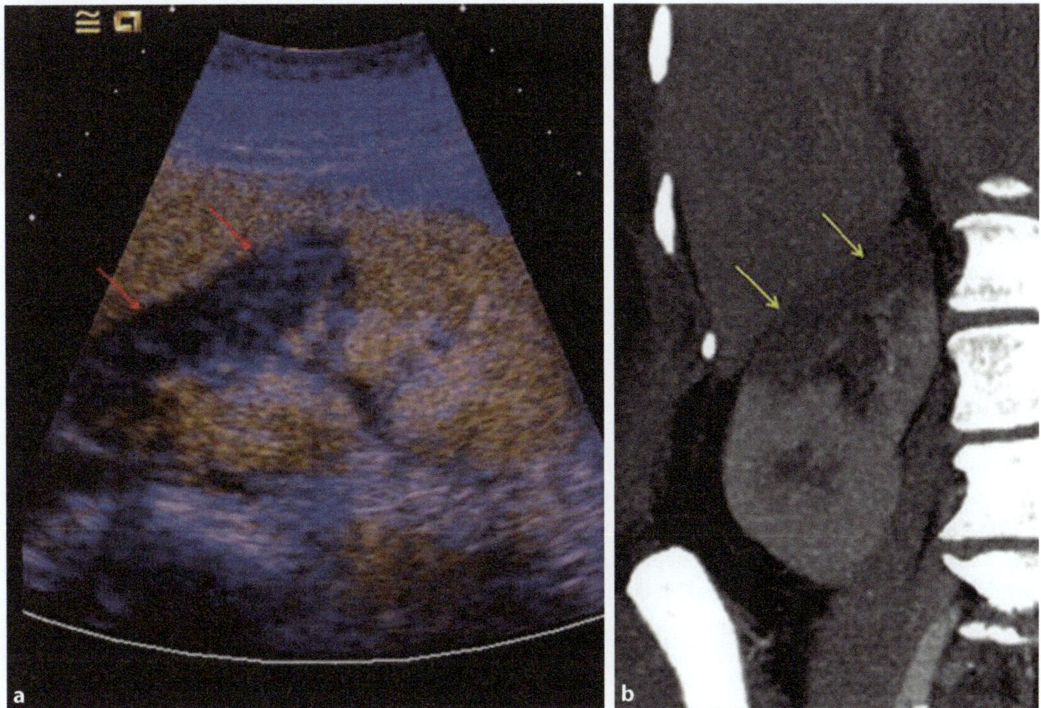


**Abb. 21.1a,b** Hypoechogener Niereninfarkt mit fehlender Perfusion im KM-US (**a** *rote Pfeile*). **b** Korrespondierendes CT-Bild (*gelbe Pfeile*). KM-US kontrastverstärkter Ultraschall

den Grunderkrankung und kann klinisch mit **Flankenschmerzen, Hämaturie** und **Nierenfunktionseinschränkung** einhergehen. Die Nierenvenenthrombose sollte bei entsprechenden Grunderkrankungen, die gehäuft mit dem Auftreten einer Nierenvenenthrombose einhergehen, wegen therapeutischer Konsequenzen nicht übersehen werden.

**! An die Nierenvenenthrombose als Differentialdiagnose des akuten Flankenschmerzen denken!**

### 21.2.2 Epidemiologie und Ätiologie

Die Nierenvenenthrombose tritt bei **Neugeborenen im Rahmen schwerer Dehydratation** begleitet von einem Nierenversagen sowie im Rahmen einer **Thrombophilie des Neugeborenen** auf.

Bei Erwachsenen findet sich eine Nierenvenenthrombose am häufigsten bei **nephrotischem Syndrom** (v. a. bei nephrotischem Syndrom bei membranöser Glomerulonephritis), im Rahmen von Tumorerkrankungen, nach abdominellem Trauma, Thrombophilie sowie Einnahme von oraler Kontrazeption. Nach Nierentransplantation kann sie postoperativ auftreten und zum Transplantatverlust führen.

### 21.2.3 Klinik

Neben akutem Flankenschmerz und Hämaturie sind nephrotisches Syndrom und Nierenfunktionseinschränkung begleitende Symptome.

### 21.2.4 Diagnostik

Der Nachweis gelingt durch Bildgebung. Gelegentlich ist eine Darstellung der Nierenvenenthrombose im Ultraschall möglich. **CT-Angiographie** und **MR-Angiographie** ermöglichen ebenfalls die Diagnose.

Hierbei ist bei Kontrastmittelapplikation erneut die Nierenfunktion beachten.

### 21.2.5 Therapie

Es erfolgt eine sofortige systemische Antikoagulation. Über die Dauer liegen keine Daten vor. Wichtig ist eine Therapie der begleitenden Grunderkrankung.

### 21.2.6 Prognose

Vermutlich erhöht das Auftreten einer Nierenvenenthrombose im Rahmen einer Neoplasie die Mortalität. Möglicherweise geht jedoch das Auftreten der Nierenvenenthrombose bei nephrotischem Syndrom nicht mit erhöhter Mortalität einher.

# Sekundäre Hypertonie

*K. Segerer, C. Wanner*



J. Steffel, T. Lüscher (Hrsg.), *Niere und Ableitende Harnwege*, Springer-Lehrbuch,
DOI 10.1007/978-3-642-28236-2_22, 

Bei 5–10 % der Patienten mit arterieller Hypertonie (Blutdruck in mehreren Messungen > 140/90 mmHg) liegt eine sekundäre Hypertonie vor, für die Nierenerkrankungen neben endokrinologischen Ursachen am häufigsten verantwortlich sind (Tab. 22.1).

## 22.1 Klinik

Auffällig häufig betrifft die sekundäre Hypertonie junge Menschen ohne positive Familienanamnese für eine arterielle Hypertonie. Typisch ist eine fehlende Absenkung des nächtlichen Blutdrucks (**Non-Dipper**; physiologisch ist eine 10 % Nachtabsenkung).

Die endokrinologischen Formen der sekundären Hypertonie gehen häufig mit typischen Symptomen einher, nach denen in der Anamnese gezielt gefragt werden kann:

- Krisenhafter Blutdruckanstieg, Schweißausbrüche: Phäochromozytom
- Gewichtsverlust, Diarrhoe: Hyperthyreose
- Adynamie, Schwäche: Conn-Syndrom
- Typischer Habitus mit Büffelnacken und Striae: Cushing-Syndrom
- Schnarchen, Tagesmüdigkeit: Schlaf-Apnoe-Syndrom

Folgend soll aufgrund des Umfangs lediglich auf die sekundäre Hypertonie im Rahmen von Nierenerkrankungen eingegangen werden. Ein ausführliches Kapitel zur arteriellen Hypertonie findet sich außerdem im Modul Herz-Kreislauf.

## 22.2 Renovaskuläre Hypertonie

Bedeutsame Erkrankung ist die **Nierenarterienstenose**, die über eine dauerhafte Stimulation des Renin-Angiotensin-Aldosteron-Systems (RAAS, Autoregulation der Nierendurchblutung) zur renovaskulären Hypertonie und bis zur chronischen Niereninsuffizienz führen kann. Auch kann sie durch Aneurysmen der Nierenarterien, abdominelle Aortendissektion sowie Kompression der Nierenarterien von außen (Zysten, Tumore) oder selten durch eine Arteriitis bedingt sein.

### 22.2.1 Nierenarterienstenose

Bei der Nierenarterienstenose (Abb. 22.1a,b) wird eine fibromuskuläre Dysplasie von einer atherosklerotischen Stenose unterschieden. Die **fibromuskuläre Dysplasie** betrifft vor allem Frauen in jungem Alter (<40 Jahre) und findet sich typischerweise fern der Aorta, im mittleren bis distalen Drittel der Nierenarterien (Abb. 22.2). Die **atherosklerotische Nierenarterienstenose** betrifft meist Männer ab 50 Jahren, befindet sich häufig am Abgang der Aorta oder im proximalen Drittel der A. renalis und stellt eine progressive verkalkende Erkrankung dar. Eine signifikante, hämodynamisch relevante Nierenarterienstenose liegt bei einem Stenosegrad > 80 %, meist 90 %, (visuell geschätzt) vor.

#### Klinik

Symptom einer Nierenarterienstenose kann neben einem paraaortalen Strömungsgeräusch die plötzliche Verschlechterung einer vorbestehenden Hypertonie sowie ein akutes Lungenödem (*Flash-pulmonary edema)* sein. Typisch ist auch eine seitendifferente Nierengröße (≥ 1,5 cm). Ein Kreatininanstieg nach Beginn einer ACE-Hemmer-Therapie ist suggestiv für das Vorliegen einer Nierenarterienstenose.

#### Diagnostik

Hierzu zählen die Duplex-Sonographie der Nierenarterien, CT-Angiographie und MR-Angiographie.

#### Therapie

- **Atherosklerotische Nierenarterienstenose**

Zunächst erfolgt eine medikamentöse Therapie, i. d. R. als Mehrfachkombination. Geeignet sind ACE-Hemmer, Calciumantagonisten, Betablocker, Diuretika und Angiotensinrezeptorblocker.

> **! Bei Anwendung von ACE-Hemmern ist ein Nierenversagen bei unilateraler Nierenarterienstenose und kontralateraler Nierenfunktionsstörung oder bilateraler Nierenarterienstenose möglich. Daher muss hier eine zeitnahe, regelmäßige Kreatininmessung erfolgen.**

**Tab. 22.1** Ursachen der sekundären Hypertonie

| | |
|---|---|
| **Nierenerkrankungen** | Renovaskuläre Hypertonie, renoparenchymatöse Hypertonie |
| **Endokrinologische Erkrankungen** | Phäochromozytom, Conn-Syndrom, Cushing-Syndrom, Hyperthyreose |
| **Andere sekundäre Hypertonieformen** | Aortenisthmusstenose, Schlaf-Apnoe-Syndrom, Schwangerschaftshypertonie, medikamenteninduzierte Hypertonie (z. B. Pille) |

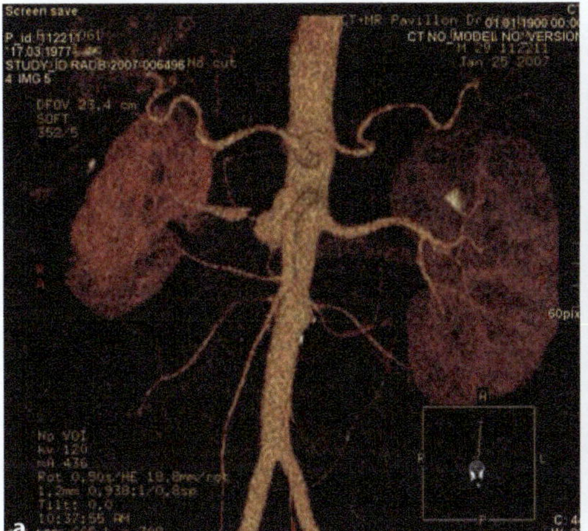


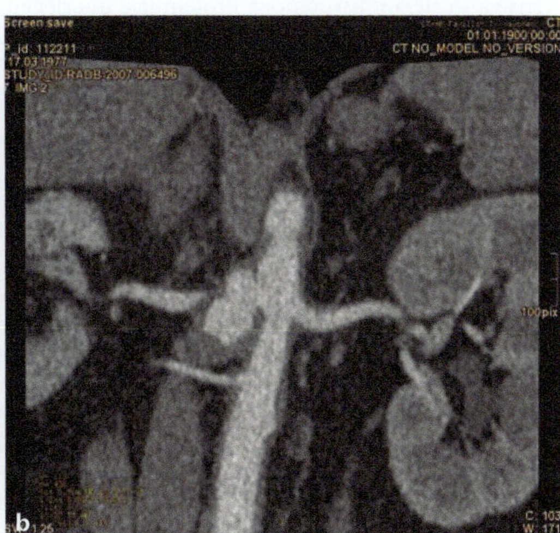


**Abb. 22.1a,b** **a** CT-Angiographie: Nierenarterienstenose rechts mit intrarenalem Aortenaneurysma. **b** MR-Angiographie des gleichen Patienten

Erst eine Nierenarterienstenose >70 % und eine therapierefraktäre Hypertonie (mindestens Dreifachkombination) bzw. eine deutliche Verschlechterung der Nierenfunktion unter RAS-Blockade sind Indikationen zur perkutanen transluminalen Angioplastie (PTA), bei der eine Aufdehnung der Stenose und ggf. Stentimplantation durchgeführt wird.

Bei der fibromuskulären Dysplasie ist eine interventionelle Therapie indiziert.

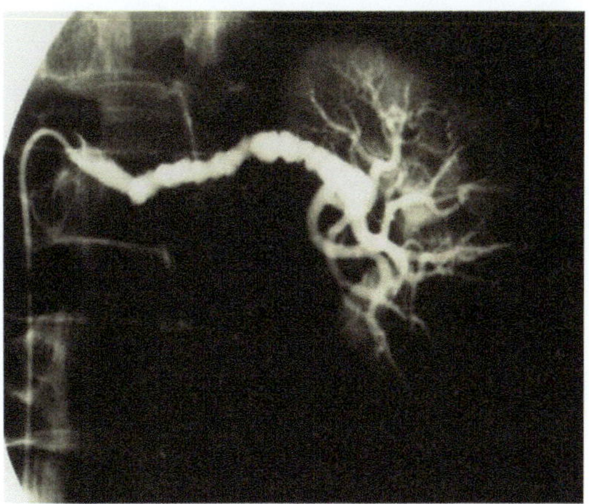

**Abb. 22.2** Fibromuskuläre Dysplasie an den Nierenarterien links. Typisch ist die **perlschnurartige Nierenarterienkonfiguration** (53-jährige Patientin mit renovaskulärem Hypertonus)

## 22.3 Renoparenchymatöse Hypertonie

Häufige renale Erkrankungen, die mit einer renoparenchymatösen Hypertonie einhergehen, sind Zystennieren, Glomerulonephritiden, interstielle Nephritiden sowie die diabetische Nephropathie. Große Nierenzysten (> 6 cm) mit zentraler Lokalisation können das RAA-System aktivieren und zur Hypertonie führen.

Bei Patienten mit Niereninsuffizienz sollte, so die allgemeine Empfehlung, ein Zielblutdruck von <140/80 mmHg bzw. bei diabetischer Nephropathie oder gleichzeitiger Proteinurie >1 g/Tag von <130/80 mmHg erreicht werden.

Medikamente der 1. Wahl sind ACE-Hemmer oder AT1-Rezeptorblocker, die anderen Antihypertensiva in Beeinflussung der Proteinurie überlegen sind. Für die Kombinationstherapie sind Diuretika (Salzdepletion) und/oder Calciumantagonisten empfohlen.

# Notfälle

*K. Segerer, C. Wanner*



J. Steffel, T. Lüscher (Hrsg.), *Niere und Ableitende Harnwege*, Springer-Lehrbuch,
DOI 10.1007/978-3-642-28236-2_23, 

Typische Notfallsituationen, zu denen speziell nephrologisch tätige Ärzte und Fachärzte hinzugezogen werden, sind das akute intrarenale Nierenversagen, die Hyperkaliämie, die Hyperkalziämie sowie die notfallmäßige Vorstellung von chronischen Hämodialysepatienten, Peritonealdialysepatienten und Nierentransplantierten.

## 23.1 Hyperkaliämie

Die ausgeprägte Hyperkaliämie führt zu lebensbedrohlichen Herzrhythmusstörungen und plötzlichem Herztod.

### 23.1.1 Definition

Eine Hyperkaliämie liegt bei einem Serumkalium von ≥ 5,5 mmol/L vor.

### 23.1.2 Einteilung

Die Hyperkaliämie kann akut und chronisch auftreten, wobei diese Einteilung für die Notfalltherapie nur begrenzt wichtig ist. Eine chronische Hyperkaliämie, die meist nur bei Dialysepatienten auftritt, wird tendenziell vom Organismus besser toleriert.

### 23.1.3 Epidemiologie

Für die Prävalenz der Hyperkaliämie liegen keine genauen Zahlen vor.

Die Hyperkaliämie findet sich vor allem bei Patienten mit eingeschränkter Nierenfunktion, da die Niere bis zu 95 % des täglich aufgenommenen Kaliums ausscheidet. Die Hyperkaliämie betrifft sowohl Patienten mit akutem Nierenversagen als auch Patienten mit chronischer Niereninsuffizienz. Meist findet sich hier eine Hyperkaliämie ab Stadium 4 chronische Nierenerkrankung (eGFR < 30 ml/min/1,73 $m^2$).

### 23.1.4 Ätiologie

Allgemein entsteht die Hyperkaliämie durch gesteigerte Zufuhr von Kalium, reduzierte Ausscheidung, bei ausgedehntem Zellzerfall, bei endokrinologischen Störungen, sowie medikamenteninduziert (Tab. 23.1). Außerdem kommt es zur Hyperkaliämie, wenn physiologisch intrazelluläres Kalium in den Extrazellulärraum verschoben wird.

**! Die Hyperkaliämie ist potentiell lebensbedrohlich. Jedoch muss eine Pseudohyperkaliämie abgegrenzt werden!**

**Ursachen der Pseudohyperkaliämie**

- Langer Blutstau bei venöser Blutentnahme, „Stauungshyperkaliämie"
- Hämolyse beim Transport des Blutentnahmeröhrchens durch Erschütterungen
- Ausgeprägte Leukozytose oder Thrombozytose mit in vitro Freisetzung von K während der Gerinnung

### 23.1.5 Klinik

**! Die Hyperkaliämie kann sich oligosymptomatisch lediglich mit Müdigkeit und Schwäche präsentieren!**

Die klinische Symptomatik umfasst Müdigkeit, Unwohlsein und Muskelschwäche. Zu den gastrointestinalen Symptomen gehören Erbrechen und Ileus.

Lebensbedrohlich sind die kardialen Symptome mit Arrhythmien bis hin zum Kammerflimmern und plötzlichem Herztod.

### 23.1.6 Diagnostik

Es sollte stets eine **Blutgasanalyse** als schnellste Möglichkeit der Diagnose durchgeführt werden. Ebenfalls sollte unmittelbar eine EKG-Diagnostik als Überwachung am EKG-Monitor erfolgen (Abb. 23.1).

Eine Bestätigung der Hyperkaliämie im Labor sowie ergänzend die Bestimmung von $Na^+$, $Cl^-$, $Ca^{2+}$, Phosphat, Säure-Base-Status sowie Serumkreatinin, Glucose und der Kreatininkinase ist ebenfalls umgehend durchzuführen.

**Tab. 23.1** Ätiologie der Hyperkaliämie

| | |
|---|---|
| Erhöhte Zufuhr | Parenteral durch Infusionslösungen, Medikamente (Penicillin), Bluttransfusionen, oral durch Ernährung meist nur bei fortgeschrittener Nierenfunktionseinschränkung Stadium 4 |
| Reduzierte Ausscheidung | Akutes und chronisches Nierenversagen, Hypoaldosteronismus (Morbus Addison), Aldosteronmangel (Adrenogenitales Syndrom, hyporeninämischer Hypoaldosteronismus) |
| Massiver Zellzerfall | Trauma, intravaskuläre Hämolyse, Rhabdomyolyse, Tumorlysesyndrom, Maligne Hyperthermie, Verbrennungen, Crush-Syndrom bei Verschüttung |
| Medikamenteninduziert | ACE-Hemmer, Angiotensinrezeptorblocker, Heparine, β-Sympathomimetika, kaliumsparende Diuretika (Amilorid, Triamteren, Spironolacton), Trimethoprim, Pentamidin, Ciclosporin A, Digitalis, Succhinylcholin, Lithium |
| Verschiebung von Kalium aus dem Intrazellulärraum in den Extrazellulärraum | Metabolische Azidose, Insulinmangel, selten bei periodischer, hyperkaliämischer Lähmung bei genetischem Defekt ausgelöst durch körperliche Belastung |

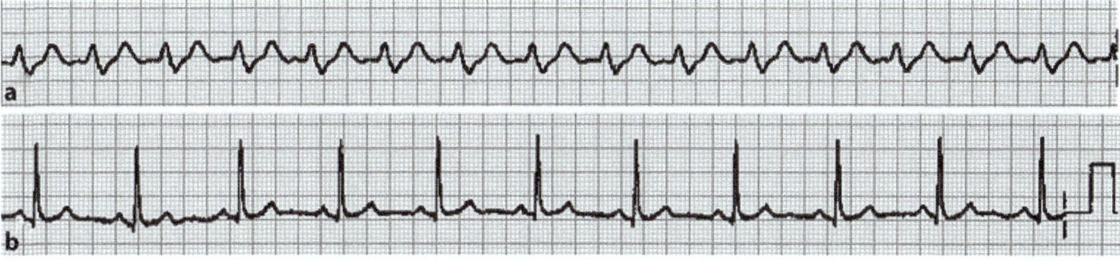


**Abb. 23.1** EKG (Elektrokardiogramm) bei Hyperkaliämie von 9,1 mmol/l vor (**a**) und nach (**b**) Therapie mit Kalziumchlorid, Bikarbonat, Glukose/Insulin und Hämodialyse, Rhythmusstreifen 25 mm/s; 1 cm/mV

Im Verlauf kann bei unklarer Hyperkaliämie eine erweiterte Labordiagnostik mit Urinbestimmungen von $Na^+$, $K^+$, und $Cl^-$ sowie Bestimmung endokrinologischer Parameter wie Aldosteron, Renin und Kortisol sinnvoll sein.

### 23.1.7 Therapie

Die Therapie erfolgt sofort als Notfallmaßnahme mit unterschiedlichen Maßnahmen (Tab. 23.2). Therapeutische Algorithmen sind bislang nicht durch klinische Studien evaluiert. Die genannten Maßnahmen können und sollten kombiniert werden.

**Keine kombinierte Gabe von Kalziumgluconat und Natriumbikarbonat!**
**Die kombinierte Gabe sollte wegen der Gefahr des Ausfällens von Kalzium nicht durchgeführt werden!**

**Möglicher Therapieablauf bei schwerer Hyperkaliämie**

- EKG-Monitorisierung
- Etablierung von 2 großvolumigen Zugängen (Venenverweilkanüle G18, G16)
- 10 ml 10 % Calciumgluconat i. v. über 10 min
- 500 µg Terbutalin s. c.
- 200 ml 20 %Glucoselösung mit 20 IE Altinsulin, initial 100 ml über 30 min als Kurzinfusion
- Information der Dialyseeinheit, um ggf. Notfalldialyse vorzubereiten
- Ggf. Fortführung der Insulin-Glucoseinfusion mit 4–10 IU/h unter regelmäßiger Kalium- und Blutzuckerkontrolle
- Ggf. Anpassen der diuretischen Therapie, Volumengabe

Tab. 23.2 Therapie der akuten Hyperkaliämie

| Maßnahme | Mechanismus | Ablauf | Zeitlicher Rahmen | Komplikationen |
|---|---|---|---|---|
| Furosemid i. v.<br>**CAVE: Furosemidgabe ist bei fehlender Diurese nicht wirksam!** | Hemmt die renale Kalium Resorption im Tubulus | Z. B. 40 mg Furosemid i. v., evtl. Repetition | Wirkungsbeginn variabel, Wirkdauer variabel | Volumenmangel |
| Glukose-Insulin-Infusion<br>**CAVE: Blutzucker und Kaliumkontrollen nach 5–10 min!** | Kalium – Shift nach intrazellulär begleitend zur Glucoseaufnahme in die Zellen | 200 ml 20 % Glucoselösung + 20 IE Altinsulin i. v. (initial 100 ml über 30 min infundieren) | Wirkungsbeginn nach 5–30 min, Wirkdauer 4–6 Stunden | Hypoglycämie |
| Calciumgluconat i. v.<br>**CAVE: Hyperkalziämie verstärkt Digitalistoxizität!** | Antagonisierung der Hyperkaliämie an der Zellmembran | 10 ml 10 % Calciumgluconat-Lösung iv. über 10 min, ggf. Wiederholung nach 2–5 min, max. 30 ml insgesamt verabreichen | Wirkungsbeginn nach 1–2 min, Wirkdauer 30–60 min | Hyperkalziämie |
| β2-Sympathomimetika s. c. oder i. v. (Salbutamol, Terbutalin) | Kalium-Shift nach intrazellulär | Salbutamol 0,5–1 mg i. v. in 5 % Glucoselösung über 10–15 min, Terbutalin 100–150 μg/kg KG/min s. c. über 5 min | Salbutamol i. v. mit Wirkungsbeginn nach 15–30 min, Wirkdauer bis 2 Stunden | Tachykardie |
| Ionenaustauschharze per os oder rektal | Binden mit der Nahrung aufgenommenes Kalium im Darm und verhindern so Absorption und Reabsorption | Oral 15–25 g bis 3× tägl., rektal 50 g in 200 ml Lösung als Einlauf mit 30–60 min Verweilzeit | Wirkungseintritt langsam (Stunden) | Intestinale Nekrose |
| Notfalldialyse | Elimination von Kalium bei Verwendung von Dialyselösung mit niedrigem Kaliumgehalt (z. B. 1–2 mmol/l) | Es gelingt meist eine Kaliumreduktion von 1 mmol in der 1. Stunde und bis 2 mmol in 2 h | | Reboundeffekt nach Ende der Dialyse durch erneute Umverteilung aus intrazellulärem Kompartiment |

### 23.1.8 Prognose

Das Auftreten maligner Arrhythmien ist mit zunehmender Höhe des Kaliums wahrscheinlicher!

## 23.2 Hyperkalziämie

Die Hyperkalziämie ist eine lebensbedrohliche Situation, da sie innerhalb kurzer Zeit zu massiver Exsikkose, Anurie, Bewusstseinseinschränkungen, Koma und Tod führen kann. Daher ist eine sofortige symptomatische Therapie erforderlich. Ursächlich sind eine Vielfalt von Erkrankungen, vor allem onkologische und endokrinologische, deren Diagnose und Therapie im Verlauf erfolgen muss, um die Hyperkalziämie langfristig zu beseitigen.

**Tab. 23.3** Formen der Hyperkalziämie

| | |
|---|---|
| Milde Hyperkalziämie | 2,7–3,0 mmol/l (Gesamtkalzium)<br>1,4–1,9 mmol/l (ionisiertes Kalzium) |
| Moderate Hyperkalziämie | 3,1–3,4 mmol/l (Gesamtkalzium)<br>2,0–2,4 mmol/l (ionisiertes Kalzium) |
| Kritische Hyperkalziämie | >3,5 mmol/l (Gesamtkalzium)<br>>2,5 mmol/l (ionisiertes Kalzium) |
| Hyperkalziämische Krise | >4,0 mmol(l (Gesamtkalzium)<br>>3,0 mmol/l (ionisiertes Kalzium) |

## 23.2.1 Definition

Eine Hyperkalziämie liegt ab einem ionisierten/freien Serumkalzium ≥1,5 mmol/L bzw. ab einem Gesamtkalzium im Serum ≥2,7 mmol/l vor.

Eine hyperkalziämische Krise, die im Verlauf lebensbedrohlich werden kann, tritt meist bei Serumkalziumwerten von 3,5–4,0 mmol/l auf. Generell muss eine Ursachenabklärung erfolgen, ab einem Kalziumwert von 3,0 mmol/L müssen Sofortmaßnahmen ergriffen werden.

**Hintergründe zur Bestimmung der Kalziumkonzentration im Serum**

Kalzium liegt im Serum zu 50 % in proteingebundener Form vor.

Die Bestimmung des Gesamtkalziums, von dem bis zu 50 % in Proteinbindung vorliegen, muss daher abhängig von der Menge des Serumalbumins erfolgen. Liegt eine Hypoalbuminämie vor, muss eine Korrektur des Gesamtkalziums berechnet werden, bzw. das freie/ionisierte Kalzium gemessen werden.

Korrekturformel nach Payne:

$$\Delta(\mathrm{Ca})\left(\frac{\mathrm{mmol}}{\mathrm{l}}\right) = 0{,}025 \times \Delta\left(\mathrm{Albumin}, \frac{\mathrm{g}}{\mathrm{l}}\right)$$

## 23.2.2 Einteilung (Tab. 23.3)

Die Hyperkalziämie kann akut und chronisch auftreten.

## 23.2.3 Epidemiologie

1–3 % der ambulanten und stationären Patienten haben als Zufallsbefund bei der Blutabnahme eine Hyperkalziämie, während 10–20 % der Malignompatienten im Verlauf diese Störung entwickeln.

## 23.2.4 Ätiologie

Auftreten eines Zustands, in dem Kalziumaufnahme über die Nahrung bzw. Kalziumfreisetzung aus dem Knochen nicht im Gleichgewicht mit der Kalziumausscheidung über die Nieren bzw. mit der Kalziumaufnahme in den Knochen stehen. Endokrinologische Regulatoren dieses Gleichgewichts sind das Parathhormon, das aktive Vitamin D (1,25-hydroxyliertes Vitamin D/Calcitriol) und Kalzitonin.

**Häufige Ursachen einer Hyperkalziämie sind als „Vitamins trap" erfasst.**

- V Vitamine A und D (Intoxikation)
- I Immobilisation
- T Thyreotoxikose
- A Addison-Erkrankung
- M Milch-Alkali-Syndrom
- I Inflammatorische Darmerkrankung
- N Neoplasien
- S Sarkoidose
- T Thiazide
- R Rhabdomyolyse
- A AIDS
- P Paget-Erkrankung, parenterale Ernährung, primärer und tertiärer Hyperparathyreodismus

**Tab. 23.4** Behandlungsziele bei Hyperkalziämie

| | |
|---|---|
| Korrektur des Flüssigkeitsdefizits | Infusion von 2–6 L NaCl/die, Zieldiurese ca. 4 l/24 h |
| Verbesserung der renalen Kalziumausscheidung | Furosemid, z. B. 40 mg i. v. alle 4 Stunden. (Kalziumsenkung um 0,3–0,8 mmol/l möglich) |
| Vermeidung einer oralen Kalziumaufnahme | Zunächst keine Aufnahme über Milchprodukte, Medikamente, Mineralwasser<br>Steroide intravenös oder oral (Wirkungseintritt erst nach mehreren Stunden) |
| Hemmung der Kalziumfreisetzung aus dem Knochen | Bisphosphonat-Infusion (z.Bp. Pamidronat), (CAVE: Nierenfunktion im Verlauf überwachen, Wirkungseintritt erst nach mehreren Stunden)<br>Calcitonin im. oder sc. |
| Therapie der Grunderkrankung | |

**In über 90 % der Fälle einer Hyperkalziämie ist ein Malignom oder ein primärer Hyperparathyreodismus ursächlich.**

### 23.2.5 Klinik

Die unspezifische Symptomatik umfasst:

- Neurologische Symptome: Apathie, Schwäche, Lethargie, Verwirrtheit, Koma
- Gastrointestinale Symptome: Übelkeit, Erbrechen, Obstipation
- Renale Symptome: Polyurie, Exsikkose, Nierensteine und Nephrocalzinose, Niereninsuffizienz
- Symptome des Muskel- und Skelettsystems: Muskelschwäche, Knochenschmerzen.

**Eine milde Hyperkalziämie ist häufig lediglich ein Laborbefund bei asymptomatischem Patienten.**

### 23.2.6 Diagnostik

Nach Bestimmung des Kalziums im Serum sollten weitere Laboruntersuchungen (Phosphat, Alkalische Phosphatase, Eiweiß, PTH, PTHrp, TSH, Serumelektrophorese etc.) sowie ggf. apparative Untersuchungen folgen um eine Ursachenabklärung zu ermöglichen.

### 23.2.7 Therapie

Therapeutisch von Bedeutung sind die Schwere der klinischen Symptomatik und das Ausmaß der Kalziumerhöhung. Bei der Primärtherapie sollte der Gesamtkontext der vermuteten Grunderkrankung im Auge behalten werden. Beim primären Hyperparathyreoidismus ist lediglich eine überbrückende Therapie bis zur operativen Sanierung notwendig. Bei einer tumorbedingten Hyperkalziämie, die nicht selten bei metastasiertem Tumorleiden auftritt, ist das Einleiten kalziumsenkender Maßnahmen im Einzelfall möglichst mit dem Patienten zu entscheiden.

Ziele der Behandlung der Hyperkalziämie sind (Tab. 23.4):

Schließlich kann, falls oben genannte Maßnahmen keine Besserung bewirken oder die Klinik dies erfordert, durch eine Akutdialyse mit einer niedrigen Kalziumkonzentration im Dialysat (1–2 mmol/l) das Serumkalzium gesenkt werden.

### 23.2.8 Prognose

Die hyperkalziämische Krise, die ab einem Serumkalzium > 4 mmol/L auftreten kann, hat eine Letalität von 20–40 %.

## 23.3 Rapid progressive Glomerulonephritis (RPGN)

Das klinische Syndrom der rasch progredienten Glomerulonephritis umfasst unterschiedliche Nierenerkrankungen, die unbehandelt innerhalb von Wochen bis Monaten zur dialysepflichtigen Niereninsuffizienz führen können. Das klinische Syndrom ist gekennzeichnet durch eine innerhalb von Tagen bis Wochen auftretende Nierenfunktionsverschlechterung bis zur Dialysepflichtigkeit in Begleitung eines nephrititischen Urinsediments. Histologisch findet sich eine Glomerulonephritis mit Halbmondbildung (**Halbmond-Nephritis**).

Das frühzeitige Erkennen und die sofortige Einleitung einer Immunsuppression sind notwendig, um die ansonsten schlechte Prognose zu verbessern. Aufgrund des engen therapeutischen Zeitfensters sollte innerhalb von 24–48 h mittels Nierenbiopsie eine Diagnose der ursächlichen Nierenerkrankung gestellt sein. Das Verkennen dieses Krankheitsbild ist für den betroffenen Patienten wegen folgender terminaler Niereninsuffizienz von großem Nachteil.

Wegen der Komplexität der Diagnostik mit Bestimmung vieler serologischer und immunologischer Parameter, notwendiger histologischer Untersuchung der Nierenbiopsie durch ein nephropathologisches Zentrum ggf. mit Möglichkeit zur Elektronenmikroskopie sowie spezifischer, intensiver immunsuppressiver Therapie bis hin zum Einsatz maschineller extrakorporaler Behandlungsverfahren wie Plasmapherese oder Immunadsorption sollte bei Verdacht auf eine RPGN immer eine Verlegung in eine nephrologische Schwerpunktabteilung erfolgen.

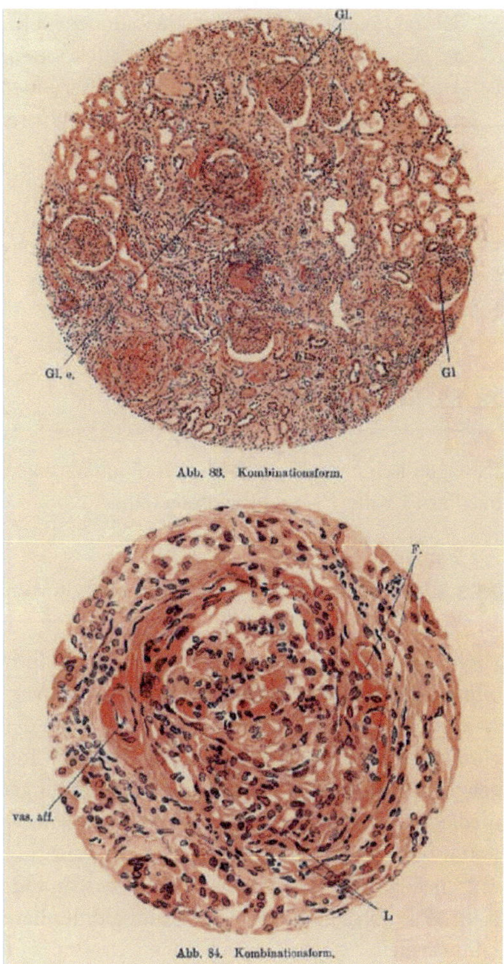


**Abb. 23.2** Originalzeichnung der extrakapillären Proliferation und Halbmondbildung aus „Die Brightsche Nierenkrankheit" von Volhard/Fahr aus dem Jahre 1914. Übersicht und Detail

### 23.3.1 Definition

Definierend für die rapid progressive Glomerulonephritis ist, neben der klinischen Symptomatik, der lichtmikroskopische Befund der Nierenbiopsie.

Hier zeigen sich Nekrosen der glomerulären Kapillarschlingen und extrakapilläre Proliferationen im Bowmannschen Kapselraum. Hieraus bilden sich die typischen „Halbmonde" (Abb. 23.2).

### 23.3.2 Einteilung

Anhand der Immunhistochemie ergibt sich eine Einteilung in drei Gruppen.

1. **Typ I RPGN durch Anti-GBM-Antikörper** (lineare IgG-Ablagerungen entlang der glomerulären Basalmembran): Anti-GBM-Antikörper können im Serum nachgewiesen werden. In der Niere führen sie zur RPGN (anti-GBM-Nephritis). Bei 2/3 der Patienten kommt es zusätzlich in der Lunge zur Kapillaritis mit alveolärer Hämorrhagie. Dieses pulmorenale Syndrom wird **Goodpasture-Syndrom** genannt.
2. **Typ II RPGN durch Immunkomplexe** (nicht lineare Ablagerungen von Immunkomplexen): Diese Form der Glomerulonephritis findet sich

beim systemischen Lupus erythematodes (SLE), bei Kryoglobulinämie sowie bei Infektionen. Auch bei IgA-Nephritis, membranöser oder membranoproliferativer Glomerulonephritis können Halbmonde nachgewiesen werden.

3. **Typ III pauciimmune RPGN** (fehlende Immunablagerungen): Diese Form ist meist assoziiert mit ANCA-positiven Vaskulitiden (Granulomatose mit Polyangiitis, mikroskopische Polyangiitis, Churg-Strauss-Syndrom)

### 23.3.3 Epidemiologie

Es liegen keine genauen Zahlen vor, Schätzungen beziffern 7 Fälle/1 Mio. Einwohner/Jahr.

### 23.3.4 Ätiologie

Die genauen Mechanismen, die zur Halbmondbildung führen, sind bislang nicht im Detail verstanden. Anfänglich kommt es zu einer Läsion der glomerulären Kapillarwand. Über diese Läsion gelangen verschiedene Zellen sowie Entzündungsmediatoren und Plasmaproteine in den Bowman-Raum und lösen dort eine Halbmondbildung aus. Entscheidende Vermittler dieses Prozesses sind Fibrin, Makrophagen, Fibroblasten und glomeruläre Epithelzellen.

### 23.3.5 Klinik

Es zeigt sich eine Kombination aus Ödemen, arterieller Hypertonie und definitionsgemäß einer rasch verschlechterten Nierenfunktion und nephritischem Urinsediment. Weiterhin können unspezifische Befunde wie Abgeschlagenheit, Fieber, dumpfe Schmerzen über der Nierengegend auftreten. Symptome von rheumatischen Systemerkrankungen (Uveitis, Keratokonjungtivitis, Sinusitis, Pleuritis, Exantheme, Purpura, Gelenkschwellungen, neurologische Auffälligkeiten) sind ebenfalls möglich.

> **Bei jedem unklaren Nierenversagen sollte an eine RPGN gedacht werden**

### 23.3.6 Diagnostik

Sonographisch zeigen sich große verschwollene Nieren. Wegweisend sind neben dem Kreatininanstieg ein aktives Urinsediment mit Vorkommen von Akantozyten sowie eine glomeruläre Proteinurie. Die Diagnose erfolgt durch die Nierenbiopsie durch Nachweis der Halbmondbildung. Zur Abklärung der Ätiologie ist eine Immundiagonstik (p-ANCA, c-ANCA, Anti-GBM-Ak) notwendig.

### 23.3.7 Therapie

Therapeutisches Prinzip bei einer RPGN ist die rasche Einleitung einer Immunsuppression. Wichtig ist der Befund der Nierenbiopsie (Anzahl der Halbmonde, Vernarbung), das Alter des Patienten sowie Komorbiditäten. Zum Einsatz kommt neben hochdosierten Steroiden Cyclophosphamid. Auch eine Plasmapherese zur Entfernung zirkulierender Autoantikörper kann im Einzelfall notwendig werden.

### 23.3.8 Prognose

Eine unbehandelte RPGN führt i. d. R. innerhalb von Wochen bis Monaten zur terminalen Niereninsuffizienz. Eine größere Anzahl der Halbmonde in der Nierenbiopsie spricht für eine schlechtere Prognose.

# Folgen diagnostischer Interventionen bei Niereninsuffizienz

*K. Segerer, C. Wanner*



J. Steffel, T. Lüscher (Hrsg.), *Niere und Ableitende Harnwege*, Springer-Lehrbuch,
DOI 10.1007/978-3-642-28236-2_24, 

24

Die kontrastmittelinduzierte Nephropathie ist eine durch jodhaltiges (CT; Angiografie, digitale Subtraktionsangiografie) oder gadoliniumhaltiges (MRT) Kontrastmittel ausgelöste Nierenschädigung mit einem Kreatininanstieg um 25 % bzw. 0,5 mg/dl über den Ausgangswert innerhalb weniger Tage bei jodhaltigem Kontrastmittel.
Hiervon zu unterscheiden ist ein Nierenversagen durch Cholesterinembolien, was nach Angiographie bzw. einer Herzkatheteruntersuchung durch Ablösung von atheromatösen Mikroembolie während der Intervention ausgelöst wird. Hierbei spielt die Kontrastmittelapplikation pathogenetisch keine Rolle, erfolgt aber gleichzeitig, sodass bei nach Angiographie bzw. Herzkatheteruntersuchung beide Differentialdiagnosen zunächst im Raum stehen.
Durch Applikation von gadoliniumhaltigem Kontrastmittel bei akuter oder chronischer Niereninsuffizienz kann zudem das Krankheitsbild der systemischen Nephrogenen Fibrose entstehen.

## 24.1 Kontrastmittelinduzierte Nephropathie

### 24.1.1 Epidemiologie

Die Häufigkeit einer kontrastmittelinduzierten Nephropathie ist abhängig von Risikofaktoren.

Ca. 3–8 % aller Patienten entwickeln einige Tage nach Applikation eines jodhaltigen Kontrastmittels eine kontrastmittelinduzierte Nephropathie. In der Gruppe der diabetischen Risikopatienten sind es 12–26 %.

### 24.1.2 Pathogenese

Die Pathogenese der Nierenschädigung durch jodhaltiges Kontrastmittel ist nicht völlig geklärt, vermutlich liegt eine **multifaktorielle renale Schädigung** vor. Hierbei führen möglicherweise die hohe Osmolalität des Kontrastmittels zu einer renalen Vasokonstriktion und die Kontrastmittelmoleküle selbst zur Tubulusschädigung.

**! Die Gabe von jodhaltigem Kontrastmittel bei dialysepflichtiger terminaler Niereninsuffizienz kann zum Sistieren der Restdiurese führen und muss daher auch bei Dialysepflichtigkeit sorgfältig überlegt sein!**

### 24.1.3 Prophylaxe der kontrastmittelinduzierten Nephropathie

Wichtig sind Identifikation von Risikopatienten und entsprechende prophylaktische Maßnahmen v. a. in dieser Patientengruppe.

**Risikofaktoren für das Auftreten einer kontrastmittelinduzierten Nephropathie durch jodhaltiges Kontrastmittel (CT, Angiographie)**
- Vorbestehende Niereninsuffizienz ( Kreatinin > 1,5 mg/dl bzw. GRF < 30 ml/min
- Diabetische Nephropathie
- Fortgeschrittene Herzinsuffizienz (NYHA III, IV)
- Applikation einer großen KM-Menge ( > 2 ml/kg KG)
- Dehydratation
- Multiples Myelom

**Prophylaxe der Kontrastmittelnephropathie durch jodhaltige Kontrastmittel**
- Entscheidend ist die **strenge Indikationsstellung** zur Kontrastmittelapplikation bei Risikopatienten. Hier sollte insbesondere die Sonographie zur Diagnostik bevorzugt werden. Ebenfalls sind kontrastmittelfreie Röntgenuntersuchungen möglich, jedoch ist hierdurch die diagnostische Aussagekraft, für die das Kontrastmittelverhalten des Gewebes bedeutend ist, eingeschränkt.
- Falls keine andere Diagnostik möglich ist, dürfen nur **geringe Kontrastmittelvolumina** verwendet werden (möglichst < 100 ml). Auch das Absetzten von Diuretika sollte erfolgen, eine Ausnahme stellen Patienten mit schwerer Herzinsuffizienz dar.

- Als **Prophylaxe einer Kontrastmittelschädigung** der Niere wird außerdem eine Vorwässerung mit isotoner 0,9 % Kochsalzlösung für 24 h empfohlen (Beginn 2–12 h vor Kontrastmittelapplikation, Dosierung 1 ml/kg KG).
- Zur Gabe von N-Acetylcystein liegen unklare Daten vor, jedoch weist dieses Medikament wenige Nebenwirkungen auf und ist nicht teuer. Möglicherweise reduziert dieses Antioxidans den Stress in den renalen Tubuli. Häufig werden 2400 mg p. o. 2 Tage vor bis 2 Tage nach der Kontrastmittelexposition verabreicht.
- Unklar ist der präventive Effekt von intravenösem Natriumbikarbonat.
- In zeitlichem Zusammenhang mit der Kontrastmittelgabe sollte auf eine nephrotoxische Begleitmedikation verzichtet werden. (COX-2-Hemmer, NSAR, …)

**Patientenvorbereitung vor jodhaltiger Kontrastmittelapplikation**

- Vorwässerung mit 0,9 % NaCl-Lsg. mit 1 ml/kg KG über 24 h, Beginn 2–12 h vor KM-Gabe
- Absetzen von Diuretika, nephrotoxischer Begleitmedikation
- Ggf. N-Acetylcystein p. o. 2x1200 mg 2 Tage vor bis 2 Tage nach KM-Exposition

**! Vorsichtige Vorwässerung bei Patienten mit Herzinsuffizienz und Niereninsuffizienz!**

### 24.1.4 Klinik

Die kontrastmittelinduzierte Nephropathie nach jodhaltigem Kontrastmittel macht sich klinisch wenig bemerkbar. Das Auftreten eines akuten Nierenversagens bzw. seltener einer chronischen Niereninsuffizienz sind möglich. Bei vorbestehender chronischer Niereninsuffizienz tritt häufig ein akut auf chronisches Nierenversagen auf. Klinische Symptome sind lediglich Oligurie, Urämie und Hypervolämie. Meist kommt es jedoch nur zu einem Kreatininanstieg im Labor, den der Patient selbst nicht merkt.

### 24.1.5 Diagnostik

Serumkreatininkontrolle in den ersten Tagen nach Kontrastmittelapplikation (Anstieg meist am 1. oder 2. Tag nach KM-Applikation). Die Diagnose der Kontrastmittelnephropathie erfordert keine weitere Diagnostik, jedoch ist im nach einer Angiographie bzw. Herzkatheteruntersuchung, bei der auch jodhaltiges Röntgenkonstrastmittel verwendet wird, die Abgrenzung von einem Nierenversagen durch Cholesterinkristallembolien notwendig.

### 24.1.6 Therapie

Eine spezifische Therapie ist nicht bekannt. Der Effekt einer Dialyse zur KM-Entfernung ist nicht gesichert und routinemäßig nicht empfohlen. Ggf. ist eine passagere Dialyse notwendig, bis sich die Nierenfunktion wieder spontan bessert.

### 24.1.7 Prognose der Nephropathie durch jodhaltiges Kontrastmittel

Der typische Verlauf des kontrastmittelinduzierten Nierenversagens nach Applikation von jodhaltigem Kontrastmittel ist ein Kreatininanstieg innerhalb der ersten 48 Stunden, danach ein weiterer Anstieg im Zeitraum 3–5 Tage, ggf. Ausbildung eines oligurischen Nierenversagens mit Erholung der Nierenfunktion innerhalb der folgenden 10–14 Tage. Jedoch kann auch ein irreversibler Nierenfunktionsverlust mit lebenslanger Notwenigkeit eines Nierenersatzverfahrens auftreten. Die Häufigkeit dieses Verlaufs nimmt mit Vorliegen der genannten Risikofaktoren zu und kann in Anlehnung an Zahlen bei Koronarangiographie bis zu 12 % betragen.

## 24.2 Nierenversagen durch Cholesterinembolien

### 24.2.1 Definition und Ätiologie

Beim Nierenversagen durch Cholesterinembolien, auch atheroembolische Nierenerkrankung (*athero-*

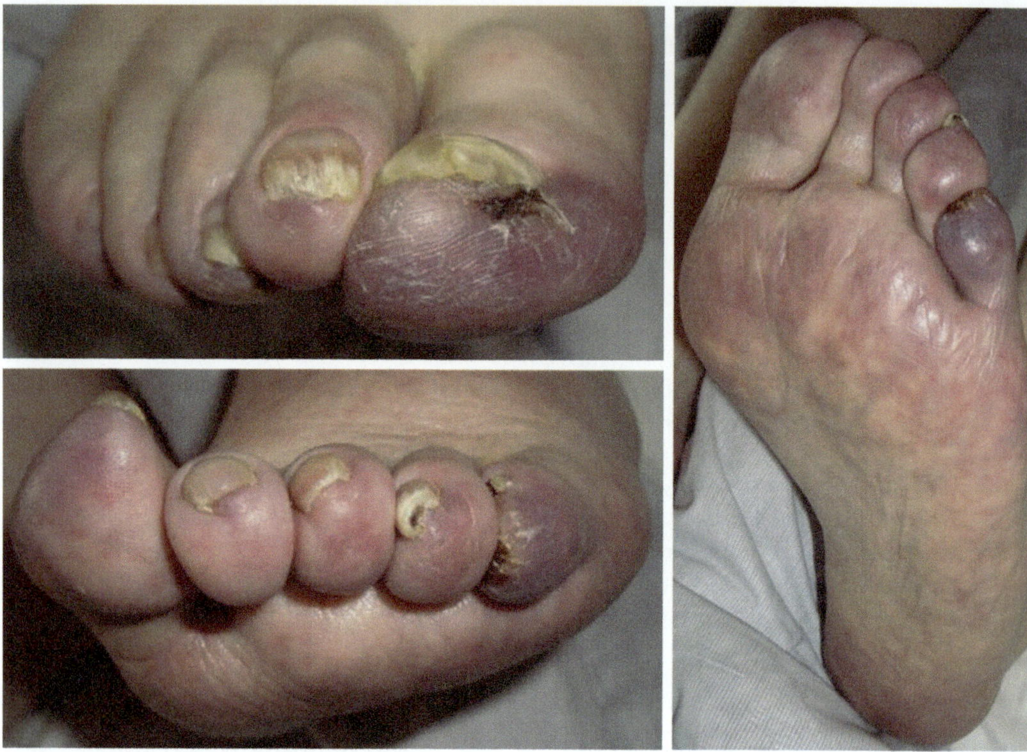

Abb. 24.1 Makroskopischer Aspekt der Füße bei einem Patienten mit CES. (Aus Lewinski et al. 2012)

*embolic renal disease*, AERD) genannt, kommt es typischerweise 1–4 Wochen nach auslösender Intervention (Herzkatheteruntersuchung, interventionelle Angiographie, chirurgischer Gefäßeingriff) zur Nierenfunktionseinschränkung. Der histologische Nachweis von Cholesterinspalträumen in der Nierenbiopsie in Zusammenhang mit Klinik und passender zeitlicher Latenz mit stattgehabter Intervention bestätigen die Verdachtsdiagnose. Typischerweise sind nicht nur die Nieren mit einem Nierenversagen betroffen, sondern v. a. auch Haut und ggf. weitere innere Organe (Abb. 24.1). Der Begriff des Cholesterinemboliesyndroms (CES) wird dieser Multisystemerkrankung daher besser gerecht.

**Die zeitliche Latenz einer Nephropathie durch jodhaltige Kontrastmittel beträgt ca. 2–4 Tage, die zeitliche Latenz bis zum Nierenversagen durch Cholesterinembolien liegt typischerweise bei 1–4 Wochen.**

### 24.2.2 Epidemiologie und Pathogenese

Genaue Zahlen zur Häufigkeit sind schwierig zu erfassen. Möglicherweise nehmen die meisten Fälle von Cholesterinembolien einen subklinischen Verlauf. Risikofaktoren für eine Cholesterinembolie sind: bekannte Arteriosklerose, männliches Geschlecht und Alter > 65 Jahre sowie Diabetes mellitus, Hyperlipidämie und Raucheranamnese.

Pathogenetisch bleiben die abgelösten Cholesterinkristalle entsprechend ihrer Größe in den kleinen Arterien und Arteriolen hängen. In der Nieren sind typischerweise die A. arcuatae und A. interlobularis betroffen. Folgend kommt es zur Einwanderung von Granulozyten und Makrophagen. Thrombosen und Endothelproliferation bedingen einen dauerhaften Verschluss des Gefäßes, sodass Gewebe abstirbt.

### 24.2.3 Klinik

Das Neuauftreten eines Nierenversagens bzw. die zügige Verschlechterung einer bestehenden chronischen Niereninsuffizienz nach einer entsprechender Intervention in Zusammenhang mit akralen Schmerzen, schlecht heilenden Ulzerationen und Nekrosen, einer Livedo reticularis bei intakten peripheren Pulsen ist klinisch typisch.

Insgesamt ist das Bild des CES variable, wenn nicht nur Nieren sondern weitere Organsysteme betroffen sind. Hier sind auch eine ZNS-Symptomatik mit Verwirrtheit, TIA, Krampfanfällen oder sogar eine gastrointestinale Symptomatik mit Ischämie, Blutung oder Diarrhoe möglich.

### 24.2.4 Diagnostik

Laborchemisch finden sich häufig, aber nicht immer Eosinophilie und ggf. eine Hypokomplementämie. Die Urinbefunde bei AERD sind unspezifisch.

Entscheidend ist der histologische Nachweis von Cholesterinembolien (◘ Abb. 24.2).

Differentialdiagnostisch müssen Vaskulitiden und Systemerkrankungen abgegrenzt werden.

### 24.2.5 Therapie und Prognose

Im Vordergrund stehen zunächst symptomatische Maßnahmen, z. B. die Aufrechterhaltung eines angepassten Volumenstatus, die Therapie von arterieller Hypertonie, metabolischer Azidose, Elektrolytstörungen und der Urämie mittels Akutdialyse. Der Einsatz von Steroiden bleibt umstritten. Statine werden wegen ihrer plaquestabilisierenden und antiinflammatorischen Wirkung eingesetzt, wobei hierzu randomisierte Studien fehlen.

Die Prognose des CES ist kritisch. Eine partielle Erholung der Nierenfunktion ist möglich, wohingegen wohl auch 30–35 % der Patienten mit Nierenbeteiligung ein dauerhaft dialysepflichtiges Nierenversagen entwickeln, die Sterblichkeit liegt im ersten Jahr bei 14–30 %.

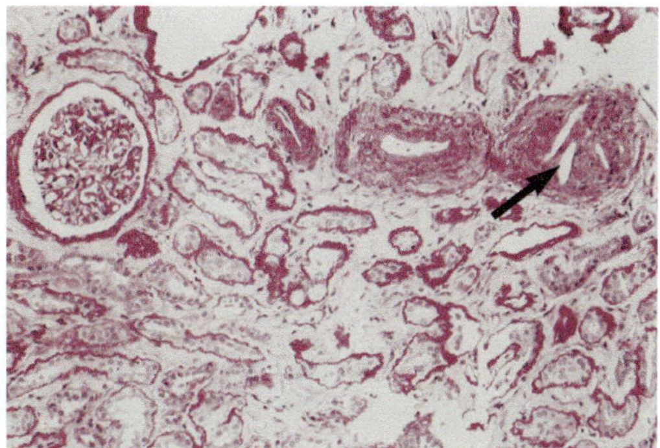

◘ **Abb. 24.2** 56jähriger Mann mit Akrozyanose, Livedo reticularis, Niereninsuffizienz und arterieller Hypertonie. Nierenbiopsie bei CES. Interlobulararterien der Niere mit sog. leeren Cholesterinsärgen (zurückgebliebene Hohlräume nach Herauslösen der Cholesterinkristalle während der Schnittpräparation, siehe Pfeil). Glomerulus mit ischämischem Schlingenkollaps, diffuse Tubulusatrophie und interstitielle Fibrose (PAS Färbung), Prof. Dr. U. Helmchen, Instititut für Pathologie, Universtitäts-Krankenhaus Eppendorf, Hamburg. (Aus Schmitz 1998)

## 24.3 Nephrogene systemische Fibrose (NSF) nach Applikation von gadoliniumhaltigem Kontrastmittel

### 24.3.1 Definition

Durch Applikation von gadoliniumhaltigem Kontrastmittel bei akuter oder chronischer Niereninsuffizienz kann das Krankheitsbild der nephrogene systemische Fibrose (NSF, ◘ Abb. 24.3, ◘ Abb. 24.4) entstehen. Sie stellt ein Skleromyxödem-ähnliches Erkrankungsbild dar, bei dem eine generalisierte Verhärtung der Haut auftritt, was den Patienten körperlich schwer behindert und pflegebedürftig werden lässt.

### 24.3.2 Epidemiologie

Für gadoliniumhaltige Kontrastmittel zeigen Zahlen, dass Tage bis Jahre nach Exposition bei weltweit ca. 200 Patienten eine NSF auftrat. Jedoch ist die Inzidenz der gadoliniuminduzierten NSFseit Einführung strenger Richtlinien signifikant reduziert worden.

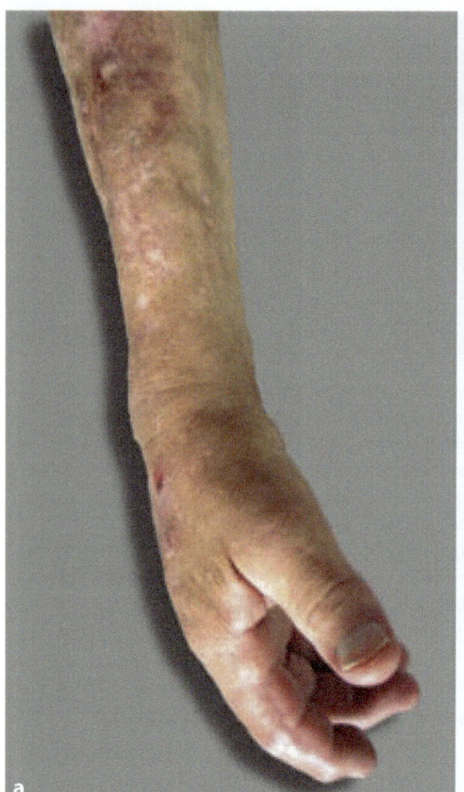

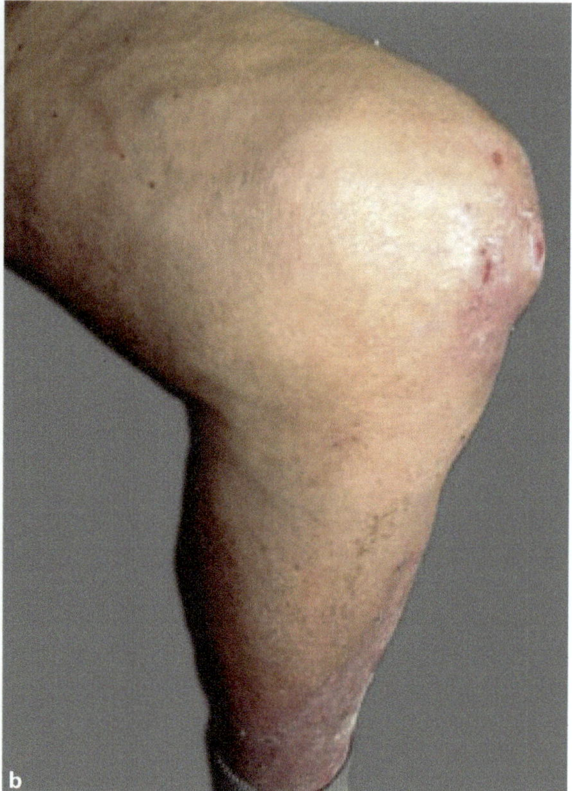

**Abb. 24.3** Nephrogene systemische Fibrose, makroskopische Veränderungen. (Aus Samtleben 2007)

> **Risikofaktoren bei gadoliniumhaltigen Kontrastmittel (MRT)**
> **Akute oder chronische vorbestehende schwere Nierenfunktionseinschränkung (GRF < 30 ml/min) bzw. Dialysepflichtigkeit**

> **MRT mit Gadolinium ist bei GRF < 30 ml/min, erfolgter bzw. geplanter Lebertransplantation kontraindiziert, es sind nur lebenswichtige Untersuchungen erlaubt!**

### 24.3.3 Pathogenese

Die Pathogenese der NSF ist wenig geklärt. Eventuell spielt die Freisetzung von Gadoliniumionen aus Chelaten mit Ablagerung im Gewebe einer Rolle. Da Gadolinium vor allem renal eliminiert wird, ist die Halbwertszeit bei Niereninsuffizienz deutlich verlängert. Für den Fibrosierungsprozess spielt möglicherweise ein zirkulierender CD34 positiver Fibroblast eine Rolle, der aus dem Blut in die Haut einwandert.

### 24.3.4 Klinik

Zusätzlich zur bereits vorbestehenden deutlichen Nierenfunktionseinschränkung bei akutem Nierenversagen oder chronischer Niereninsuffizienz (eGRF < 30 ml/min/1,73 m$^2$) ist die initiale Symptomatik der NSF eine Rötung und Schwellung der Haut, v. a. der distalen Extremitäten. Folgend tritt eine progrediente Induration auf. Die Erkrankung kann zum Auftreten von Beugekontrakturen und zur Rollstuhlpflichtigkeit führen. Im Verlauf können innere Organe, wie Lunge, Herz, Leber und **Nieren** betroffen sein. Begleitet wird das Krankheitsbild von Schmerzen der Haut, Pruritus sowie Dysästhesien.

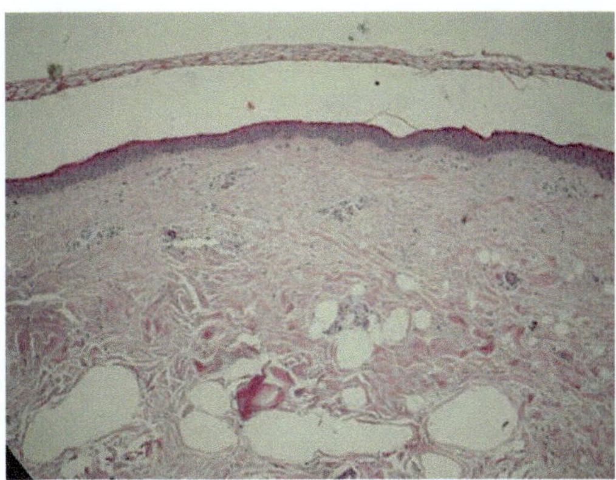

**Abb. 24.4** Nephrogene systemische Fibrose. Mikroskopische Veränderungen. (Aus Kielstein 2012)

### 24.3.5 Diagnostik

Bei NSF finden sich evtl. eine Eosinophilie im Differentialblutbild, zirkulierende Immunkomplexe oder anti-ds-DNS-Antikörper. Die Akutphase ist massiv aktiviert.

Die Diagnose wird mittels **Hautbiospie** gestellt, in der sich eine Verdickung von Kollagenbündeln, Muzinablagerung sowie eine Proliferation von Fibroblasten und Vermehrung von elastischen Fasern zeigen.

### 24.3.6 Therapie

Für die NSF ist bisher keine Therapie etabliert. Unbedingt durchzuführen sind krankengymnastische Maßnahmen sowie Hautpflege.

### 24.3.7 Prognose

Bei der NSF tritt meist ein progredienter und letaler Verlauf auf, selten kommt es zu einer deutlichen Verbesserung der Hautbefunde, a. e. wohl bei verbesserter Nierenfunktion bzw. nach Nierentransplantation.

# Serviceteil



J. Steffel, T. Lüscher (Hrsg.), *Niere und Ableitende Harnwege*,
DOI 10.1007/978-3-642-28236-2, © Springer-Verlag Berlin Heidelberg 2014

# Pharmakotherapie

## Dosisanpassung bei Nierenfunktionseinschränkung

Medikamente werden allgemein zumeist über Nieren oder Leber elimiert. Eine Nierenfunktionseinschränkung, egal ob akut oder chronisch, erfordert daher stets eine Dosisanpassung der renal eliminierten Medikamente, da sonst Nebenwirkungen vermehrt auftreten, wie beispielsweise eine Opiatüberdosierung mit komatösem Zustand bei fehlender Dosisanpassung von Tramadol.

Für die chronische Niereninsuffizienz erfolgt die Dosisanpassung über die GFR. Diese wird heutzutage meist als eGFR nach MDRD oder CKD-EPI angegeben. Die Empfehlungen zur Dosisanpassungen nach vieler Medikamente sind allerdings noch mit der älteren GFR-Formel nach Cockroft-Gault erstellt worden, wodurch akademisch eine Gewisse Differenz entsteht, der aber im klinischen Alltag meist keine weitere Bedeutung zukommt.

Schwieriger ist die Dosisanpassung von Medikamenten im akuten Nierenversagen, bei der sich die GFR ggf. täglich verändert. Hier gibt es von Seiten der Arzneimittelherzsteller meist keine Empfehlung. Eine Dosisanpassung nach eGFR mittels MDRD-Formel oder CKD-EPI Formel ist formal nicht korrekt, teilweise mangels fehlender weiterer Informationen aber gebräuchlich. Wichtig ist hier die Tatsache, dass weder MDRD noch CKD-EPI oder Cockroft-Gault Formeln für das ANV evaluiert sind und hier allgemein die Nierenfunktion überschätzt wird. Klinisch wird häufig eine Behelfslösung mit reduzierter Dosis im ANV gewählt. Wichtig zudem ist die Tatsache bei bei anurischem ANV eine GFR von 0 ml/min vorliegt und auf dieser Grundlage eine Dosisanpassung von Medikamenten erfolgen sollte.

## Nehrotoxizität von Arzneimitteln

Weitere Gründe zur Dosisanpassung von Medikamenten bei Nierenfunktionseinschränkung sind neben der renalen Elimination auch die Nephrotoxizität, die durch eine Dosisanpassung abgemildert werden soll und der verschiedene pathophysiologische Mechanismen zugrunde liegen.

**Tab. 1** Mechanismen der Nephrotoxizität von Arzneimitteln

| | |
|---|---|
| **Störung der glomerulären Perfusion** | **GFR-Abfall durch präglomeruläre Vasokonstriktion**: typische Vertreter sind Ciclosporin, Tacrolimus)<br>**GFR-Abfall durch postglomeruläre Vasodilatation**: Vertreter: ACE-Hemmer<br>**Medikamenteninduzierte thrombotische Mikroangiopathie**: Vertreter: beispielsweise Chinin, einige Zytostatika oder Immunsuppressiva oder Antibiotika, Thrombozytenaggregationshemmer) |
| **Tubulustoxizität** | Der genaue Pathomechanismus ist je nach Medikament unterschiedlich, häufig im Detail auch unklar. Typische Vertreter mit Tubulustoxizität sind Aminoglykoside sowie Röntgenkontrastmittel. |
| **Tubulusobstruktion** | Myoglobin, wenn es im Rahmen einer Rhabdomyolyse in hohen Mengen freigesetzt wird, oder im Tubuluslumen ausgefallene Medikamentenkristalle können zur Tubulusobstruktion und folgend GFR-Abfall führen; Vertreter sind z. B. Statine oder Fibrate – Rhabdomyolyse. |
| **Interstitielle Nephritis durch allergische Reaktion auf Medikamente** | Vertreter sind hier beispielsweise Protonenpumpenhemmer, NSAIDs, Aciclovir, einige Antibiotika wie Sulfonamide, Rifampicin Penicillin G oder Ampicillin. |

**Die Nephrotoxizität von Arzneimitteln kann, falls unbeachtet, bis zum dauerhaften Nierenversagen mit Dialysepflichtigkeit führen. Daher muss bei jeglicher Medikation bei Nierenfunktionseinschränkung evaluiert werden, ob eine Dosisanpassung notwendig ist.**

## Immunsuppressiva in der Nephrologie

**Tab. 2** Pharmakodynamik und Nebenwirkungen von in der Nephrologie häufig verwendeter immunsuppremierender Medikamente

| | |
|---|---|
| **Steroide** | |
| Kortikosteroide | **Wirkung:**<br>Blockade der Genexpression von Zytokinen (v. a. Interleukin-1, -2, -3 und Il-6, TNF, Interferon-γ). Zudem unspezifische Effekte, wie Behinderung der Wanderung von Makrophagen zum Ort der Inflammation und Umverteilung von Lymphozyten aus der Zirkulation in die lymphatischen Gewebe.<br>**Nebenwirkungen:**<br>Sekundäre arterielle Hypertonie, steroidinduzierter Diabetes mellitus, Gewichtszunahme, Cushing-Syndrom (klinisch typisch: Vollmondgesicht, Stammfettsucht, Plethora), Osteoporose, Magen-Darm Ulzera, Pergamentdünne Haut, Neigung zur Infektionen<br>**Dosierung:**<br>Variabel in Abhängigkeit der spezifischen Nierenerkrankung und des Stadiums, im Verlauf wird wegen des Nebenwirkungsprofils nach Möglichkeit eine Reduktion bzw. ein Ausschleichen und Absetzten angestrebt |
| **Antimetabolite** | |
| Azathioprin | **Wirkung:**<br>Azathioprin ist ein Prodrug und wird zu 6-Mercaptopurin verstoffwechselt. 6-Mercaptopurin wird in die DNA und folgend RNA eingebaut und führt zum Zelltod. Es hemmt vor allem die zelluläre Immunreaktion. Allopurinol hemmt den Abbau von Azathioprin. Eine gleichzeitiger Verordnung sollte vermieden werden oder die Azathioprindosis um 50 % reduziert und regelmäßige Blutbildkontrollen durchgeführt werden.<br>**Nebenwirkungen:**<br>Dosisabhängige, im Allgemeinen reversible Knochenmarkssuppression, am häufigsten manifest als Leukopenie; gehäufte Infektionen, allgemein erhöhtes Malignomrisiko (v. a. Plattenepithelkarzinome, Lymphome)<br>**Dosierung:**<br>Variabel in Abhängigkeit der spezifischen Nierenerkrankung in mg/kg KG errechnet |
| Mycophenolsäure, Mycophenolatmofetil, Mycophenolat-Natrium | **Wirkung:**<br>Mycophenolsäure hemmt ein entscheidendes Enzym in der Synthese von Purinen, welche für die T- und B-Zellen von wichtiger Bedeutung sind. Somit sind Proliferation von B- und T-Zellen, Antikörperbildung und die Produktion zytotoxischer T-Zellen behindert.<br>**Nebenwirkungen:**<br>Allgemein erhöhtes Malignomrisiko, v. a. für maligne Tumore der Haut sowie lymphoproliferative Erkrankungen<br>**Dosierung:**<br>Variabel in Abhängigkeit der spezifischen Nierenerkrankung sowie Anpassung an die Nierenfunktion, erhöhtes Risiko für Infektionen, auch opportunistische Infektionen |

| Calcineurininhibitoren | |
|---|---|
| Ciclosporin A | **Wirkung:**<br>Cyclosproin A hemmt im Komplex mit Cyclophilin Calcineurin, eine calmodulinabhängige Phosphatase. Hierdurch wird die Transkription verschiedener Zytokin-Gene, vor allem von T-Zellen, vermindert.<br>**Nebenwirkungen:**<br>Anämie, Thrombozytopenie, Hyperlipidämie, Hypertonie, Gingivahyperplasie, Hypertrichose, Tremor, Nierenschädigung<br>**Dosierung:**<br>Abhängig von der Erkrankung sowie des Erkrankungsstadiums wird meist ein Zielwert für den Serumtalspiegel festgelegt. |
| Tacrolimus (FK506) | **Wirkung:**<br>Tacrolimus bindet an das zytosolische Protein (FKBP12). Dieser Komplex löst eine Hemmung von Signaltransduktionswegen in der T-Zelle aus und vermindert die Expression bestimmter Zytokin-Gene.<br>**Nebenwirkungen:**<br>Erhöhtes Malignomrisiko, erhöhte Risiko für (auch opportunistische) Infektionen, Blutbildveränderungen, Magen-Darm-Beschwerden, Hypertonie, Diabetes mellitus, Hirsutismus<br>**Dosierung:**<br>Abhängig von Zeitspanne nach Nierentransplantation, Zielwert ist als Serumtalspiegel definiert |
| **Zytostatika** | |
| Cyclophosphamid | **Wirkung:**<br>Cyclophosphamid ist ein Zytostatikum aus der Gruppe der Alkylantien. Durch DNA-Alkylierung entstehen Strangbrüche bzw. DNA-Vernetzungen, sodass der Zellzyklus gestört und Zelltod eintritt. Lymphozyten reagieren sehr empfindlich auf Cyclophosphamid, sodass eine Immunsuppression bewirkt wird.<br>**Nebenwirkung:**<br>Hämorrhagische Zystitis, erhöhtes Risiko für Infektionen und Malignome, Sterilität<br>**Dosierung**<br>Als Stoßtherapie intravenös, adaptiert an Körpergewicht, Alter, Nierenfunktion, Blutbild nach jeweiligem Protokoll |
| **Antikörper** | |
| ATG | **Wirkung:**<br>ATG ist ein polyklonaler Antikörper, der sich gegen verschiedene Lymphozytenantigene richtet. Er bewirkt eine Lymphozytendepletion, die bis zu einer Woche anhält.<br>**Nebenwirkung:**<br>Blutbildveränderung, hier dann Dosisanpassung notwendig, erhöhte Häufigkeit von Malignomen und Infektionen |
| Belatacept | **Wirkung:**<br>Belatacept behindert die CD-28-vermittelte Kostimulation von T-Lymphozyten und verhindert so eine T-Zellaktivierung, welche entscheidend eine Nierentransplantatabstoßung vermittelt.<br>**Nebenwirkung:**<br>Erhöhte Malignom- und Infektionsrisiko, Blutbildveränderungen, Thrombose. |
| Rituximab | **Wirkung:**<br>Rituximab ist ein monoklonaler Antikörper gegen das CD-20-Antigen auf B-Lymphozyten. Die depletierten B-Zellen erholen sich erst nach 6 Monaten und später wieder.<br>**Nebenwirkung:**<br>Fieber und Schüttelfrost (durch Freisetzung von Zytokinen), progressive multifokale Leukenzephalopathie, Stevens-Johnson-Syndrom, erhöhtes Malignom- und Infektionsrisiko |

## Ernährung bei Nierenerkrankung/Niereninsuffizienz

**Tab. 3** Ernährungsempfehlungen

| | |
|---|---|
| Nephrotisches Syndrom | Die Europäischen Richtlinien empfehlen eine salzarme Ernährung (5–6 g/ Natriumchlorid pro Tag bzw. 75 mg/kg KG) und eine eiweißbegrenzte Ernährung (<0,8 g/kg KG/Tag) empfohlen |
| Chronische Niereninsuffizienz ohne Dialysepflichtigkeit | Da das Fortschreiten der chronischen Niereninsuffizienz durch Eiweißrestriktion verlangsamt werden kann, wird eine in diesem Stadium eiweißarme Ernährung (0,6–0,8 g/kg/KG/Tag) empfohlen. |
| Dialysepflichtigkeit | Die chronische Nierenerkrankung kann zu einem Risiko für Malnutrition führen, definiert u. a. als ungewollte Abnahme des Körpergewichts um > 10 % über 6 Monate. Bei Dialysepatienten ist daher auf eine ausreichende Kalorienzufuhr zu achten, die von Alter und v. a. körperlicher Aktivität abhängig ist. Eine Malnutrition geht beim Dialysepatienten mit einer erhöhten Mortalität und Morbidität einher.<br>Relevant ist zudem ein erhöhter Eiweißverlust bei Hämo- und Peritonealdialysepatienten, sodass die Richtlinien eine eiweißreiche Ernährung vorgeben (Hämodialysepatienten: 1–1,2 g/kg Körpergewicht; Peritonealdialysepatienten: 1,2–1,5 g/kg KG).<br>Relevant ist weiter, dass bei Anurie eine Hyperkaliämieneigung besteht, weswegen häufig eine kaliumarme Ernährung notwendig wird. Kaliumreiche Nahrungsmittel sind unter anderem Nüsse, Obst, Gemüse, Kartoffeln, Vollkornprodukte und Säfte.<br>Dialysepatienten können nur unzureichend Phosphat eliminieren, sodass eine Einschränkung der Phosphatzufuhr und die Einnahme von Phosphatbindern empfohlen wird. Phospatreiche Nahrungsmittel sind unter anderem Schmelzkäse, Kondensmilch, Cola, Thunfisch, Lachs.<br>Über die Kochsalzzufuhr kommt es zu Veränderungen des Volumenhaushalts (Wasserretention, Hypertonie). Nachsalzen ist daher nicht zu empfehlen, ebenfalls enthalten Fertigprodukte häufig eine große Menge an Kochsalz. Salzkonsum erzeugt weiterhin Durst.<br>Bei fehlender Restausscheidung lässt sich zur Vermeidung von Überwässerung eine Trinkmengenbeschränkung nicht umgehen. Als Faustregel werden hier 500–800 ml/Tag zuzüglich Restausscheidung empfohlen. Eine Diätberatung ist bei Niereninsuffizienz allgemein empfohlen, v. a. auch zur Kochsalzrestriktion, die Progressions-verlangsamend wirkt. Eine salzarme Kost mit < 5–6 g/Tag ist nicht einfach einzuhalten, und daher müssen die Vorteile niereninsuffizienten Patienten nochmals ausführlich erläutert werden. |

# Stichwortverzeichnis

## I



## K



## L



## M



## N

## O



## P



## R



## S



## T

## U

## W



## Z

GPSR Compliance

*The European Union's (EU) General Product Safety Regulation (GPSR) is a set of rules that requires consumer products to be safe and our obligations to ensure this.*

*If you have any concerns about our products, you can contact us on ProductSafety@springernature.com*

In case Publisher is established outside the EU, the EU authorized representative is:

Springer Nature Customer Service Center GmbH
Europaplatz 3
69115 Heidelberg, Germany

Batch number: 08743443

Printed by Printforce, the Netherlands